IDENTIFICATION ET SERIALITE

De la police scientifique à l'analyse psycho-criminologique

Collection « Sciences criminelles »

Dirigée par Robert Cario

La collection ***Sciences criminelles*** se destine à la publication de travaux consacrés à l'analyse complexe du phénomène criminel. Multidisciplinaire par définition, elle a vocation à promouvoir les réflexions critiques portées par les disciplines impliquées, dont l'angle d'approche spécifique enrichit la connaissance globale du crime, tant en ce qui concerne les protagonistes (infracteur, victime, société) que les stratégies d'intervention sociale (prévention, répression, traitement). En France comme à l'étranger.

Les contributions, émanant de chercheurs, de praticiens de la justice ou du travail social, empruntent la forme d'ouvrages de doctrine, de recherches collectives ou d'actes de rencontres scientifiques.

Deux séries complètent la Collection. Le ***Traité de sciences criminelles***, multi-auteurs, présente sous la forme de manuels les principales disciplines qui composent les sciences criminelles : philosophie criminelle, criminologie, politique criminelle, droit criminel, procédure pénale, criminalistique, médecine légale et victimologie.

Les ***Controverses*** rassemblent de courts essais sur des questions majeures de la connaissance scientifique dans le champ criminologique. En pointant leurs contradictions, (re)découvertes et zones d'ombre, les réflexions participent à une meilleure compréhension de la complexité des conduites humaines.

A paraître

P. Thys, Criminologie et crimes de guerre
R. Nérac, Environnement et droit pénal
S. Harrati, Psychopathologie des femmes criminelles
O. Chevrier, Crime ou folie · l'affaire Joseph Vacher

Derniers ouvrages parus

L.M. Villerbu (Dir.), Dangerosité et vulnérabilité
R. Cario (Dir.), Victimes : du traumatisme à la restauration. Vol. 2
F. Archer, Le consentement en droit pénal de la vie humaine
R. Cario, A. Gaudreault (Dir.), L'aide aux victimes : 20 ans après
M. Korn. Ces crimes dits d'amour
M. Jaccoud (Dir.), Justice réparatrice et médiation . convergences ou divergences ?
D. Salas (Dir), Victimes de guerre : en quête de justice
I Dréan-Rivette, Le principe de personnalisation de la peine dans le code pénal

Traité de sciences criminelles

6. M. Baril, L'envers du crime
7-1. J.P. Allinne, Gouverner le crime. Histoire des politiques criminelles françaises 1789-1920
7-2. J.P. Allinne, Gouverner le crime. Histoire des politiques criminelles françaises · 1920-2002
8. R. Cario, Justice restaurative. Principes et promesses

Controverses

R. Cario, L'aîné(e) victime. La fin d'un tabou ?
Y. Le Pennec, Centre fermés, prisons ouvertes. Luttes sociales et pratiques éducatives spécialisées
R. Cario, La prévention précoce des comportements criminels. Stigmatisation ou bientraitance sociale ?
R. Cario, P. Mbanzoulou (Dir.), La victime est-elle coupable ?
P. Mbanzoulou, N. Tercq, La médiation familiale pénale

Sous la direction de Loick M. VILLERBU
Avec la collaboration de Pascal LE BAS

IDENTIFICATION ET SERIALITE

De la police scientifique à l'analyse psycho-criminologique

L'Harmattan

5-7, rue de l'Ecole polytechnique, 75005 Paris

http://www.librairieharmattan.com
diffusion.harmattan@wanadoo.fr
harmattan1@wanadoo.fr

ISBN : 978-2-296-04871-3
EAN : 9782296048713

Les auteurs

Astrid HIRSCHELMANN AMBROSI, maître de conférences en psychologie, psychopathologie, Université Rennes 2, expert près les tribunaux, Membre de l'I.C.S.H. Thèmes de recherche : Clinique de l'agir, responsabilité, dangerosité. [astrid.ambrosi@uhb.fr]

Bernard GAILLARD, maître de conférences en psychologie, psychopathologie, Université Rennes 2, expert près les tribunaux, Membre de l'I.C.S.H. Co-Directeur du Master professionnel Cliniques Criminologiques et Victimologiques. Thèmes : violence et notamment violence scolaire. [bernard.gaillard1@tiscali.fr]

Pascal LE BAS, psychologue clinicien, spécialiste des questions d'addictologie et d'institutions éducatives et soignantes, Psychologue clinicien Centre Pénitentiaire. Praticien chercheur, Membre de l'I.C.S.H. Doctorant. Thèmes : victimologie, diagnostics des analyses criminelles.

Jean Michel LE MASSON, médecin en Chef, praticien-chercheur, Membre de l'I.C.S.H, Doctorant, Chercheur au Centre de Recherches des Écoles de Saint Cyr Coëtquidan, Correspondant scientifique à l'Institut de Recherche Criminelle de la Gendarmerie Nationale. Thèmes : insécurités et violences urbaines, analyse comportementale criminelle. [jm.lem@wanadoo.fr]

Laurence LIBEAU-MOUSSET, docteur en biologie cellulaire et moléculaire, Docteur en psychologie, psychologue, Directeur des études et recherches de l'I.C.S.H., Université Rennes 2.

Christian BESNARD, psychologue clinicien hospitalier, expert près les tribunaux, Chargé de cours, Membre de l'I.C.S.H. Thèmes : victimologie.

Hélène GUENOT, juriste, diplômée de l'École de criminologie de Louvain (Belgique).

Jean-François ABGRALL, Clinicien criminologue, enquêteur privé, membre de l'I.C.S.H. Thèmes : analyse criminelle. [abgrall-jf.com]

Sonia HARRATI, psychologue expert près les tribunaux, Chargée d'enseignement et de recherche à l'université Toulouse le Mirail, membre de l'I.C.S.H. Thèmes : criminalité des femmes.

Philippe GENUIT, psychologue clinicien, Membre de l'I.C.S.H. et de l'A.R.T.A.S.S., Doctorant. Thèmes : criminalité des femmes, traitement des auteurs d'agressions sexuelles.

Nathalie LESCURE, Psychologue clinicienne hospitalière, Master de Cliniques criminologiques, membre de l'I.C.S.H.

Mélanie-Angela NEUILLY, doctorante Université Rennes 2. Analyse de la scène de crime en tant que théâtre projectif. Thèse en criminologie comparée à Rutgers University, (EU) sur la certification du mode de la mort en France et aux Etats-Unis. Professeur assistante en criminologie à l'University of Idaho. Thèmes : autour de la mort, des homicides et de la construction sociale et psychique des crimes violents dans une perspective comparée.

Loïck M VILLERBU, professeur de psychologie, psychopathologie et criminologie, Université Rennes 2, expert près les tribunaux. Co-directeur du Master de Cliniques criminologiques et Victimologiques, Directeur de l'I.C.S.H. et du Laboratoire de Cliniques psychologiques, Psychopathologie et Criminologie. Thèmes : agressologie et victimologie, éthique et épistémologie. [loick.villerbu@uhb.fr], [loviller@aol.com]

Anne WINTER, doctorante Université Rennes 2, membre de l'I.C.S.H. Thèmes : clinique criminologique, la délinquance adolescente en groupe, délinquance routière.

Remerciements à

Virginie PRUD'HOMME, Psychologue Clinicienne spécialisée en criminologie et victimologie, Ingénieur d'étude de l'Institut de Criminologie et Sciences Humaines - Université Rennes 2 - Haute Bretagne, Doctorante en psychologie.

Eglantine GESLIN, Secrétaire de l'Institut de Criminologie et Sciences Humaines - Université Rennes 2 - Haute Bretagne.

Préface

Qu'est-ce que la psycho-criminologie ? Un mode d'entrée renouvelé dans l'approche de la criminalité sur la base d'une définition opératoire de toute situation criminelle, dès lors que les Sciences Humaines et tout particulièrement la clinique s'approprient ce qui est, ou a été, le lieu par excellence de la construction de la médecine légale et par delà de la psychiatrie et de la sociologie. Un mode d'entrée renouvelé sur les problématiques victimales et leur lien structural avec la question agressologique, tel qu'au-delà des notions de couple issues tant du droit (le couple pénal), que de la psychiatrie (comme le délire à deux, les possessions collectives), puisse faire sens. La question de la victimité qui n'est jamais très loin de toute interrogation sur l'équité et le sentiment de justice, initiateur de toutes les questions sur la responsabilité et la culpabilité.

De l'acte criminel à la situation criminelle, c'est tout un système de pensée qui refonde une analyse élaborée d'abord sur la science du cadavre suspect, des patrimoines psychobiologiques, constitutionnalistes ou socio-historiques. Si toute situation criminelle se définit au plan clinique, d'un mode opératoire, d'un environnement socio-historique, d'une organisation de personnalité et d'opportunités, on peut dire que cet ouvrage cherche à la suite du précédent [1], *Dangerosité et Vulnérabilité en psycho criminologie*, à rendre compte des catégories critiques de pensées et des modes pratiques sur lesquelles se fondent l'exploration et l'investigation.

L'approche psycho-criminologique que nous souhaitons développer doit traverser les écrans de bien des faux-amis qui en empêchent son organisation. Faux-amis que sont les concepts même de dangerosité (psychiatrique et criminologique), de crédibilité (de l'allégation consciemment organisée dans un but de nuire à celle qui se forme sur

---

1. L. M. Villerbu et al. (2003), *Dangerosité et vulnérabilité en psycho criminologie*, L'Harmattan, Paris.

la base d'un « croire savoir » ou d'un « croire avoir » vu ou entendu), faux-amis que sont les catégories plus professionnelles que scientifique-ment ordonnées comme la psychologie légale, la psychologie judici-aire. De telles catégorisations d'expériences font leurre, dans la mesure où elles traitent d'une modélisation de la connaissance issue d'une empirie professionnelle plus que d'un savoir critique. Elles instrumentalisent un savoir au profit d'une activité judiciaire, au risque de faire de cette instrumentalisation un savoir scientifique, alors qu'il ne peut être qu'un savoir de propositions : pas plus sacré que ne peut l'être la parole de l'enfant si l'on veut reprendre des formules en cours. La psychologie légale est une instrumentalisation organisée dans le but de produire de l'information à l'autorité judiciaire ou pénale, et c'est en ce sens que si une psychologie expertale ne peut avoir de prétention scientifique, elle a celle de donner à entendre d'abord un autre point de vue et à produire, dans l'évidence première, des avis raisonnés ou contradictoires. Avec une mission bien définie : rendre familière une expérience criminelle ou victimale telle que son auteur, ses actes et ses modes opératoires deviennent compréhensibles, tant sur le plan cognitif que sur le plan sensible. Nous ne serons donc pas très éloignés de ce que Lacassagne [2] pouvait énoncer de la mission de la médecine judiciaire, « l'art de mettre les connaissances médicales au service de l'administration de la justice ». Ces catégories d'expériences à visée non scientifiques posent tout le problème des rapports du Sachant, du Politique et du Crime, et au-delà, des discours qui soutiennent toute activité scientifique et toute politique criminelle. Fondées dans un savoir assujetti à une pratique du discours pour intervenir, elles sont au fond, et essentiellement, une théorisation des pratiques et une appropriation des savoirs avec ce que cela suppose de fermeture et d'aveuglement quand elles ne sont pas remises au travail dans des groupes de re-formation permettant à l'expert d'échapper aux pressions narcissiques.

La psycho-criminologie, terme que j'ai emprunté à Ferenczi [3] à quelques 70 ans de distance, engage à construire une pratique raisonnée des théories référentielles. Un double contexte se pose en réalité, scientifique et éthique ; dans une problématisation de soi comme acteur et observateur mobilisé par les affects soulevés dans l'exercice même de ce champ, à travers le cadavre, la haine et le préjudice. La

2. A. LACASSAGNE (1886), *Précis de médecine judiciaire*, G. Masson, Paris, p. 28.

3. S. FERENCZI (1928), Psychanalyse et criminologie, *Psychanalyse 4, Œuvres complètes,* Tome IV, 1927-1933, Paris, Payot, pp. 222-238.

haine, le préjudice et le cadavre sont des catégories de penser et de sentir clés en psycho-criminologie : la haine comme passion destructrice émergeant de l'hallucination du double, le préjudice dans la croyance assertive qu'il vient à manquer quelque chose dès lors qu'un tiers apparaît, et que ce qui advient ainsi est une pure création de cette émergence. Autrement dit, ce n'était pas présent avant cette émergence, le cadavre comme la chosification de cette émergence, la chose rendue à l'état inerte et contrôlé d'objet jamais tout à fait objet, envisageable en tant que traces et trajectoires.

Un tel savoir référentiel ordonné sur le droit et l'inconscient [4] est nécessairement à positionner au niveau axiologique ; il s'institue empiriquement des références normatives [5] produites en vue de changement, changement qui tente de contrôler ses effets (axiométrie), de se poser en a priori (axiomatique), de prescrire toute espèce de ritualités protocolaires ou procédurales (axio-scénique). Il ne s'institue d'autre part, en principe, que sur la base d'une théorie concernant l'homme et son humanité dans les divers conflits psychiques que cette même humanité peut susciter et pour laquelle nous ne cessons de recourir à la théorisation (du langage, de l'inconscient, de la personne, du désir, du groupe… de la neurobiologie).

La psycho-criminologie se situe au-delà d'une simple combinaison de savoirs hétérogènes. Elle ne peut se tenir dans le fait de croire qu'il suffit de combiner un savoir (la psychologie) et un savoir (la criminologie) comme si l'une ou l'autre de ces références pouvaient se constituer en soi comme objet scientifique. Qu'elles fassent référence et usent d'objets scientifiques hétérogènes d'une part, qu'elles tirent profit de différentes méthodologies d'autre part, ne les fait pas sciences (c'est-à-dire savoir critique et auto-référable) d'emblée. C'est par leur méthodologie et les méthodes critiques en usages qu'elles peuvent tenter de se constituer comme savoir rationnel et pas seulement comme construction rationalisée. Cela est particulièrement net dans la construction moderne de la psychologie qui empruntant, à l'origine, sa modélisation à la psycho-physiologie s'est élaborée sur une normativité quantitative alors que, par ailleurs, le développement des activités d'observations faisaient émerger une clinique, armée ou non, sur une normativité qualitative. Conflits de modèles qui a fait les

---

4. F. R. ALEXANDER et H. STAUB (1928), *Le criminel et ses juges*, Coll. Psychologie, Gallimard, tr. fr. 1934.

5. *V.* la mission assignée, par D. Szabo à la criminologie, la mission normative de la criminologie. p. 85, sq. *In* (1993), *De l'anthropologie à la criminologie comparée,* Paris, Vrin.

heurs et malheurs de la construction du savoir psychologique, et a fait rêver un temps à une unité de la psychologie ou de la psychosomatique.

L'histoire de la sérialité se juxtapose ici à l'histoire critique des procédures d'investigations psychologiques prenant comme objet l'acte criminel et l'activité psychique que suppose le crime, son environnement, dans l'espace scientifique et de transfert des sciences humaines et sociales. La sérialité est tout autant une face de la criminalistique (le vocable paradigmatique et vulgarisé est le profilage, le portrait [6]) qu'une face de la criminologie hors de la recherche détective du criminel [7] (la psychologie expertale ou légale, la psychologie judiciaire, la psychologie pénale…).

L'approche sérielle en criminologie commence avec un déplacement fondamental de regard : si l'acte comme agir spécifique (l'acte criminel par exemple, tel que susceptible d'être défini par une lecture du code pénal) continue à retenir l'attention du chercheur, c'est désormais la situation criminelle qui devient l'objet central. Si l'interrogation sur l'agir persiste, et un agir doublement défini dans un cadre psychopathologique et juridique, c'est le contexte qui retient l'attention à partir des quatre vecteurs opératoires de toute situation, criminelle ou non. L'agir situationnel devra donc se lire sur la base de coordonnées orthogonales en ce qu'il cherche, soit à poser une rupture, soit à maintenir un niveau d'excitation.

Le corpus d'étude se modifie de même que les questions susceptibles d'être posées : d'une série de références qui naturalisaient le psychisme (la constitution, le tempérament, l'intelligence, l'attention…..) ou l'histoire sociale (les conditions sociologiques de vie et d'éducation) l'approche sérielle devient une clinique de l'individu en situation d'avoir commis ou de commettre infraction/transgression et d'être suspendu aux retentissements du geste perpétré.

Une telle analyse de traçabilité va tendre à privilégier deux types de corpus : une étude patrimoniale non matérielle se tenant tout entière au travers du langage et rapportée dans l'étude du récit de vie dont la forme première était l'anamnèse. Récit de vie où se trouveront précipités l'histoire d'un groupe subjectivé, d'un destin a posteriori :

---

6. Avec la complexité d'analyses et d'institutions de référence qu'une telle prospective implique. *V.* John DOUGLAS, Mark OLSHAKER, (2000), *Affaires non classées, de Jack l'éventreur au Dahlia noir*, tr. fr. (2006), Ed. Du Rocher, Paris.

7. L. M. VILLERBU (2003), Remarques critiques sur les notions de dangerosité et vulnérabilité, *op. cit.* p. 9.

catachrèse et catamnèse, histoire se précipitant dans un style, un modus vivendi, s'organisant en axiomes.

La sérialité comme méthode d'analyse entre dans l'histoire de la criminalistique et de la criminologie comme un exemple contemporain de l'identification des traces perceptibles dans une scène du crime, sur le corps de la victime ou dans les modalités d'enfouissement du cadavre. Dans l'histoire de la criminologie, après l'étude des poisons, la recherche d'ADN, l'entomologie, les cartes mentales, les hot spots ou la cartographie criminelle, l'analyse sérielle appliquée à la criminalité se révèle comme une fabrique de témoignages, d'éléments matériels et immatériels de la preuve.

Au delà de l'expertise médico-psychologique ou psychiatrique, l'analyse sérielle se propose comme la construction raisonnée d'une exploration qui en anticipant d'un geste à partir d'une trace matérielle /immatérielle énonce pour l'homme de terrain, le détective comme le psychologue dans sa clinique expertale, éducative ou thérapeutique, des surfaces d'investigations et des champs de subjectivités.

L'ouvrage expose un ensemble de réflexions et de propositions de chercheurs et praticiens chercheurs attachés à l'Institut de Criminologie et Sciences Humaines ou familiers de ses travaux.

En posant les conditions d'émergence d'une analyse sérielle, Loïck Villerbu cherche à montrer les résistances contemporaines tenant à des habitudes de penser et à des options disciplinaires. Il dessine les contours d'une analyse devenue sérielle. Ce que va tracer autrement et sur le plan sociologique, Hélène Guénot, à partir d'une série de travaux scientifiques menés à Louvain. Avec Pascal Le Bas et Jean-Michel Le Masson, l'analyse sérielle se déploie en grandeur nature sur l'analyse exemplaire d'un cas et il est vrai que le lecteur n'en sort pas comme il est entré à la fin de sa lecture. Jean-François Abgrall pose les moments de renouvellement d'une pensée opératoire propre à l'analyse détective et, avec la notion d'empreinte psychologique, aborde l'une des dimensions essentielles de ce qui fait trace, dès lors qu'on ne s'attarde plus seulement sur ce qui est donné à voir et qu'on procède à une auto-analyse du regard qui regarde. En traitant des Homicides sexuels, Loick Villerbu et Philippe Génuit reconsidèrent certaines modélisations concernant les auteurs de violences sexuelles et donnent à voir l'impact heuristique d'un déplacement du modus operandi au modus vivendi.

Il existe peu de travaux sur le fait juridique « viol en réunion ». Les travaux contemporains abordent surtout la dimension sociologique. Astrid Hirschelmann-Ambrosi nous donne des éléments clés pour en aborder la psychodynamique d'une manière renouvelée et sa modélisation rend compte à la fois des questions psychopathologiques et des problématiques crimino-dynamiques. Anne Winter, quant à elle, nous convie à quelques pistes de lecture sur ce sujet démontrant la faible productivité de la réflexion clinique et psychopathologique.

Avec *Sérialité et analyse sérielle*, Sonia Harrati expose une nouvelle fois, dans un champ encore en jachère, tout l'intérêt d'une telle analyse quand elle s'applique à la criminalité de femmes, criminalité dont elle est désormais une spécialiste.

C'est avec l'analyse sérielle des trajectoires existentielles s'ordonnant autour de pratiques sexuelles tarifées, que l'approche organisée par Laurence Libeau-Mousset démontre sa pertinence dans un contexte a priori non criminel. Les démonstrations de réitérations victimales dans ces parcours en deviennent exemplaires et le travail proposé par Bernard Gaillard, symétriquement à celui-ci, laisse envisager une dynamique de victimation délinquante sur laquelle il conviendrait d'avoir un regard différent, au moins quant aux propositions de prise en charge. Travaillant à deux niveaux quantitatif et qualitatif l'auteur illustre dans la seconde partie de son travail les éléments de séria-lité symptomatiques instruits dans la première. C'est d'ailleurs ce que Christian Besnard, dans la traversée d'une histoire singulière, entrouvre dans une réflexion psychopathologique sur l'impossible séduction impliquée dans le couple théorique pédophile et pédophilie. Nathalie Lescure a délibérément pris le parti d'accrocher l'analyse sérielle à l'accompagnement psychologique dans un cadre psycho-pénal ou suspendu à la problématique de la sanction. Elle use de ce qu'elle met en fonction ou en dynamique comme d'autres utilisent des questionnaires centrés sur l'environnement du crime et du criminel devenu patient, afin de le convaincre d'une certaine familiarité avec lui-même hors de lui. Accompagnant l'émergence du processus élaboratif, elle met en scène les dispositifs de l'analyse sérielle, à travers la fiche bioscopique ou le MAPS, conçus comme des « aménageurs de la rencontre ». Elle offre une expérience au plus proche de son activité.

Les travaux de Mélanie-Angela Neuilly sont la seule contribution étrangère de ce recueil de textes inauguraux. Envisagés dans la perspective de la dynamique policière, leur inspiration obéit à plusieurs sources et font référence à d'autres pratiques en mettant le lecteur dans une situation d'approche comparative. L'intérêt de ce travail est de montrer que ceux qui commettent des crimes sont ceux qui se mettent le plus en risque d'être victimes.

Ce deuxième ouvrage sur la psycho-criminologie est loin d'avoir exploité toutes les possibilités de l'analyse sérielle et du cadre psycho-criminologique. D'autres sont en cours de construction.

Principales publications

ABGRALL J. F. (2002), *Dans la tête d'un tueur*, Paris, Albin Michel.

ABGRALL J.F. (2004), *Inside the Mind of a killer*, Profil books.

VILLERBU LM. et al. (1988), *Le contrat en sciences humaines, dans les pratiques sociales et de santé*, Rennes, PUR.

VILLERBU L. M. (1990), *Violences, délinquances et psychopathie*, Rennes, PUR.

VILLERBU L. M. (1993), *Psychologues et thérapeutes. Sciences et techniques cliniques en psychologie*, Paris, L'Harmattan.

VILLERBU L. M. (1994), *Psychopathologie projective*, Rennes, Ed. A.R.C.P..

VILLERBU L. M., PAIN J. (1997), *Adolescence, Violences, Déviances*. Présentation des travaux de J. Selosse, Une œuvre dans l'œuvre, Rennes, Ed. Matrice et A.R.C.P..

VILLERBU L. M. et al. (1998), *Ethique et pratiques d'expertises,* Paris, L'Harmattan.

VILLERBU L. M., et al. (1999), *L'expertise psychologique, méthodologie et psychopathologie*, Paris, L'Harmattan.

VILLERBU L. M., GRAZIANI C. (2000), *Les dangers du lien sectaire*, Paris, P.U.F., Coll. Médecine et Société.

VILLERBU L. M., AMBROSI A., GAILLARD B, LE BAS P. (2003), *Dangerosité et vulnérabilité en psycho-criminologie*, Paris, L'Harmattan, coll. Logiques Juridiques.

VAVASSORI D., HARRATI S., VILLERBU L. M. (2006), *Délinquance et violence*, Paris, Armand Collin, coll. 128.

Préambule

En décembre 2004, l'Institut de Criminologie et Sciences Humaines tenait une première journée scientifique à l'Université Rennes 2 sur l'analyse sérielle appliquée à la criminalité. Ce temps de réflexion et d'échange était le résultat d'une démarche commencée à la fin des années 1990 avec un petit groupe de chercheurs universitaires, de praticiens psychologues, médecins et gendarmes. Un premier temps important pour la constitution du groupe de travail a été l'intérêt porté par la gendarmerie vers un type de formation susceptible d'intégrer la dimension psychologique dans le contexte de certaines enquêtes de police judiciaire.

Un séminaire international à Rennes regroupa quelques spécialistes dont un chercheur de Quantico. Il a été l'occasion de comparer les avancées de la réflexion « rennaise » et d'approfondir certaines données. Les travaux étaient soutenus par Mme Négrier Dormont [1] qui, d'ailleurs, évoquait nos travaux dans un de ses derniers livres.

D'autres recherches de terrains ont eu lieu par la suite : meilleure connaissance de la population pénale des auteurs d'agressions à caractère sexuel, cadre d'écoute pour certains OPJ souhaitant échanger sur des aspects difficiles de certaines enquêtes. La mission interministérielle qui s'est tenue plus tard et qui a remis un rapport au Ministre Dominique Perben a largement contribué à nous permettre

---

1. L. NEGRIER DORMONT, R. NOSSINTCHOUK, (2001), *Tueurs en série, une approche criminologique*, Paris, Dominos, Flammarion.

d'autres avancées au moment où les réflexions que nous pouvions tenir ne trouvaient plus, dans les interlocuteurs du départ, une écoute disponible.

L'histoire se faisant, d'autres comme Stéphane Bourgoin, nous ont accompagné dans nos travaux d'atelier comme en entretien de contacts.

Diverses communications ont pu avoir lieu sur les travaux notamment lors des Congrès Internationaux Francophones de Québec, Montréal et Bruxelles ainsi que des échanges scientifiques dans les colloques européens et français. Des thèses se font sur les hypothèses de travail en cours. Un enseignement d'initiation est réalisé dans le cadre du Master de Psychologie mention Cliniques criminologiques et victimologiques de l'université Rennes 2. Un D.U. est en cours de refondation. On peut dire aujourd'hui qu'il existe, même si cela reste non formulé, un réseau de chercheurs et de praticiens qui utilisent au quotidien les projets de l'analyse sérielle que nous avons développés. La Gendarmerie Nationale algérienne a pu profiter d'une formation longue sur l'analyse sérielle en 2005. C'est pour faire le point sur tout cela que l'I.C.S.H. a décidé de réunir en décembre 2004 quelques spécialistes. Ils vinrent nombreux et, sur leur demande, nous avons réuni les principaux textes. L'analyse sérielle a certainement à voir avec ce qu'une modernité journalistique appelle les profilers, mais comme telle, elle déborde le contexte criminel ; elle prend toute son importance dès lors qu'une analyse psycho-crimologique se constitue lors d'examens expertaux et notamment quand se dessinent de nouvelles questions autour de certains moments-clés, la scène du crime, la direction d'enquête, les interrogatoires et auditions par où les sciences humaines cliniques et cognitives s'introduisent dans la police scientifique, dans la criminalistique, dans le champ des identifications et des reconstructions. Là où les analyses des sciences dures sont insuffisantes, là où les chercheurs en sciences humaines doivent prendre le temps de renommer, de redéfinir leurs modes d'analyse, leurs outils d'observations.

Introduction générale

Peut-on soutenir l'idée que la Criminologie n'a rien à faire dans le champ des Sciences Humaines et notamment des Sciences Humaines cliniques et cognitives comme on peut encore l'entendre aujourd'hui dans certains cercles intellectuels qui se réclament de la Clinique comme méthode et comme champ de travail ? Ou encore au prétexte soit de sciences pénales ou de médecine légale, elle n'aurait à voir en Sciences Humaines que de manière détournée et subversive, délinquante ou anachronique ? Traditionnellement étudiée par les sciences médicales, juridiques et les références sociologiques ou plus largement anthropologiques, la problématique générale de la délinquance et de la déviance perd manifestement de sa pertinence dès lors qu'il s'agit d'étudier le cas individuel ou l'exercice criminel (et/ou déviant). Elle n'est plus alors qu'une figure parmi d'autres, attachés que nous sommes à rendre compte de la singularité d'une historicité dans le jeu des forces inconscientes. Et, si l'inconscient est bien le produit d'une histoire, il n'en a au fond aucune, sinon dans celle des sciences ; s'il se montre dans le plein développement spatial de ses déterminations, il ne se réduit à aucune d'entre elles (ni neurobiologiques, ni sociales, ni psychologiques).

Penser la criminologie en psychologie ou, plus généralement, dans une approche du psychisme, n'est pourtant pas sans référence dans l'histoire des sciences et des pratiques professionnelles. Dès lors qu'on accepte de ne pas considérer la psychologie comme science mais comme axiologie en acte et en discours, non pas une pratique de la théorie mais une théorisation inachevante de sa pratique. Où se conjuguent les positions déontologiques identifiables et l'imperturbable exigence éthique, les utopies sociales et les conventionnements socio-moraux ?

Il devient plus aisé de montrer que ce que l'on nomme psychologie est un ensemble de constructions axionomiques (normes et valeurs mobilisées) et axiométriques (des attitudes ou postures appareillées métriquement) [1] et qu'elle a pu se projeter dans bien d'autres champs sociaux, au fur et à mesure des modifications sociales et des préoccupations politiques à organiser une vie ensemble, en dictant des valeurs et des normes qui avant de se donner comme objectives étaient le résultat d'un consensus atteint ou sur le point de l'être.

Un travers contemporain consiste à projeter l'exercice clinique du psychologue, d'abord, sinon essentiellement, comme thérapeute ou assimilé dans un espace apparenté au cabinet de consultation, élaborant ainsi une échelle de valeurs, bien souvent au titre d'une éthique qui rend invisible les questions complexes du lien social, des institutions et de ce qui se noue, se creuse, se déforme et s'enkyste. Là où, en quelque sorte, la science du psychisme se présente non seulement comme une résistance à la chosification mais comme une incitation permanente à l'aventure subjective, à partir de ses appareils à penser, que ce soit ce que l'on nomme aujourd'hui l'inconscient, que ce que l'on désigne comme les processus et schémas neuro-cognitifs.

Peut-on tenter un inventaire des fausses idées, ou des idées interrompues concernant les rapports de la criminologie et de la psychologie ?

1- La psychologie n'est pas une construction de discours et d'expériences sur un objet hypothético-déductif.

C'est la tentative de produire de façon instrumentale du changement social et personnel à partir de soucis et de préoccupations politiques : avec l'école naît la psychologie de l'enfant, avec le travail la psychologie ergonomique, avec les avancées en âge la psychologie gérontologique, comme avec le souci de la délinquance la psycho-

---

1. L. VILLERBU (1993), *Psychologues et thérapeutes, Sciences et techniques cliniques en psychologie*, Paris, L'Harmattan.

logie criminologique, parfois identifiée sous le terme de criminologie clinique.

L'école, le centre de consultations, les centres d'orientation avec leurs appareillages techniques et les connaissances empiriques s'accumulant se font territoires et s'organisent en bio pouvoirs [2] qui en devenant des enjeux organisent en même temps leurs propres contradictions. Cette axiologie du changement produit tout à la fois des savoirs nouveaux et renouvelés, des protocoles et des appareillages sociaux de soutiens et de transformations. Elle est nécessairement en prise avec des normes contemporaines, sur des normes contemporaines dans un risque permanent d'aliénation réifiante.

Certes la psychologie s'est faite à sa naissance métrique parce qu' issue des interrogations ouvertes de la physiologie de laboratoire plus que d'une sociologie des grands groupes, mais l'analyse rétrospective que l'on peut en faire tend à montrer que bien plus qu'une psyché qui serait inventoriée sous l'angle de la mesure [3], il s'agit de constructions normatives impliquant une volonté politique dans des avancées scientifiques, de même que la promotion d'un autre corps de professionnels, moins normalisateurs que travaillant autant sur le processus normatif que sur les processus de normalisation. De fait, il serait plus exact de dire que la psychologie comme référence est axiométrique (la mesure d'aptitude est la mesure d'attitude attendue et rendue techniquement probante par une technicité ou un outil) et que se trouve actuellement privilégiée une axionomie que tentent de rattraper les évaluateurs du changement et de pourfendre les contempteurs de tout ce qui se réfère à l'institution et au sujet de droit.

Un tel jeu, en prise avec le lien social, met nécessairement à mal la conception de la demande issue d'une pratique libérale et auto-prescriptive. On conçoit dès lors que dans ces balancements les concepts en usage, tant en droit qu'en psychologie, de culpabilité et de responsabilité risquent toujours de se chevaucher. Ou encore comment, lorsque demande il y a, celle-ci s'offre toujours à une double interprétation, dans la loi sociologique de l'offre et de la demande [4], dans le registre de cure analytique où se travaillent besoin, demande et

---

2. M. FOUCAULT (1975), *Surveiller et punir, Naissance de la prison*, NRF, Paris, Gallimard.

3. Angle sous lequel G. CANGUILHEM percevait le champ psychologique et sa positivité.

4. L. M. VILLERBU et al. (2003), *Dangerosité et Vulnérabilité en psychocriminologie*, Paris, L'Harmattan.

désir, entrecroisement et interférences du pulsionnel et du relationnel, de l'altérité et du désir ?

2- La criminologie en Sciences Humaines naît avec la tentative d'un siècle, de raisonner sur le corps social et individuel et d'en élaborer une forme de gestion de ses productions des aléas dangereux susceptibles de se manifester. Elle est antérieure à la création officielle des Sciences Humaines.

Il est hors de doute que son élaboration naît d'un double souci de protéger le corps social de manière rationnelle et de poser, avec une même rationalité, la question de l'existence individuelle, de l'équité à partir des savoirs scientifiques renouvelés, démultipliés et juridiques.

Ainsi, quand naissent les savoirs sur les criminels et la peine [5], émergent dans les mêmes temps les savoirs sur ce qui deviendra plus tard la figure du citoyen, quelqu'un en tout droit égal à un autre. L'art pénitentiaire [6], la norme pénale, le savoir sur les criminels constituent une totalité systémique telle que lorsque nous parlons de criminologie cela évoque spontanément pour nous aujourd'hui le crime, le criminel, la personnalité du criminel et qu'il nous a fallu forger un champ symétrique indépendant, la victimologie, pour en concevoir l'autre versant [7]; un champ hors de ce champ trouvant son élaboration du côté de la médecine et de la psychologie plus que du côté du droit ou de la sociologie. C'est ainsi que combinant dangerosité et sentiment d'insécurité, puissance de nuire et espace concret d'inquiétudes sociétales, un registre criminologique critique, une pratique clinique du droit, des voisinages [8], parfois inquiétant (praticiens du droit, praticiens de l'éducation, praticiens de l'inconscient...) ne cessent de s'étendre

---

5. C. BECCARIA (1764), *Des délits et des peines*, Paris, Flammarion, éd. 1971. Voir aussi R. SALEILLE (1908), *In* R. OTTENHOF (2001), *L'individualisation de la peine*, Toulouse, Eres.

6. J. PINATEL (1950), *Traité élémentaire de science pénitentiaire et de défense sociale*, Imprimerie administrative, Melun. Ouvrage préparé en vue des travaux du 12e Congrès International de Criminologie.

7. M. BARRIL (2002), *L'envers du crime*, Paris, L'Harmattan ; R. CARIO, *Victimologie. De l'effraction du lien intersubjectif à la restauration sociale*, vol. 1 (2000), vol. 2 (2003), Paris, L'Harmattan.

8. F. ALEXANDER, H. STAUB (1928), *Le criminel et ses juges*, tr. fr. 1934, Gallimard, Paris ; C. PICONE-CHIODO (1929) *La conception spiritualiste et la sociologie criminelle*, tr .fr. C Vesmes, éd. G. Ficker, Paris ; E. DE GREEFF (1958) *Psychiatrie et religion*, A. Fayard, Paris ; R. MERLE (1985), *La pénitence et la peine*, Cerf Cujas, Paris. Collectif E.N.A.P. (2000), *Sens de la peine et droits de l'homme*, E.N.A.P.-Agen.

bousculant les normes établies autant que les pratiques médicales de traitement (injonctions, contraintes, obligations, astreintes, suivis, accompagnements...) et les interlocuteurs en cause, médecins, psychologues, condamnés [9]. Bousculant et polémiquant, obligeant chacun à s'identifier sur ses propres conceptions du sujet, à différencier ce qu'il en est de son statut et des exigences requises pour sa propre conception d'un travail psychique, inter-partenarial avec les inférences qui s'ensuivent, à soutenir des frontières qui s'obligent à ne pas être qu'identitaires.

La criminologie n'est pas plus une discipline que ne l'est la psychologie au sens où toutes deux seraient aptes à élaborer un objet scientifique. Il ne leur revient pas d'élaborer des projets scientifiques mais de mettre en demeure les scientifiques de s'y intéresser et de contribuer aux connaissances. Ces deux champs de savoirs opèrent une convergence d'intérêts disciplinaires, un concours de théorisations et de compétences et désignent une préoccupation sociale, un tiers social. Au bout du compte, s'il convenait de leur donner un objet commun, ce serait celui de la crise, de l'émergence et des processus qui la suscitent en l'amenant dans le même temps à se dire dans les valeurs et normes d'une société à un moment donné.

En définissant originairement un objet d'études sociales et scientifiques du coté du criminel, la criminologie a usé pour le définir les théorisations sociologiques, psychologiques ou biologiques qui identifiaient le criminel à un patrimoine qui lui était propre : bio-psychologique, socio-psychologique, géo-psychologique. De la théorie lombrosienne à celles des organisations psychiatriques en passant par la théorie des constitutions ou des tempéraments, la criminologie du criminel a raté pendant un long temps ce que la clinique finit par faire reconnaître, quand, combinant les efforts freudiens et institutionnels, l'investigation cessant de se diriger vers l'objet social le plus apparent (le lien socialisation/dangerosité), se mit à écouter à travers la personnalité du criminel, un sujet aux avatars démultipliés faisant comme il pouvait pour survivre et notamment aux expériences historiques les plus précoces et les plus dramatiques, aux événements disjoncteurs les plus désintégrants. Par le biais de la victimologie, la réflexion sur la construction du sujet à destin criminel prit une nouvelle forme en faisant d'une vulnérabilité acquise, le champ par excellence de ses enquêtes psychologiques. La criminologie met en

---

9. J. P. CERE (1999), *Le contentieux disciplinaire dans les prisons françaises et le droit européen*, Paris, L'harmattan.

scène ce qui fait en symétrie l'autre de l'acte, c'est-à-dire la victime. Sur cette scène renouvelée, d'abord dans un cadre pénal, la criminologie s'ouvrit en deux axes empiriques déterminants, l'agressologie et la victimologie, deux faces d'un même souci. Théories de l'inconscient et théories de l'apprentissage, théorie du trauma ou théorie de stress ont fait émerger de nouveaux îlots d'interrogations sur le crime comme destin et ordonner une réflexion sur ce qui le fait pensable et représentable, humain [10].

Comment est-ce possible murmure-t-on à l'évocation de tels ou tels actes barbares ? Dans une étrange confidence à soi-même au lieu d'une autre question autrement plus redoutable, comment si peu de gens commettent-ils ces actes de barbares ? [11] Nous pensons souvent l'acte criminel comme un acte limite, de la même manière que nous faisons de l'acte l'échec de la mentalisation ou de la pensée. Il conviendrait plutôt, avec Freud, de s'étonner toujours un peu plus de la capacité acquise au travers de notre humanisation, de pouvoir maintenir l'autre comme autre, c'est-à-dire en l'état, et de ne pas le renvoyer aux limbes de notre création commune [12].

Vivre est un risque permanent si nous acceptons de considérer que l'autre est toujours une forme évanescente et bousculée par nos propres volontés et pulsions, par un narcissisme destructeur.

Dans ce cadre, ce sont les concepts de culpabilité et de responsabilité [13], d'intégrité par analogie aux concepts en usage dans la langue juridique qui demeurent des formes psychologiques d'approfondissement. En quoi et sur quelle base d'un appareil humanisant la culpabilité psychologique n'est pas la responsabilité psychologique et comment se dessinent les figures du narcissisme [14] dans leur engendrement et leurs avatars ?

---

10. J. M. LABADIE (1995), *Les mots du crime*, Approche épistémologique de quelques discours sur le criminel, De Boeck Université, Bruxelles.

11. S. FREUD (1988), *Oeuvres Complètes*, T. XIII, (1915) Actuelles sur la guerre et la mort, Paris, PUF.

12. J. M. LABADIE - Ce sera une même question que l'on trouvera chez ALEXANDER et STAUB opposant le criminel névrosique ou névrosé plutôt qu'à l'homme sain « ils sont dans une certaine mesure des hommes primitifs incomplètement domptés. », p.110, op. cit.

13. G. BALLET (1907), L'expertise médico-légale et la question de la responsabilité, Ed. 1999, Paris, L'Harmattan.

14. F. R. ALEXANDER et H. STAUB (1928), *Le criminel et ses juges*. Coll. Psychologie, Paris, Ed. Gallimard. tr.fr, 1934 « Le prototype de certains

3- La psycho-criminologie, c'est la combinaison d'une psychologie et d'une criminologie dont l'objet commun reste de penser la crise et ses formes de résolutions, les politiques de préventions et de traitements, ce qui ferait sens et marges, les bases d'une politique criminelle non-réduite à une gestion sécuritaire font de l'homme en situation une référence fondamentale, sans laquelle il n'est pas sûr que l'on puisse penser ni la contrainte, ni l'injonction, ni la mise à disposition.

Injonction, astreinte, obligation, autant de figures qui en appellent empiriquement une collaboration de professionnels aux compétences diverses et au-delà d'une volonté politique à une reconfiguration de ce qui est mis en observation dès lors que se définit une action collective.

Dans leur réflexion commune de 1928, Alexander et Staub, juriste et psychanalyste esquissaient un schéma heuristique qui nous paraît toujours d'actualité : « trois problèmes jusqu'alors non résolus : 1) qu'est-ce que le sentiment de justice, habituel au juriste en tant que sentiment du droit (non pas qu'est-ce que la justice in abstracto) et quelle est sa signification sociale ?; 2) qu'est-ce que la criminalité et qui est criminel ? Réponse faite à ces deux premiers problèmes, la question suivante s'impose, inéluctable : 3) que doit-on faire du criminel ? »

De même que l'acte criminel se représente aux limites du pensable et que nos discours en donnent des représentations acceptables, la concurrence des compétences professionnelles dessinent, aux limites, une scène où se défait et refait sans cesse celui que chacun pourra nommer, sujet individu, usager, détenu, condamné, personne... S'il fallait retenir une image pour donner à penser cette émergence, ce serait sur le mode de « mon nom est personne » : celui qui est et dont la visibilité ne s'atteste que des besoins de représentations de chaque spécialiste. Personne, car toujours furtif.

On imagine bien que dans ce concours chacun cherche à se poser comme le challenger de l'autre puisqu'il est toujours question de

---

criminels intraitables qui se raidissent dans le refus opiniâtre de la société, pourrait être un bébé trônant sur son pot, opposant à toutes les influences une intraitable résistance et qui triomphant se sent dans cette situation souveraine, supérieure aux adultes », p. 44, paraphrasant le propos de Ferenczi (1925) sur la « morale du sphincter ».

frontières, d'intégrité et de narcissisme [15]. Clôture des frontières qui risque toujours de lever des complots tant à l'interne qu'à l'externe. Comme dans toute société qui se referme, ses savoirs et étapes d'accès réalisent un milieu sectaire, laxisme et porosité des frontières où grenouillent les incertains du genre, les oubliés de la filiation dans d'éventuelles revendications d'originalités. Le sujet contre le délinquant, la personne contre le condamné, l'individu contre le groupe.

La psycho-criminologie ne peut donc se donner que comme une subversion supplémentaire en venant interroger les pratiques politiques du crime [16] (les enjeux sociétaux en cause), les secteurs disciplinaires (les références explicatives), les exclusivités professionnelles au titre des compétences acquises et d'usages (les lieux d'apparition des questions qui deviennent problèmes et urgences), les pratiques thérapeutiques et éducatives qui ne peuvent s'extraire de la question de la dangerosité pour autrui et pour soi-même...

Travailler sur le rapport psychologie, psychopathologie et violences a de nombreuses implications puisqu'une telle proximité met côte à côte une référence universitaire disciplinaire, un corps organisé de savoirs et un ensemble de faits empiriques débordants et surdéterminés où l'homme est toujours en excès là où disciplinairement il se trouve toujours en défaut. S'obliger à penser de tels liens, c'est considérer que la violence vient expérimenter l'homme dans sa condition anthropologique comme expérience de lui-même dans un rapport avec la loi et la norme sanctionnatrice :

A- Lorsque la psychologie se veut conjugaison avec la criminologie, elle se donne un double objet. Celui inhérent à ce qu'elle s'est définie, une axiologie traitant de l'appareillage de la chose psychique dans des moments historiques, bio-socio-psychologiques quelle que soit sa position et dont l'objet est le changement. Celui inhérent à la dimension sociétale qu'elle a fait sienne, l'éducation, le travail, la santé, la justice... là où se disent et se formulent les pouvoirs. Ce que

---

15. J. MAC DOUGALL (1996), *Eros aux mille et un visages*, Gallimard, Paris ; L. M. VILLERBU, C. GRAZZIANI, (2000), *Les dangers du lien sectaire*, PUF, Paris.

16. M. KALUSZYNSKI, *La république à l'épreuve du crime*. La construction du crime comme objet politique, 1880-1920, L.G.D.J. Droit et Société, Recherches et Travaux, 9, série politique.

l'on nomme psycho-criminologie, c'est cette double transformation qui aboutit à redessiner des frontières de compétences et d'objet.

La criminologie ici, est ce qui inclut toute attaque du lien social, toutes les modalités de co-existence et qui construit son champ d'études à partir du cadre dont la réalité juridique est constamment débordée par des acteurs, sujets de droits mais aussi sujets psychiques (sujet et inconscient) et sujets psychologiques (sujet et déterminations sociales). Il s'agit donc tout à la fois : d'un savoir sur le crime comme question de droit, d'un savoir sur l'homme criminel comme construction sociale, d'un savoir sur l'activité criminelle en tant qu'elle est apprentissage, savoir-faire, manière de faire territoires et typologie infractionnelle, un savoir sur l'Histoire intérieure de vie et les décisions intimes, les impasses subjectives, les contraintes axiomatiques, un savoir sur les rapports tantôt étroits, tantôt larges entre processus psychopathologiques et états psychopathologiques (criminels par sentiment de culpabilité, criminels et crimes gratuits, criminels par absence de culpabilité...).

La référence institutionnelle est nécessairement présente. Les études ne peuvent être organisées sans une référence sociétale et sans un souci de leur finalité. Lorsqu'un champ disciplinaire se lie avec une telle référence, ce ne peut être sans parti pris, que ce soit éthique ou politique ; ainsi de la psychologie de l'enfant ou de l'adolescent, du travail judiciaire... Contraint à se défaire des idées courantes pour poser un cadre disciplinaire, le chercheur ne s'abstrait pas pour autant de la demande sociale.

S'il s'agit bien dans la référence disciplinaire de faire travailler un modèle, les usagers du champ en attendent en retour un enseignement pour eux-mêmes, au même titre que les chercheurs une avancée critique de leur dispositif théorique et chaque action engagée n'est pas sans modifier le corpus d'observation.

B- A l'infini des deux références, psychiatrie et violence, comme deux parallèles se perdant à l'horizon, un risque majeur, permanent, celui de les résorber l'une dans l'autre : psychiatriser les violences, la violence serait morbide ou maladie par essence, qualifier des délinquances comme une violence sur la norme, en soi infractionnelle. Il y a un climat pour cela : quand la personne comme aventure et risque est une hantise pour une société assurantielle, quand une ambiance insécuritaire engendre par elle-même des comportements de précautions et d'évitements de toute responsabilité civile ou pénale.

Tendances lourdes remarquera-t-on également [17] dans le registre psychopathologique, ce qu'il en est d'une histoire à deux étapes de prises en charges psychiatriques. A partir de 1810, et de l'article 64 sur la responsabilité pénale et ceux qui en sont exclus, ordonnant en même temps du non citoyen et du malade. Temps où la psychiatrie naît dans la recherche d'organisations mentales, temps des passages de l'Asile à l'Hôpital psychiatrique, construction de l'enfermement et de la chronicité. Puis, dans la suite de l'après-guerre 1939-1945, la prise en charge dans une psychiatrie sociale, la naissance de la socio--thérapie : références plus manifestes aux notions de crise et de rupture dans la vie psychique et sociétale, mise en place de réseau et secteur ambulatoire. Une symptomatologie renouvelée et une insistance nouvelle : l'injonction, l'obligation sous contrainte, la prison déborde sur l'hôpital, insistance sur les séjours de crises, le retrait de diagnostics « lourds », handicapants pour l'avenir du patient et de sa famille [18].

Le sujet en prise avec « ses » troubles psychiques redevient un citoyen auquel la société demande des explications, exige des responsabilités. C'est le temps de redéfinition de la responsabilité où se met en avant une petite phrase de plus en plus significative « au moment des faits ». L'éclipse de la conscience ne vaut plus sur un registre de pathologie mentale de longue durée.

Le soin et l'accompagnement des enfants et adolescents traversent de mêmes avatars. Si dans l'après-guerre, dans la générosité d'une France en reconstruction matérielle et morale, l'accent est mis sur la capacité à changer ainsi que le temps pour le faire, dans un monde qui vise à intégrer par le travail et les appartenances socio-familiales, l'éducation est menée de manière privilégiée. Suit une autre phase où la diffusion des pensées psychologiques plus qu'éducatives met l'accent sur la promotion et l'épanouissement individuel, sur le fait de privilégier les expériences conçues sur un mode initiatique, visant autonomie et insertion. Dans une troisième phase plus actuelle, un

---

17. L. M. VILLERBU (2005), Le psychologue en psychiatrie, l'accompagnement de tous les changements, *Rhizome*, n° 18, p.2-3 ; P. RHENTER (2004), *De l'institutionnel au contractuel, psychiatrie publique et politiques de santé mentale*, Thèse de doctorat de Sciences Politiques, Lyon.

18. P. RAPPARD (1990), *La raison psychiatrique et la raison juridique*, Congrès de psychiatrie et de neurologie de langue française, Lille, LXXXVIIIe session.

retour aux normes sanctionnatrices prend le devant. La figure d'une citoyenneté à acquérir ou du moins à apprendre se profile ; nouvel usage d'une socialisation qui pousse à la responsabilisation de plus en plus précoce [19] ; l'accès aux droits communs projette l'adolescent dans le droit commun. La prévention des risques et le rapport sécuritaire priment.

Dans cette histoire de la peine et de la sanction, ce sont les figures paradigmatiques du crime qui changent de visage. Loin du parricide ou du crime passionnel, c'est le surgissement du meurtre et du crime dans l'intimité d'un sujet psychologique qui fait référence. Le viol devient par excellence une figure désormais essentielle à la compréhension de ce que crime veut dire. Ce n'est plus l'autorité bafouée, meurtrie, assassinée qui demeure le lieu par excellence du crime. Elle est de moins en moins légitimée et les excès auxquels elle a pu se livrer (l'ensemble des abus de confiance et d'autorité) la rendent d'autant moins légitimable. C'est la chose psychique, ce que l'on pourra nommer intégrité ici, narcissisme là, qui porte désormais les figures du scandale et des excès condamnables.

Les figures victimales qui servent de référence ne sont plus le père, l'état, mais l'enfant et son devenir, poupée russe à l'infini, avec ce qu'il implique comme autres figures du développement de l'intrusion de l'excès d'autorité.

C- Les opérations nécessaires pour une psycho-criminologie dynamique. S'il s'agit de se donner un espace de pensée intermédiaire, sa définition implique de se détacher de ses deux sources inaugurales, la psychiatrie/psychothérapie et le droit pénal. Nous considérons que pour notre projet :

Le droit surréalise le crime en en faisant une entité descriptible énonçable dans un quantum de peine. Comme si le quantum de peine précédait la définition de la responsabilité. Le droit surréalise la victime en en énonçant sa condition, un quantum de réparation.

La psychiatrie surréalise l'homme criminel en description nosographique autonome, susceptible d'être déclinée quel que soit le sujet,

---

19. L. M. VILLERBU (2004), La radicalisation du paradigme pénal de la responsabilité et la création d'un pseudo-autre dans une double réification à la démesure du sujet, *In Transhumances V*, Acte du colloque de Cerisy, Résistance au sujet - Résistance du sujet, pp. 423-470.

rapport dangerosité et structure ; ainsi du psychopathe et de la psychopathie et le quanta ici, demeure sa dangerosité psychiatrique. La psychiatrie surréalise la victime : voir le P.T.S.D, en en traitant que du dehors dans sa condition événementielle.

Mais, aux inverses du surréalisme réificateur des pensées de la morbidité et de la délinquance, considérons :

La tendance à l'irréalisation des propositions visant à ne retenir dans les violences que la violence et celle-ci dans un rapport imaginaire à l'autre ou dans des complexes inconscients. Ainsi disparaît dans ces complexes ou dans le relativisme de déviance, la présence de l'autre comme souci et blessure, drame et co-existence, une altérité qui ne se soutient plus du droit et ne fait plus du tiers qu'un problème de conscience intime et d'hallucinations.

Là où droit et psychiatrie surréalisent [20], les théories psychologiques de type psycho-dynamique organisées autour de la thérapeutique l'irréalisent dans des modes qui tiennent plus à une culture du divan qu'à la scène judiciaire. Elles méconnaissent celle-ci comme rapport particulier à la loi des hommes, elles oblitèrent la problématique générale de la responsabilité au prétexte qu'elle ne serait perceptible que pénalement et la scène sociale n'est plus qu'une incidence, une retombée ou une scène à désapprendre parce qu'objet de distorsions cognitives ou de recouvrements imaginaires.

Quelle issue ? Elle est donnée partiellement dans les considérations actuelles sur la vulnérabilité personnelle et sociétale, vecteurs de risques et séquences fragilisantes, dans le passage de l'intérêt vers les ruptures et les crises, vers la théorisation des modes d'accrochages et de réaménagements au lieu même où les états psychologiques ou psychopathologiques étaient considérés comme essentiels.

Ou encore dans la considération de ce qu'exige une intégration comme modes conflictuels rejoués, et le suspens de soi-même que sollicite toute situation où il faut témoigner d'un apprentissage d'un acquis. Là où on saisit mieux que penser est en soit transgression et résultat de transgression, aventure de l'être. Sans qu'il y ait d'échappatoires : vivre et risquer ou être englouti, perdurer dans la jouissance captivante du milieu originaire.

---

20. Par exemple les travaux de M. BENEZECH dans le « copier - coller » des organisations psychiatriques et des typologies criminelles (Organisé. Désorganisé).

L'exemple des situations de dépendance que requiert tout apprentissage est en ceci exemplaire si l'on admet ce que la clinique propose : toute situation d'acquisition suppose quatre tolérances et met en scène quatre dimensions fantasmatiques :

A l'abandon, être abandonné, exposé à un milieu autre, perdu, égaré, rejeté du milieu maternel.

Au silence, l'absence éventuelle de réponse. Avoir une pensée suppose de l'oser, émettre un son, émettre un cri, émettre une organisation dans le vide de la séparation.

Au jugement, supporter des jugements de valeurs permanents, s'auto-infliger des renoncements à tout savoir dans la version de « un enfant est battu ».

A la dépendance, être aidé c'est-à-dire d'être traître et infidèle au milieu originaire, hors de sa condition dans un quasi meurtre du père, par omission, par indifférence, par défi... dans une distanciation au milieu des frères et des rivaux.

L'analyse sérielle : émergences

Loïck M. Villerbu

D'où vient l'analyse sérielle ? D'un ensemble de considérations à la fois politiques et scientifiques. En 2000 [1], nous faisions une première approche du problème, sans encore en avoir la notion élaborée, lors des séminaires organisés par le C.E.R.E.C.C [2]. Les questions initiales demeurent puisque c'est bien dans le cadre d'une police scientifique et technique que nous nous situions, dans un essai de penser la criminalistique au registre des sciences humaines.

L'analyse sérielle, c'est d'abord une analyse dont l'objectif est d'identifier, de désigner et de raconter. En cela, elle est proche de toute cette aventure détective constituée par l'étude de la trace manifeste, trace en creux, trace indirecte… Dans l'histoire de la criminologie, elle prend sens de la recherche de « preuves » en vue de démontrer qu'il s'est bien passé quelque chose d'inattendu et de contraire aux normes.

1. L. M. VILLERBU, J. M. LE MASSON, P. LE BAS, membres du C.E.R.E.C.C. et de l'I.C.S.H.

2. Centre d'**E**tude et de **R**echerche **E**n **C**liniques **C**riminologique.

1- Sciences humaines et Criminologie, un recours nécessaire à la psycho-criminologie

C'est en s'appropriant les découvertes des sciences médicales, physiques et chimiques que la pratique policière a inauguré son entrée dans l'ère technique et scientifique. C'est toute une technologie de la trace qui a contribué à professionnaliser l'art de l'enquête et les procédures d'investigation. De la trace à la situation infractionnelle et inversement, c'est en résumé, le chemin parcouru par l'analyse criminelle, le parcours reconstruit lors de chaque enquête.

Ce qui est le plus remarquable dans ce parcours, qui témoigne de transferts technologiques de hauts niveaux (balistique, A.D.N., anthropologie criminelle, entomologie criminelle, traçabilité des documents falsifiés, odontologie légale...), c'est sans doute la référence constante aux sciences de la nature et aux techniques objectives. Guidé par le souci de la preuve et sa référence judiciaire, l'effort a été porté sur la visibilité de la trace. Une preuve est devenue pénale une fois pour toutes dans sa construction méthodologique.

Ce qui peut paraître évident n'est pourtant pas sans poser problème. L'exclusion de tout élément qui ne se rapporte pas au champ de la preuve pénale rétrécit les points de vue. Cela se manifeste ouvertement lorsqu'une enquête piétine. Le recours à des experts de toutes sortes se multiplie, notamment en sciences humaines. Quand la technique objective échoue, on se tourne plus aisément vers les spécialistes d'une autre rationalité ; vers ceux qui sont censés détenir un savoir sur des pratiques criminelles considérées comme irrationnelles. Cela dirons-nous, faute de disposer d'un protocole de compréhension.

La découverte des phénomènes de sérialité en constitue un bon exemple. La trace qui mènerait de la reconstruction de la situation criminelle à l'acteur de cette situation doit emprunter un chemin nouveau. Ce chemin passe nécessairement par une connaissance de la psychopathologie criminelle. L'expert en sérialité, le profiler [3] est né si l'on peut dire, en même temps que cette néo-criminalité posée par un non-professionnel de la délinquance utilitaire, un homme qui n'emprunte pas les voies communes, conventionnelles de satisfactions et pour qui, ce qui est utilité ne fait pas crime.

3. S. De Mijolla-Mellor (1997), La passion du crime, *Perspectives Psychiatriques*, vol. 36, n° 1, pp. 29-34, Paris.

Pour situer la place et la fonction des sciences humaines dans cet ensemble détective, il faut développer le schéma d'une analyse psycho-criminologique. Une telle analyse prend le parti de différencier d'une part, l'analyse détective, d'autre part, l'analyse psychopathologique. L'analyse détective, dans la construction de la situation criminelle élabore un compte-rendu. Le récit ainsi constitué doit être réversible, c'est-à-dire qu'il peut être parcouru dans plusieurs sens, sans que cela en affecte l'interprétation, la construction de l'infraction. Réversible, parce que chaque moment doit logiquement se souder à celui qui le précède et le suit. Dans une analyse détective, chaque élément concourt à organiser un récit suffisamment cohérent pour ne plus donner lieu à de multiples interprétations. De trace en trace, le type d'infraction qui émerge se cherche un acteur. Pour celui-là, le protocole judiciaire organise une reconstitution ou une confrontation.

C'est, dans ce second temps, logique que l'on trouve une première référence aux experts « psy » pour l'évaluation de la crédibilité et plus largement, des allégations. Il serait plus exact de dire que la référence « psy » est double. Elle s'adresse à des experts professionnels et à des scientifiques. Le rôle des premiers est classiquement de se prononcer sur la possibilité d'un dysfonctionnement psychique et incidemment de poser un avis sur la réalité psychologique à partir de signes cliniques reconnus ; par exemple, ceux qui peuvent être réactionnels ou accompagner des situations stressantes, traumatiques. Ce rôle s'exerce soit dans le cadre d'examen d'urgence, soit lors d'une commission d'examens psychologiques. Les seconds ont comme objectifs de poser un regard critique sur les protocoles utilisés pour faire apparaître tel ou tel élément d'une réalité criminelle. C'est dans ce contexte que l'on trouve les études cognitives [4] sur le témoignage visuel et les études projectives [5], sur les conditions d'audition ou de recueil de témoignages. A dire vrai, l'on ne peut que constater que ces derniers recours demeurent expérimentaux et rares dans une pratique quotidienne. On

---

4. J. PY, M. GINET (1995), L'entretien cognitif, *Psychologie Française*, N° 40, pp. 255-280 ; J. PY, M. GINET, C. DESPERIES et C. CATHEY (1997), Cognitive encoding and cognitive interviewing in eyewitness testimony, *Swiss Journal of Psychology*, 56, pp. 33-41 ; J. PY, M. GINET (1996), La psychologie du témoignage oculaire 1 et 2, *Connexions*, 67, 1, pp. 83-110.

5. L. M. VILLERBU, C. LALANNE, C. DAURY, F. FONTENEAU, P. GERONNE, M. ROURE, J. DENMAT (1990), *Les aspects psychologiques de l'audition et de l'interrogatoire, Manuel guide de l'entretien d'audition*, Recherche conventionnée Gif sur Yvette, 160 p., Ministère de l'Intérieur.

ne peut même pas dire qu'ils soient l'objet d'une formation initiale ou continue.

Il y a là un paradoxe. Dans le recueil des données [6] et des traces physico-chimiques, des appropriations relativement massives aux sciences de la nature ont été faites pour tout ce qui concerne la scène criminelle (et les techniciens de la scène criminelle y sont formés : périmètre, identifications, photos, moulages, analyses statistiques...). Pour ce qui relève de l'homme, comme désir et intention, comme créateur de normes et porteur de valeurs [7] (c'est-à-dire d'une criminalité différenciée), il semble bien que l'on ne fasse référence, de façon privilégiée, qu'à l'opinion, à l'expérience de terrain, à l'intuition. On pourrait également soutenir que les choses se passent autrement quand il s'agit d'une criminalité spécialisée, maffieuse ou politique.

Le fait de focaliser l'analyse criminelle sur les données physico-chimiques organise bien les conditions d'une investigation causaliste, linéaire, explicative. Cela rend peu aisée une investigation compréhensive, c'est-à-dire un traitement des données de la réalité criminelle, des traces et du contexte global qui les a produites. Le recours aux sciences humaines est très justement de construire ce contexte global à partir de signes cliniques capables d'intégrer à la fois les éléments de la réalité de terrain et les éléments d'un espace psychologique faisant référence à la patho-biographie et à la pathologie mentale.

La difficulté de recours aux experts « psy » et notamment psychiatres, dans le cadre d'une investigation criminelle compréhensive, va tenir souvent au fait qu'ils ne peuvent répondre aux questions que l'enquêteur pose. Aptes à manier les références psychopathologiques au profit d'une question traitant de la capacité à répondre pénalement d'un acte, leurs réponses sont toujours relatives à un individu identifié. Les questions des enquêteurs visent moins à identifier un individu qu'un type de rapport au fait criminel, l'expérience criminologique du policier étant alors différemment sollicitée. La réponse « psy » se fait à travers une technique du portrait criminel. La question rate sa cible

---

6. *V.* SEELIG, *op. cit.* « Les principales méthodes de la preuve matérielle », p.296 ; E. LOCARD (1931-1937), *Traité de criminalistique*, cité par SEELIG, pp.39-40, Histoire et bibliographie de la criminologie, pp. 27-44.

7. G. EDWARD (1993), *The Intent to kill. Making sense of murder.* Baltimore Maryland, Clevendon Books ; P. BENSIMON (1997), Caractéristiques des armes de poing et traits de personnalité chez le meurtrier, *Revue Internationale de Police criminelle*, pp. 59-70.

si l'enquêteur n'est pas mis en situation de concevoir que c'est sa méthode qu'il faut interroger ; non seulement son protocole standardisé mais aussi la méthodologie psychologique mise au point, souvent à son insu. Méthodologie qui opère comme un axiome (un principe, un impératif) existentiel, une forme a priori de conception de soi, d'autrui, du monde, des choses et de la réalité, du crime. Forme a priori qui peut fort bien par ailleurs être enchâssée et inapparente, dans les protocoles standards d'investigation.

L'expert « psy », versus psychologue rencontre des difficultés analogues sur un autre registre. Il doit par tradition, encore que celle-ci soit relativement neuve, répondre à deux questions. La première concerne l'équipement intellectuel, social et affectif corrélé au patrimoine éducationnel et parental. Il obtient ainsi une histoire de vie, c'est-à-dire les conditions psychologiques et sociales susceptibles d'avoir contribué à l'élaboration d'une organisation de personnalité. La seconde propose d'ordonner une compréhension des faits dans le contexte ainsi dégagé afin d'en permettre une éventuelle lisibilité, ou encore une certaine plausibilité psychologique. Il est mis dans les conditions de dire les écarts normatifs aux développements et à l'équilibre d'une organisation de personnalité indemne de références criminelles (telle que l'on en a une représentation contemporaine). Il doit être à même de dire ce qui dans une organisation psychologique fait impasse et pour cela, il a comme aide deux leviers majeurs des changements comportementaux, le stress ou le trauma, l'usure[8] ou la dépression. Il a bien une clé concernant une éventuelle décompensation criminelle mais elle n'a de valeur que s'il est en mesure de décrire les conditions d'équilibre d'un individu donné. C'est dans un univers clos que répond le « psy » : les faits ne sont pas ses objets mais ce en quoi ils sont les témoins ou les relais d'un passé toujours actif.

Expert-psychiatre comme expert-psychologue en se projetant dans les conditions d'une analyse détective, en deçà donc de ce qui constitue leur objet (l'analyse psychopathologique, patho-biographique et pathologie mentale), ne peuvent devenir contributeurs qu'en épousant [9] sans s'y soumettre les logiques de l'analyse

---

8. On repérera là les différents travaux contemporains de la victimologie.

9. M. PISTORIUS (1996), *A Psychological Approach to Serial Killers*, University of Pretoria, D. Phil., ouvrage riche également d'informations bibliographiques sur les criminels en série ; D. CAMERON et E. FRAZER (1987), *The Lust to Kill*, Cambridge, Polity Press. M.J. MACCULLOCH, P.R

détective. De même que de nouveaux contours se dessinent dans le métier d'enquêteur, le recours aux sciences humaines exige de concevoir les frontières d'un nouvel exercice de « psy » aux doubles compétences psycho-criminologiques.

De nouveaux contenus de métiers s'esquissent en parallèle. C'est une tâche pour les années à venir. Entre une police de maintien de la sécurité (veille vigilante à l'insécurité/tranquillité) et une police spécialisée dans les investigations (pôle de la sûreté), les voies choisies exigeront des modifications de formation. Et, en ce qui concerne cette dernière, les orientations resteront à prendre entre des formations qui ne feront qu'une référence minime aux sciences humaines et celles qui lui accorderont une large place au quotidien. Les premières auront besoin de super-policiers et parmi ceux-ci, sur le mode des travaux de Quantico, des profilers. Les secondes, des équipes de travail policier rompues aux nécessités d'une analyse continue des choix opérés au cours des investigations et des recueils de données. Dans tous les cas cependant, une formation d'analyste en compétences criminelles sera requise. Elle devra prendre en compte les conditions d'un travail en équipe et les orientations qui sont quotidiennement choisies et parfois... non sues.

Loin d'être un simple choix technique, c'est un choix politique : si dans le choix du profiling les travaux reposent sur un partenaire exemplaire, dans le second cas, ils reposent sur une pluralité de partenaires experts de niveaux différents, qu'il faudra former [10]. Ces questions ne sont pas seulement éthiques ou déontologiques, ce sont des questions techniques analysables à partir des acquis des sciences humaines dans le champ de la clinique psychologique.

2- Histoire proche du concept de sérialité et de l'analyse sérielle

Une analyse de dossiers pénaux et de trajectoires délinquantielles a été le point de départ d'un basculement du savoir clinique et psychopathologique dans l'espace-temps criminel. Des notions-clés se sont mises en place afin de rendre compte des logiques délinquantielles,

---

Snowden (1983), Sadistic fantasy, Sadistic behaviour and Offending, *Bristish Journal of Psychiatry*, 143, pp. 20-29.

10. Ce que pose par incidence le rapport du groupe de travail interministériel présenté au Ministre de la Justice en juin 2003, Analyse Criminelle et Analyse Comportementale.

intra-délinquantielles et extra-délinquantielles. Ce fut une circonstance opportune mais elle n'aurait pas été déterminante si nous n'avions pas, en même temps qu'une approche délinquantielle, été fortement soutenus par une série d'hypothèses sur la victimité et ce que le travail social en avait fait paraître.

Une vue courte, introduit l'analyse du comportement criminel comme fondateur des techniques d'analyses centrées sur la réitération criminelle. Il serait plus exact de faire remarquer que les tous premiers travaux viennent du champ social et psychologique et d'un vecteur très particulier, le couple agresseur-victime, et notamment la compétence particulière des victimes à se trouver dans des situations renouvelées de victimation. L'histoire de ce couple ne s'origine pas dans le champ judiciaire. Il trouve ses fondations dans le champ de la maladie mentale (les folies à deux, les délires de possession collective...) d'une part, du travail social d'autre part (les répétitions dans les choix de conjoints, l'attention portée plus tard aux phénomènes inter et transgénérationnels...).

L'analyse sérielle est une logique d'exploration et d'exploitation des observations de terrain, ordonnée sur un certain nombre d'hypothèses et plus encore, sur une déconstruction des rationalités à l'oeuvre dans la mise en œuvre expertale. Elle prend place dans une analyse plus large, psycho-criminologique, incluant les analyses criminelles et comportementales ainsi que la focalisation paradigmatique sur la scène du crime, le groupe d'enquêteurs, les situations d'audition et d'interrogatoire [11]. L'objectif est de formaliser un espace nouveau de projection susceptible de renouveler la compréhension et la détection du phénomène criminel à partir des travaux des sciences humaines cliniques et cognitives. Elle est fondée sur une ingénierie psycho-criminologique, des méthodes comme des prescriptions et elle amène le scientifique à raisonner sur des modèles de crises, de chaos, de catastrophes et d'urgences. Elle est, dans son fondement, le résultat d'un transfert de méthodes : la méthode clinique et la méthode projective, dans un espace hors-cure et pour des motifs qui de près ou de loin ont à voir avec les problématiques de sécurité, de dangerosité et de vulnérabilité.

---

11. L. M. VILLERBU, P. LE BAS, *Op. Cit. Accompagnement psycho-pénal des auteurs d'agressions à caractère* sexuel ; Également sous un angle cognitif, C. BILAND (2004), *Psychologie du menteur*, O. JACOB. Et sous un angle plus historique empirique, L. J. COLANERI, G. GERENTE (1948), *La dénonciation et les dénonciateurs*, PUF, Paris.

L'analyse sérielle dont on reconnaîtra le point de départ empirique, lié à des formes de criminalités, jusque-là pensées comme inédites ou comme renouvellement des formes de symptômes, s'affirme aussi au bout du compte dans une série de processus d'analyse susceptibles d'être l'objet de transfert pour d'autres causes que la recherche détective dans la dialectique des analyses imputatives ou attributives. Que l'analyse sérielle ait été « provoquée » par les agressions et/ou meurtres à caractère sexuel n'est certainement pas anodin en ce qu'ils entraînent vraisemblablement le plus de barbaries. Dans ce sens, on ne s'étonnera pas que les braquages à répétition ou les coups et blessures renouvelés, causes d'incarcérations multiples et de morts involontaires, n'aient pas plus fait l'objet d'études systématiques. Ils n'ont pas la même résonance sociale et imaginaire, quand bien même ils peuvent emprunter une partie au moins de leurs causes au même fond pulsionnel, sadique.

L'analyse sérielle est au point de butée de nos discours et de nos pratiques qui ne peuvent plus se suffire d'une compréhension littéraire ou de l'esseulement de techniques scientifiques dures, relevant des sciences physiques. C'est toujours à l'homme que l'on revient, mais un homme autrement armé et faisant de sa propre rationalité une source créative. Et pour cela, il faut d'abord de la méthode, ce que permet l'analyse sérielle.

3- Les champs approchants : de l'aveu à la preuve.

L'histoire de la criminologie repose sur un changement progressif d'argumentations juridiques au point qu'avec le recul, on peut affirmer aujourd'hui qu'en quittant progressivement la rationalité quasi-religieuse de l'aveu et de la conviction personnelle, le passage vers la preuve et l'argumentation attestée, scientifique (capacité de reproduc-tion) la soutenant, consacre une vrai rupture tout autant épistémologique qu'éthique. Quand la torture ou le harcèlement est conçu comme le moyen par excellence d'obtenir des aveux dont les attestations demeurent secondes, quand l'ouverture des cadavres demeurent inautorisée, on voit mal comment accéder à d'autres logiques d'enquêtes qu'en forçant une supposée intériorité dangereuse qui se déroberait [12]. Il a fallu un autre rapport au corps, une autre conscience

12. Dans un tel contexte nous le percevons mieux maintenant, le crime est premier, le criminel est second. Le crime manifesté et révélé est une figure référentielle, il exhorte, il proclame, il est tout à la fois fait et explication ;

de la personne, des valeurs attachées à son intégrité, un autre système législatif, une conscience autrement plus préventive que répressive, pour que les apports des sciences humaines puissent être sollicités et que s'effectue le passage décrit par Bourdieu, d'un système de relations de pouvoir fondé sur la violence physique à un système privilégiant la violence symbolique.

L'histoire de la criminologie réalisée par Jurgens Thorwald [13], dans son tome premier, dessine à grands traits cette collaboration de la science et de l'empirie dans la quête des traces et de leurs origines. C'est ce que l'on regrouperait aujourd'hui sous le vocable générique de traçabilité depuis les observations armées ou instrumentales et le passage par le laboratoire hautement scientifique, nécessitant un appareillage de plus en plus sophistiqué. Parce que son histoire s'attache plus à montrer la part des hommes dans ce laborieux parcours, à la différence d'autres ouvrages de Police Scientifique et Technique, on voit mieux le chemin parcouru [14] depuis la grande époque de Vidocq : anthropométrie, dactyloscopie, graphométrie, les poisons avec leurs fiches signalétiques, puis après de multiples relais, ce que nous avons découvert grâce à la spectrographie, aux analyses balistiques, à la médecine légale armée [15] des analyses chimiques ou microscopiques [16]. Que l'entomologie d'une part, les empreintes géné-

---

comme ce qui se passera mais pour une autre raison avec les théories de Lombroso, et auparavant avec les discours et pratiques de phrénologues dont on s'accorderait à dire que c'est la première approche scientifique des criminels ; M. RENNEVILLE (2000), *Le langage des crânes, Une histoire de la phrénologie*, Les Empêcheurs de tourner en rond, Paris.

13. J. THORWALD (1964), *La grande aventure de la criminologie*, T. 1, Enquête et Poisons, T. 2, Bistouri et balles meurtrières, tr. fr. 1967, Albin Michel, Paris.

14. Voir du point de vue empirique historique et illustratif, Henry T.F. Rhodes (1934), *La police scientifique*, Préface Dr LOCARD, Bibliothèque de criminologie, tr. fr. Éditions de la Nouvelle revue critique, Paris ; M. BISCHOFF, (1938), *La Police Scientifique*, Payot, Paris, tout à la fois criminologique et technique (le chapitre sur les incendies) ; E. SEELIG, (1951), *Traité de criminologie*, tr. fr. (1956), PUF, Paris ; G. BEROUD (1938), *Précis de Criminologie et de police scientifique*, Payot, Paris. On lira plus particulièrement les 10 causes d'infanticide et la technique du portrait parlé.

15. A. LACASSAGNE publie en 1878 le *Précis de médecine judiciaire* et fut en 1880 le premier Pr de médecine légale de Lyon.

16. *Les Cahiers de la Sécurité* (2005), Police et identification, INHES, enjeux pratiques techniques.

tiques d'autre part, montrent bien le recours aux techniques scientifiques reconverties, suspendues à la vigilance intellectuelle et créatrice de l'homme qui enquête [17], de l'homme de terrain, sans quoi l'expérience demeure inféconde. Dans la préface de son manuel de médecine légale publiée en 1857, J.L. Casper écrivait : « *qu'on ne considère pas comme un reproche si je constate que la médecine légale...est pratiquée par des hommes dont les grandes connaissances scientifiques, l'érudition et l'application à rassembler les données les plus diverses ne remplacent pas le manque d'expérience personnelle...* ». Thorwall écrit : « *Bien que l'histoire de l'anatomie et de la dissection des corps humains fut longue... c'est seulement alors que les savants découvraient les étonnantes finesses de l'organisme. Au seuil du XVIIe siècle, l'italien Morgani commença à disséquer les cadavres et tenta d'établir un lien entre les déformations de certains organes et les symptômes de la maladie qui avait été la cause du décès. Il fonda ainsi les bases de la pathologie... c'est seulement au XIXe siècle que commença réellement l'époque du microscope, de l'anatomie microscopique... c'est alors qu'on apprit à les découper en parties infimes, à les rendre visibles.* ».

Que l'analyse comportementale apparaisse de manière empirique comme le résultat d'une réflexion d'hommes de terrain sur leur propre expérience et leur volonté de faire école dans la transmission d'un savoir-faire nouveau autorisé, ne fait que répéter le parcours de la médecine légale, d'abord médecine d'état et d'hygiène publique [18]. Les premiers médecins légistes ne cessaient de revendiquer l'autorisation d'autopsier que les pathologistes gardaient jalousement, les premiers analystes comportementaux tels R. Ressler ont dû convaincre une hiérarchie incrédule au savoir-faire psychologique. L'invention de l'anthropométrie, de la dactyloscopie et des traces papillaires des paumes de la main, l'exploitation des vidéosurveillances ou du contenu des téléphonies portables témoignent des mêmes réticences et territoires réservés. Avant qu'une réelle toxicologie ne naisse [19] les

---

17. Que l'on se reporte par exemple à l'analyse produite par TARDIEU sur les faits d'empoissonnements commis par Marie Alexandrine BECKER, une veuve de 59 ans, accusée d'avoir empoisonné onze personnes à la digitaline, THORWALL, *Op. Cit.*, p. 225.

18. CASPER, le *Manuel pratique de médecine légale* de 1856 est précédé de *Dissection légale des corps* de 1850.

19. M. ORFILA (1821), *Leçons de médecine légale*, Paris, Ed. Béchet. Première leçon, de l'empoisonnement considéré sous le point vue médico-légal.

observations erratiques n'avaient aucune rationalité. Il en est de même pour les débuts de ce qu'on nomme tantôt analyse comportementale [20], tantôt analyse criminelle et que nous appelons l'analyse sérielle. C'est une méthode d'analyse psycho-criminologique qui a pu elle-même développer, par transfert, ses propres instruments d'observation : bio-copie [21], récits focaux, chronotopologie, une modélisation technique (avant, pendant, après), génogramme, la modélisation de toute situation criminelle en quatre vecteurs (un comportement, un environnement, une situation opportune, une organisation psychologique et psychopathologique), la référence aux hot-spots dans une police technique de proximité, l'usage des rapports mieux connus entre territoire et délinquance pour la petite et moyenne criminalité [22]. Cette méthode n'a pu elle-même se développer que par l'autorisation à exercice et par les changements de points de vue sur la question criminelle et sa problématique sociale, ainsi que le changement des priorités sur les questions criminelles contemporaines [23]. Que, par exemple, un acte réitéré cesse d'être perçu sous un angle exclusivement répressif et qu'il suscite une réflexion, un engagement politique vers sa prévention et la formation de ceux qui sont chargés d'assurer ordre et sûreté. On voit bien par là, dans cette dimension historique, professionnelle que la présence d'analyste sériel (sérialiste ?) au même titre que, avant celle des médecins légistes, ne cesse de poser question actuellement ou encore que l'analyse sérielle n'épuise pas toutes les questions que pose la psycho-criminologie.

---

20. Dont on voit bien que les différentes banques ou fichiers d'empreintes (digitales, génétiques…) contribuent à donner une légitimité de même que les identifiants biométriques.

21. On lira avec beaucoup d'intérêt le travail sur l'utilité de l'anamnèse en police dès 1828. P. BECKER, Classifier, communiquer, confondre. L'histoire du regard pratique dans les services de la police en Allemagne au XIXe siècle. *Cah. Séc. Int*, *op. cit.* p. 242. Citant Eberhardt « avant tout, l'exploitation intelligente et bien calculée de premier instant de surprise d'un escroc tout juste arrêté et présenté à l'interrogatoire…ainsi que la reconstitution et l'examen méticuleux de sa situation familiale et des modes de vie passés, méritent d'être conseillés avec la plus grande énergie. ».

22. J. L. BESSON (2005), *Les cartes du crime*, préface de A. BAUER, PUF, Paris.

23. Le développement des positions des criminalistes apparaît lié à l'intérêt développé pour les criminels itinérants dans les travaux de P. BECKER, *Cah. Sec. Inté.* p. 240, comme la naissance d'une science policière de l'identification en Italie (1902-1922) aux vitalités des groupes anarchistes des années 1880. Ilsen About. *Cah. Sec. Int*, *Op. Cit.*

Ce qui n'est pas nouveau

l'étude des trajectoires délinquantes a été plus particulièrement travaillée par Blanc et Fréchette du point de vue d'une délinquance considérée comme une entité bio-psycho-sociologique. C'est une telle perspective qui a permis de la considérer en procédant par étapes, phase et masse critique. Masse et délits significatifs dans un contexte d'étude de la dangerosité ou de la témibilité. On pourra prendre les travaux de Jacques Sélosse [24] dans une même perspective :

l'intérêt porté au comportement et aux inférences possibles, héritage des théories de la constitution en psychiatrie, de la caractérologie en psychologie et des éventuels combinaisons morpho-caractérologiques.

le savoir sur le criminel-type comme anticipation d'un mode de vie de celui par inférence d'une catégorisation de crime et à l'existence d'un type de criminel. Isomorphie reprise par les théories rationnelles de la délinquance dans une finalité répressive et préventive.

le savoir issu du champ psychanalytique et notamment des théories psychosexuelles infantiles sur la prévalence d'une fixation pulsionnelle et ce qui en est logiquement attendu comme comportements.

le savoir sur les traces (dont témoigne ou non le cadavre), que ce soit les analyses du médecin légiste ou la reconstitution judiciaire.

Ce qui est nouveau

l'analyse sérielle est une analyse séquentielle et hors du champ de la criminalité, elle emprunte sa méthodologie générale et sa construction théorique à l'expérience des épreuves projectives [25]. C'est de la pensée projective élaborée tout au long du XXième siècle que cette analyse se rend consistante : de l'analyse itérative des dessins et productions graphiques, en passant le jeu répété du Village Imaginaire, la reconstruction des modes de passation du M.A.P.S.... L'analyse séquentielle se tient en entier dans ce que Rorschach avait pu développer, tant du point de vue formel que matériel, comme étant la

24. J. SELOSSE (1994), Déviances et modes de vie, in L. VILLERBU et J. PAIN (1996), J. SELOSSE, *Adolescence, violences et déviances,* (1952-1995) Matrice et A.R.C.P., Rennes.

25. L. M. VILLERBU, (1996), *Psychopathologie Projective.* Préface de G. LANTERI LAURA. Ed. ARCP, Rennes, 3e éd., 2002.

programmatique de la pensée. C'est au cours de ces élaborations transposées dans le registre criminel que l'analyse s'est affinée en traversant les notions de série en mathématiques et en musique, certains concepts fondamentaux développés par L. Binswanger[26] dans la Direction intérieure de l'histoire de vie, dans les décisions subjectives, dans ce que nous avons progressivement développé sur l'analyse axiomatique existentielle.

l'analyse sérielle n'est pas une simple capitalisation chronologique qui pourrait donner lieu à inventaire et comptabilité des occurrences vulnérantes ou criminelles dans la mesure où elle suppose de séquentialiser des expériences de vie sur la base d'une répétition empruntant des manifestations variées et dont l'expression est la représentation d'une attaque du lien social, en soi et en l'autre. C'est sans doute pour cela que la problématique du narcissisme est aussi fortement engagée et fait parfois écran à l'analyse.

Les traits les plus manifestes

les objets différenciés que se donne l'analyse psycho-criminologique dans l'étude d'une situation infractionnelle. Une telle situation c'est, à la fois, un comportement criminel parmi d'autres comportements criminels, un environnement historique personnel, un ensemble d'opportunités et de circonstances et une organisation psychologique ou psychopathologique.

le déplacement des attentions vers les vulnérabilités, sous la forme d'une identification a priori à la possibilité d'avoir été victime. Cela entraînant par anticipation de situations criminelles prévisibles, réitérées dans une identification projective : un « criminel anticipé » par la connaissance dont on disposerait de ses victimations antérieures.

une attention privilégiée est accordées aux traces (données statiques) et aux passages (données dynamiques) dans un environnement donné à un moment donné. Études des traces, étude de situations anticipables prévisibles plus que de portraits psychologiques, d'occurrences plus que portraits psycho-moraux, étude de la construction des portraits-robots ou encore des parades d'identifi-

26. L. BINSWANGER (1947), *Introduction à l'analyse existentielle*, tr. fr. 1971, Fonction vitale et histoire intérieure de la vie, 1924 Les Editions de Minuit, Paris. (1945), Le délire comme phénomène de l'histoire de vie et comme maladie mentale. Le cas Isle, in P. JONCKHEERE (1998), *Passage à l'acte*, de Boeck Université, Bruxelles.

cation. La scène de crime dans la logique instaurée par l'analyse détective qui s'est progressivement dotée de techniciens et d'analyses de la scène du crime (d'ailleurs, les techniciens de scène du crime deviennent des gestionnaires de scène d'infraction soulignant davantage, dans ce qu'on appelait la sécurisation des lieux, la part personnelle qui leur revient dans l'usage des différents instruments) fait justement symétrie à l'analyse médico-légale approfondie. Dans une même approche, on peut comparer la minutie d'analyse de la scène du crime, avec les précisions d'analyse et d'exploration sur le cadavre. Du cadavre aux analyses physico-chimiques, de la scène du crime à ce qui va faire prélèvements, objets de nouvelles analyses ; l'analyse sérielle instruit une scène du crime également particulière puisqu'il s'agira non seulement de dire un savoir-faire (modus operandi) mais un « comment un tel » a pu ordonner dans un espace temps sécurisé ou non, son activité criminelle et ce qui peut en être induit, non seulement en termes de caractéristiques psychologiques, mais en termes d'études de territoire.

une thèse crimino-dynamique générale impliquant l'étude systématique de la scène du crime, d'une régularité éventuelle dans celle-ci, d'un savoir-faire aux visages multiples. Sur la base qu'une régularité puisse exister, susceptible d'être identifiée, au même titre que, dans les allégations, la part de reconstruction et de fausse dénonciation.

l'hypothèse que la criminalité est un savoir-faire acquis dans des pré-déterminations sociologiques, psychologiques, psychopathologiques.

l'hypothèse d'une régularité dynamique rapportée à un individu et pas seulement à une répétition de situations. L'analyse sérielle n'est pas simplement capitalisation chronologique.

Ce qu'elle implique

L'analyse sérielle pose, par hypothèse, que ce qu'on appelle la première fois, n'en soit pas une. Il s'agit toujours d'un chemin déjà emprunté, que ce soit ou non, sur une scène criminelle. Le fait, est en quelque sorte, toujours déplacé et il a des antécédents sur un mode similaire ou identique. L'analyse sérielle implique que, non seulement, le premier acte judiciarisé ne représente pas le premier acte hors la loi (la visibilité ne peut être immédiate), mais qu'il vienne toujours à la place d'un autre. Si l'on fait l'hypothèse que tout système psychique dispose d'une marge de manœuvre, on dit en même temps qu'il est apte à tirer profit de circonstances (les opportunités), selon l'ada-ge « les circonstances font le larron ». Il n'y a pas de constitution psychologique criminelle mais des circonstances (les opportunités) sur la base d'un environnement psycho-historique et d'une organisation psychique.

Le modus operandi, autrement dit la manière de s'y prendre, ne peut pas être une donnée en soi pour une identification autre que dans le contexte d'une typologie criminelle (le savoir par expérience et par empirie). Le modus operandi est le résultat d'une opération qui laisse des traces dans un contexte datable et d'opportunités données et non pas un fait inaugural. C'est en ce sens que l'on peut comparer modus operandi et typologie, caractérologie... Le modus operandi est le résultat d'une stratégie de prise ou d'appropriation. C'est le produit d'un calcul en situation s'adaptant aux environnements (qu'il faut donc connaître) incluant des évitements et des avancées, des retraits et des prises, laissant des empreintes, c'est-à-dire des traces personnalisées. Si l'on considère bien que le modus operandi est le produit d'un calcul et non le calcul lui-même, on est en possibilité d'admettre sa variation et de mettre en acte l'analyse par rapprochement.

Ce qui se joue du rapport de l'homme à ses semblables et de la façon dont il régule ses tensions pulsionnelles se tient dans un modus vivendi, accessible dans le déploiement en cours d'analyse, des constructions de monde et d'environnement qui laisse apparaître des productions normatives tant sur les plans sociologique (le rapport à l'autrui) que pulsionnel (ce qui mobilise). Ce modus vivendi est organisé sur la base d'une axiomatique (les choix, ce qu'il en coûte et le profit qu'ils rendent possibles, les figures de monde, positives et négatives qui le maintiennent) et des structures d'organisation générale du rapport à soi-même comme désirant.

C'est parce qu'il y a système a priori qu'il y a représentation et que cela peut être l'objet d'une instrumentation : un système hypothétique dessine les contours de son exploration. Dans la polymorphie des expressions de soi et du monde qui disent la variation des pouvoirs sociétaux, objets des attaques (santé, social, éducation, justice).

Le pulsionnel est ce qui cause (et rend causant) un phénomène qui se répète. C'est aussi en ce sens que certains modes d'être ou de faire, de s'organiser laissent des traces qui auront un caractère fétichique. Un tel caractère est supposé amortir les effets pour le criminel lui-même de la situation dans laquelle il s'est mise, qu'il anticipait et ne cesse de s'adresser autant à un tiers, que de « boucher » tout espèce de retentissement personnel structurant. Les signatures d'actes criminels renvoient directement à cela, mais il est bien entendu qu'on ne les trouvera pas seulement dans des activités criminelles. Elles sont inhérentes à toute activité portée par un trait pulsionnel en lui-même perçu -vécu comme vulnérant par l'auteur et agressant l'environnement. Que ces signatures prennent sens pour un tiers d'une nouvelle transgression, en ordonnant par exemple une certaine façon de devoir voir la scène criminelle ne peut que renforcer l'autoprotection du sujet criminel. Le caractère fétichique de la scène (ce qui fait signature) est une adresse à un autrui qui s'est absenté. Il tient lieu du regard de cet autrui disparu ou non constitué, il imaginarise cet autrui sur le mode conçu-vécu par l'agresseur lui-même. C'est en ce sens que ce qu'il emporte comme impact et retentissement sur le découvreur-spectateur est primordial à analyser.

Les analyses stratégiques suscitées par l'analyse sérielle impliquent des logiques de rapprochement (analogique), de substitution et de renversement (des vulnérabilités et des processus projectifs - l'analyse est intra-système, elle suppose que toute conduite se tienne dans une subversion de ce qui existe, il n'y pas création mais détournement de l'existant), des logiques séquentielles (mise en tension et autoprotection contre la dangerosité pulsionnelle), des logiques d'anticipation (toute proposition de séquences doit pouvoir être projetée sur une séquence déjà observée et mise à l'épreuve dans les moindres détails). Elles supposent de pouvoir différencier les analyses axiomatiques des analyses psycho-pathologiques productives de pathologie mentale.

Les acteurs engagés dans ce type d'analyse ne peuvent subordonner leurs décisions à l'usage de tels ou tels outils disponibles ou à la pente de leur analyse ordinaire. L'analyse sérielle suppose en même temps l'immersion, le recul, une pensée par arbre de décisions c'est-à-dire par retrait successif d'hypothèses après invalidation des faits observés. Il s'agit, à la fois, d'une interrogation sur une logique d'actes, au lieu d'une logique d'intentions supposées et d'une vigilance au cours de la conduite d'interrogatoire, telle que ce qui se donne à voir est moins précieux que ce qui se donne à entendre ; ce qui est en creux.

On peut plus aisément concevoir que les dispositifs de recherches en analyse sérielle vont porter sur la découverte et l'exploration de séries analogiques, de productions de redondances et de réitérativité dans des modes de questionnement impliquant, par exemple, des analyses bioscopiques comme des analyses génogrammatiques.

On ne s'improvise pas sérialiste au prétexte d'expériences ou de savoirs a priori. Les techniques de sérialisation (bioscopie, récits focaux, génogramme...) sont des procédés permettant de produire de la redondance psycho-dynamique ou des alternances sous la forme de séquences subjectives objectivées, ce qui fait leur changement est l'auto-engendrement par le sujet lui-même d'une situation d'impasse. Pour user d'une image et d'une référence dans l'histoire de la médecine légale, nous dirons que la chronotopologie est en clinique psycho-criminologique ce qu'a pu être la chromotypographie dans l'étude toxicologique. Saisir un parcours c'est moins comprendre l'intention d'un acte (au sens d'intentionnalité) que de trouver son organisation en terme d'espace, de temps et de supports à identifications, à autoprotections.

L'analyse sérielle s'appuie, pour poser ses analyses, sur la recherche d'un climat impliqué par l'activité criminelle. C'est en partie ce à quoi renvoie la notion de chronotopologie, une vigilance particulière aux temps impliqués dans un espace donné et dans la variété de ses espaces et de leur hétérogénéité : recherche du témoin, des trajets, des trajectoires, une sensibilité particulière à l'environnement et à ses suscitations, à ses modifications sensibles et insensibles, brusques ou lentes ruptures du rapport à autrui.

4- Vers une crimino-dynamique en psycho-criminologie

L'exemple des agressions sérielles, des viols sur les femmes adultes ou des viols en réunion commis lors de soirées construites sur un changement de normes de vie, en est fort exemplaire. On n'interroge pas de la même manière une scène de viol collectif et une scène de viol individuel.

Le groupe a une dynamique propre en distribuant des rôles, des attentes et en faisant porter par certains sujets des gestalts pulsionnelles déterminées, eu égard à la plus ou moins grande sécurisation du lieu et des partenaires : voyeurisme, exhibitionnisme, bouc émissaire, rivalité, défi, pulsions de destructions et de contrôle, désinhibition dans l'anonymat, dans un groupe que seul le regard interne contient et oblige. Un regard qui rend, tout d'un coup, tout puissant et peu coupable quand, autrement un seul regard rend timide et bouleverse tous les « plans » d'affirmation.

Il faut, pour cela, de la méthode, du système. Une simple analyse psychopathologique individualisante est insuffisante lorsque les pulsions deviennent contenues par l'imaginaire groupal dont l'objet dynamique est de se rendre, dans l'anonymat, confus, polyvalent ou au contraire, fasciné : indifférenciation moi/autrui, identification à un personnage héroïque et enamoré, désaffectations des normes de valeurs antérieures, échangisme, don juanisme, voyeurisme et exhibitionnisme, sadisme, fétichisme sont les positions subjectives qui s'élaborent dans des moments renouvelés, instables qui auront besoin d'être reconstruits dans l'après-coup, afin d'en garder traces.

Le lieu, le choix du lieu, l'heure, les addictions et les désinhibiteurs externes dont l'expérience est connue, agissent comme renforçateurs de l'expérience de dépersonnalisation que réalisent l'orgasme ou la quête de la toute puissance.

Le corps de l'autre, victime, s'extrait de son humanité, comme machine à jouir, disposant d'une jouissance dont le rapt est nécessaire. Le corps comme enveloppe s'évanouit pour devenir corps de « remplissage », d'enfouissement ou de pénétration, de démonstration, sadisé ou rendu utilitaire avec les armes qui seront rendues disponibles. Le corps se fait cible. D'une part, le pénis devient une arme dans la grammaire des agressions disposant d'une géographie dont les parcours et les cycles sont plus ou moins « étudiés », la bouche (qui cumule toutes les opportunités : d'accès facile, visuel, de maîtrise de la masturbation, le visage où se lit la peur, le visage qui sera l'objet de menaces, de protection d'éventuelles agressions extérieures pour une fuite aisée), le vagin (qui implique de forcer une résistance en « allongeant » son adversaire, de permettre de faire disparaître ou de surmultiplier le rapport visuel et de ravir les intimités), l'anus (qui impose les positions de dominance non visuelle, transgressant les positions et les accès attendus). D'autre part, la main (qui masturbe), les seins, les fesses (qui suscitent les morsures), le pénis ou le clitoris (qui humilient ou servent à humilier), la surface corporelle (rendue à n'être plus que du cuir).

Bouche, anus, vagin… s'étayent sur une différentielle du genre et sur une sadisation de la victime pour qui les répercussions sont à évaluer à l'aune de ses propres positions subjectives, psychiques [27]. On peut comprendre que lorsqu'un objet en vient à remplacer ce que l'organe peut avoir de naturel et de vulnérable, la compulsion au rapt et à la destruction aille de pair avec la quête d'un aveu de la part de la victime à laquelle un cri est demandé, arraché, recherché, comme

---

27. Lire comme exemples (non exhaustifs) a contrario, C. MILLET (2001), *La vie sexuelle de Catherine M.* Récit, Seuil, Paris ; N. ARCAN (2001), *Putain*, Seuil, Paris ; Anonyme (1890), *Ma vie secrète, premières armes de Walter*, tr. fr. 1994, La Musardine, Stock, Paris ; S. FREUD (1914), Une névrose infantile, *In Oeuvres Complètes*, (1988), Paris, P.U.F.

l'ombre d'une jouissance personnelle évanouie, éclipsée. Cri qui vient en substitut d'un soi-même égaré, béant. Que des liens se rendent visibles sur le corps de l'autre n'est jamais qu'un renversement d'un soi-même en rupture de frontières et de marges (un renversement pulsionnel). La contention nécessaire de l'autre, pour trouver satisfaction n'est jamais qu'une projection renversée d'une hémorragie interne, d'un évidement ou mieux encore d'une éviscération de l'être. Meurtre ou quasi-meurtre naissent quand le regard de l'autre au lieu de continuer à être contenant, miroir pulsionnel narcissique, devient regardant, décalant l'expérience de toute puissance : moment où l'expérience du regarder devient regardante, s'inverse « je me regarde regardant - l'œil regardé me regarde ». Envie de meurtre quand l'excitation interne se leste d'un sentiment d'impuissance ; l'intimidation et la menace sont les moments de création d'une peur chez l'autre ; cette peur lue fait office d'excitation, en substitut de l'impuissance à soutenir sa propre transgression. Incapacité fondamentale et révélatrice d'une quelconque lecture (empathie) du désir chez l'autre (alexie) ; lecture univoque de la réaction en retour d'agressions. L'agresseur se met en situation de devoir toujours agresser, c'est lui qui doit infliger, il ne peut se trouver en position de passivité ou d'être de quelconque façon réparé.

L'empreinte sérielle (la réitération, agressivité et érection, absence d'éjaculation, éjaculation sans érection, besoin de confrontation physique, recherche d'un état hors conscience, consommation versus identité lors des intimidations...) pour user d'une notion de J.-F. Abgrall, reste à élaborer au même titre qu'une clinique du trauma a contribué à rendre visibles les empreintes psychologiques de la situation catastrophique. Les analyses de C. Balier sont à ce sujet pertinentes, ainsi que l'ensemble des travaux produits tant par l'A.R.T.A.A.S [28] que par B. Gravier et C. Mormont, dès lors qu'une analyse crimino-dynamique s'étaie sur l'analyse d'un parcours et, dans celui-ci, sur les affects et retentissements associés à la scène criminelle. L'analyse sérielle est le fait de se servir dans un corpus peut être unique, de séries analogiques sous formes de séquences ayant une logique interne engendrant un avant, et un après dans une tâche dont la fonction de pivot existentiel emprunte autant à l'organisation de personnalité, aux opportunités et à l'environnement. C'est une analyse projective.

---

28. **A**ssociation pour la **R**echerche et le **T**raitement des **A**uteurs d'**A**gressions **S**exuelles.

Il y a une crimino-dynamique de l'agression sexuelle en groupe ou non, avec un choix des armes et des cibles de la même manière qu'il y a une psychopathologie des armes à feu ou des armes blanches...ou encore des moyens utilisés pour se suicider. On conçoit que dans le jeu infini des identifications mutuelles des agresseurs en réunion, la capacité dans laquelle ils se sont trouvés d'échanger, de reconstruire les faits, dans une volonté de dissimulation ou dans un effet de reconstruction narcissique obture un récit sur les faits eux-mêmes. Procès d'Outreau ou procès d'Angers en ont témoigné à maintes reprises [29]. C'est de cette crimino-dynamique que l'on est susceptible de voir s'ébaucher une clinique de la réitération, à la condition de s'intéresser, ainsi que l'enseigne l'analyse sérielle, dans la scène infractionnelle, autant à ce qui s'est passé, ce qui s'est joué, et ce qui se passe après : sortie de scène et retentissement psychique et social. Analyse qui combine ce que nous savons des états de stress et de traumatisme et ce que l'analyse clinique des processus psychiques désignent comme une identification « projective » à l'agresseur(e).

---

29. Nous pourrions en induire une méthodologie d'examen pour un expert psychocriminologue : entretien peu de temps après le dévoilement des faits, entretien en plusieurs séances, absence de contact entre les différents protagonistes et/ou connaissance de leurs relations, effort pour recontextualiser, mise à disposition de toutes les pièces du dossier, entretien avec les proches, enquête sociale et de personnalité... tant il devient fondamental d'impliquer les éléments variés des milieux de vie. Nous sommes loin des moyens nécessaires pour une telle entreprise et pourtant « le jeu en vaut la chandelle » si l'on part de l'hypothèse d'une victimité criminogène. La victimité ne peut être saisie seulement sur le registre d'une individualité, elle est d'abord un fait de milieu.

Trajectoire existentielle et analyse sérielle : les différentes dimensions de la sérialité

Pascal Le Bas et Jean-Michel Le Masson

Dans un précédent article, nous terminions en évoquant la notion de trajet : « *Le trajet constitue une construction de la représentation de l'agresseur, à la fois auteur et acteur de l'infraction, sans les dissocier. Cette construction n'est pas conçue dans une dimension chronologique mais dans une dimension logique de dynamique de fonctionnement psychique et de ses éléments d'élaboration. En effet, sociologiquement, la lecture chronologique des événements amènerait à penser que l'acteur préexiste à l'auteur et contraint, à l'occasion d'une infraction, à construire l'acteur à partir de l'auteur et de ses actes. C'est ce mode de lecture et de construction qui amène à penser l'auteur chronologiquement secondaire et produit de l'acteur, dans une différenciation de deux champs engendrée par l'enquête : le champ juridico-policier de l'instruction et de l'enquête sur l'infraction de l'auteur et, par contraste, le champ social d'inscription quotidienne de vie de l'acteur, auteur de l'infraction* » [1].

1. P. Le Bas, F. Balland, J. M. Le Masson (2003), Le criminel sériel : de la nécessité d'une nouvelle approche psychologique, *in* L. M. Villerbu,

Cette non-différenciation auteur/acteur dans cette notion de trajet suppose d'accepter l'idée que l'infraction ne s'inscrit pas nécessairement au niveau de la dynamique psychique de l'infracteur comme une rupture, qu'on la nomme passage à l'acte ou acting-out. Ou « pétage de plombs », « coup de folie » que le sujet se donnerait à lui-même ou recevrait de son histoire ressurgissante...

Si les premiers renvoient à une analyse psychopathologique de la dynamique infractionnelle, limitant ainsi à ce cadre les possibilités de l'analyse, et les seconds à rationalisation sociale du phénomène infractionnel comme compréhension d'un acte inconcevable ou inexplicable, il nous semble possible de développer une analyse qui inscrive l'infraction dans la logique existentielle du sujet sans pour autant refuser ou réfuter les précédentes.

Poser l'infraction en continuité de la trajectoire existentielle du sujet infracteur revient à penser la commission de l'infraction comme une alternance et une substitution possible à d'autres actes, infractionnels et non-infractionnels, dans une même dynamique psychique de construction d'une histoire. L'infraction, comme l'organisation de l'existence, selon ses divers paramètres sociologiques et psychologiques, a cette même fonction d'étayage psychique, celle de maintenir un certain équilibre au sein d'une organisation psychique singulière.

Le modèle de l'analyse sérielle permet de réaliser une lecture de la trajectoire de vie du sujet au sein de laquelle, différents trajets se dessinent dans le champ social, professionnel, familial, relationnel, sanitaire, judiciaire...

L'analyse des différents trajets existentiels en terme de sérialité permet de mettre en lumière, qu'une articulation dynamique des différents champs s'organise sur un principe ou axiome d'existence, actualisant ainsi une position existentielle singulière [2].

A. AMBROSI, B. GAILLARD, P. LE BAS (2003), *Dangerosité et vulnérabilité en psychocriminologie*, L'Harmattan, Paris, pp. 103-156.

2. « La position existentielle, c'est la conduite et le comportement comme manifestation d'un équilibre ou d'un déséquilibre psychique au quotidien de vie : comportement, conduite, habitudes... tous les éléments qui participent à sa mise en forme. La position existentielle, c'est, d'une certaine façon, la forme reconduite d'une résistance structurelle au changement, ou à l'absence de changement, qui nécessite l'aménagement permanent d'un étayage pour maintenir l'équilibre psychique. Elle est la forme positive que vient prendre

Cela revient à concevoir que tout ce que l'on s'autorise à penser, à dire, à faire, ou que l'on s'interdit de penser, de dire ou de faire concourt à maintenir notre équilibre psychique, à faire en sorte que nous nous trouvions **synchroniquement** bien dans l'espace que nous occupons à tout moment, et que nécessairement, nous ne ferons jamais n'importe quoi qui serait susceptible de nous mettre en déséquilibre, en difficulté. Au contraire.

Certaines situations, événements, paroles ou autres peuvent nous amener à nous trouver en situation de déséquilibre psychique, de crise, de tension psychique dans laquelle nous demeurons, tant que nous n'avons pas élaboré de réaménagements nous permettant de compenser ou d'étayer ce déséquilibre. Et tant que ces réaménagements ne sont pas élaborés, ce sont les mécanismes de défense qui se mettent en mouvement avec tout leur cortège de stratégies défensives qui nous sont propres et qui participent à l'élaboration de notre étayage psychique (on ne se défend pas et l'on ne se protège pas n'importe comment avec n'importe quoi).

Ce que nous entendons par position, c'est la forme que prend l'aménagement permanent et dynamique, sans cesse reconduit, qui vise à maintenir notre équilibre psychique.

Ce qui se donne à voir est transitoire parce qu'une position change, au sens où les éléments pour qu'elle se construise sont empruntés aux différents champs de l'existence quotidienne. Autrement dit, la forme que prend la position est contextuelle aux champs qui lui fournissent les éléments de sa construction.

Nous parlons de **position existentielle** parce que c'est une position toujours en mouvement, qui change selon les contextes et les situations mais pas de façon aléatoire.

Cette **position change** mais jusque **dans certaines limites** parce qu'elle se trouve contrainte par notre histoire et ses aléas, nos expériences physiques, psychiques et affectives, positives et négatives ou traumatiques, qui représentent autant de contraintes à penser, à dire, à faire ou non, et qui vont venir constituer ce que l'on peut appeler un **principe d'existence ou un axiome de vie**.

Axiome de vie ou principe d'existence qui contraint la construction de cette position et qui contraint à **emprunter spécifiquement**

---

notre équilibre psychique. », Pascal LE BAS, cours D.E.S.S. de Cliniques Criminologiques, 2000-2001.

certains éléments aux différents champs de la vie quotidienne et donc à donner à cette position existentielle une certaine forme selon les espaces quotidiens de vie.

Cette forme, c'est notre manière d'être, comme manifestation de cet équilibre ou de ce déséquilibre psychique au quotidien de vie, c'est-à-dire le comportement, la conduite, les habitudes, les activités, les relations... tous les éléments qui participent **adéquatement** à son entretien et à son maintien.

Dans une autre référence, nous dirions que ce sont nos névroses qui nous permettent d'agir, de fonctionner aussi bien que nous le faisons dans le cadre que nous avons a priori choisi et de faire le mieux possible les choses que nous avons quotidiennement l'habitude de faire. Pour d'autres sujets, au contraire, la vie est arrêtée, suspendue dans un temps ou dans un espace, comme dans le cas des psychotraumatismes, et s'aménage de façon handicapante au quotidien au point d'en devenir invalidante. Mais cet aménagement a lui aussi une logique dans ses éléments, mêmes restreints, et concourt au maintien d'un certain équilibre psychique.

Au-delà des éléments qui participent adéquatement à l'entretien et au maintien de notre équilibre psychique, il y a également tous ceux (qui participent à cette mise en forme) et qui ne se donnent jamais à voir directement : les choses que nous ne faisons pas, ne pensons pas, ne disons pas et que nous évitons de façon à ne pas nous trouver en situation de déséquilibre psychique. Autrement dit, le maintien de notre équilibre psychique concourt à construire un trajet existentiel dans lequel se lit notre position existentielle d'équilibre avec ses investissements sélectifs que l'on peut schématiquement résumer par « *ce que j'aime faire* ou *ce que je fais toujours* » et ses exclusions électives « *je n'aime pas ça* ou *je ne ferai jamais ça !* ».

C'est cette **dynamique d'équilibre** [3] qui va se manifester dans des comportements particuliers dont la **cohérence et la logique psychique** ne sont pas nécessairement directement observables parce que la forme par laquelle les comportements se manifestent, ou leurs paramètres de construction, empruntent à des cadres de vie ou des champs d'existence différents.

3. Ou de déséquilibre. Ce qui nous amène à parler de résistance au changement dans un cas et à l'absence de changement dans l'autre.

La difficulté réside dans le fait de pouvoir repérer le fil conducteur ou le principe directeur. Cela nécessite une représentation de la trajectoire existentielle du sujet dans ses différents champs d'existence.

Si chacun peut (re)construire pour lui-même une représentation de sa position existentielle à travers l'anamnèse de son trajet d'existence, un exemple nous en est donné par la clinique des addictions. La consommation de substances psychoactives, et l'alcool en particulier, nous offre de façon caricaturale des exemples d'alternance et de substitution à l'œuvre.

D'évidence idéologiquement construite, la dépendance constitue le fil directeur de cette conduite addictive, et là où l'évidence se marque davantage, c'est que c'est à un produit qui peut varier dans ses formes (distillé ou fermenté), dans les conduites d'utilisation [4] (festives, solitaires, groupales...) et dans les comportements qu'il induit et autres. Si l'on analyse la conduite addictive en terme de position existentielle, c'est-à-dire comme manifestation d'une dynamique d'équilibre, l'on va repérer autre chose et se distancier de la seule manifestation handicapante et stigmatisante de l'alcoolisme que constitue la consommation d'alcool.

Ce que l'on va repérer, c'est historiquement un étayage de vie permanent sous la forme d'un déplacement sur des objets successifs ou simultanés qui ne sont pas aléatoires, mais qui ont tous en commun de constituer des éléments participant **adéquatement** à l'étayage ou l'équilibre psychique. Adéquatement, parce que l'alcool ne peut être remplacé que par ce qui peut occuper la même fonction d'étayage ou de compensation et l'on ne peut pas compenser de n'importe quelle façon avec n'importe quoi. Et il y a un nombre limité de substituts possibles, non seulement de par leur fonction, mais également parce que l'espace de vie quotidien en offre une quantité limitée. Nous ne ferons pas la liste exhaustive de tous ceux qui peuvent faire l'objet d'une substitution possible mais de ceux que nous avons pu repérer le plus fréquemment dans notre clinique :

Si des stupéfiants ou des médicaments sont substitués à l'alcool, on repère le handicap sans difficulté.

S'il s'agit des jeux d'argent, on le repèrera dans ses conséquences socio-économiques.

---

4. *V.* Usage et usage nocif, *Classification Internationale des Troubles Mentaux et des Troubles du Comportement*, CIM-10/ICD-10, Masson, Paris, 1997.

Le sport, c'est plus difficile, sauf accident ou pathologie somatique.

Le travail l'est encore davantage parce qu'il est valorisé socialement. Il pourra apparaître dans une absence de vie sociale ou de rupture conjugale, par exemple.

Faire du sport et travailler n'est pas un problème en soi, sauf lorsque l'on totalise plus de 100km de jogging par semaine ou que l'on travaille plus de 16h/j week-end inclus !

Il y a ainsi une forme possible de masquage du déséquilibre lorsque celui-ci emprunte au cadre d'existence un paramètre que ce cadre-là ne pose pas ou ne stigmatise pas comme handicap mais au contraire valorise positivement ou promeut. Si un objet se substitue à un autre, une alternance se met en œuvre entre différents objets d'addiction qui rendent possible un déplacement de la conduite de dépendance[5] dans un champ où elle ne sera pas nécessairement repérée comme telle, et qui permet le maintien adéquat d'un équilibre psychique par résistance reconduite au déséquilibre.

Lorsque l'on envisage la consommation d'alcool dans le registre judiciaire, nous ne parlons plus d'alcooliques mais d'alcoolémiques.

Les alcoolémiques [6], condamnés pour CEA [7], manifestent par-là une position existentielle que l'on retrouve dans leur histoire de vie. Ce n'est pas l'alcool qui est en jeu, mais l'absence de souci d'autrui, de position de responsabilité dans un certain espace de la cité, que l'on retrouve dans d'autres espaces de vie collectifs ou privés, ou sous la forme d'autres infractions comme la conduite sans permis, le défaut de carte grise ou d'assurance, ou l'excès de vitesse. On retrouve des positions existentielles identiques ou analogues mais sous une forme différente parce que les éléments de construction sont différents, ils sont empruntés à des cadres de vie différents.

---

5. *V.* DSM-IV-TR, *Manuel Diagnostique et Statistique des troubles mentaux*, Masson, 2004, et CIM-10, *op. cit.*

6. D. LAUNAT, P. LE BAS, L. M. VILLERBU (1995), Le Parcours Pédagogique T.I.G.-C.E.A. au C.P.A.L. de Rennes : *De sa mise en place expérimentale à son fonctionnement institutionnel*, Éditions A.R.C.P., Rennes ; F. BALLAND, D. LAUNAT, P. LE BAS, I. MARCHAND (1997), Évaluation du Parcours Pédagogique T.I.G.-C.E.A au C.P.A.L. de Rennes, *In Revue de Sciences Criminelles et de Droit pénal comparé*, n° 1, Premier Trimestre.

7. Conduite en état alcoolique.

Dans ce même registre judiciaire, un autre exemple nous est donné par le trajet délinquantiel ou criminel de certains infracteurs pour lesquels nous avons pu mettre en évidence [8] qu'il n'y a pas de construction aléatoire du trajet infractionnel parce qu'il y a une position existentielle contrainte sur un axe d'équilibre psychique ou axiome de vie qui ne se réalise que selon certains paramètres, c'est-à-dire certains comportements, actes ou actions infractionnels.

Ce qui importe, dans notre analyse, ce n'est pas l'infraction en elle-même mais ce à quoi elle porte **sélectivement atteinte** : intimité, autorité, confiance ou autre. C'est aussi ce que l'on peut retrouver dans un trajet existentiel non délinquantiel sous une forme analogue ou inversée.

Cette atteinte sélective, en référence à l'infraction, constitue un facteur d'étayage psychique et peut prendre différentes formes : vol, vol avec effraction, viol et tentative, exhibition, escroquerie, corruption, abus de confiance, excès de vitesse, conduite en état alcoolique, qui constituent, entre autres, les éléments infractionnels des 458 dossiers judiciaires sur lesquels nous avons travaillé dans le cadre d'une recherche pour le Ministère de la Justice [9].

Le polymorphisme délinquantiel [10] nous « offre » ainsi des exemples où l'on constate peu, dans la lecture du trajet délinquantiel, l'association escroquerie, abus de confiance et violence, mais des vols, vols avec effraction, vols avec dégradation, avec violences et viols, viols avec violences...

L'atteinte à l'intimité ou à l'autorité de l'autre comme axiome de vie, n'engage pas aux mêmes moyens. Certains ne seront jamais employés parce qu'ils ne correspondent pas à ce qui permet à l'auteur de maintenir son équilibre psychique. Celui-ci ne se maintient qu'à travers certaines atteintes à l'exclusion des autres.

Ce polymorphisme délinquantiel non-aléatoire vient questionner la sérialité et plus précisément la construction que l'on en fait habituellement en terme de même ou d'identique. Il nous indique que c'est

8. L. M. VILLERBU, P. LE BAS, *Accompagnement psycho-pénal des auteurs d'agressions à caractère sexuel*, rapport de recherche, Direction Régionale des Services Pénitentiaires de Rennes et Institut de Criminologie et Sciences Humaines, 2005.

9. L. M. VILLERBU, P. LE BAS, *op. cit.*

10. L. M. VILLERBU, P. LE BAS, *op. cit.*

également en terme d'analogue et de similaire qu'il faudrait la penser. Penser en terme de position existentielle, de dynamique de maintien d'équilibre psychique, d'étayage ou encore de fil directeur, amène à construire une typicité infractionnelle et une autre morphologie de la sérialité.

Le polymorphisme ne doit pas seulement être envisagé d'un point de vue strictement infractionnel : délinquantiel ou criminel.

Penser une autre morphologie de la sérialité revient à percevoir et envisager certains éléments ou événements de vie du délinquant comme des étayages permanents ou ponctuels, des modalités de maintien d'un équilibre psychique ou de la gestion d'un déséquilibre temporaire : des hospitalisations pour des raisons somatiques ou des plaintes, pour des raisons de mal-être psychique ou de dépression, de rupture professionnelle ou de changement d'emploi, de changement de résidence géographique, ou bien encore d'autres ruptures se manifestant par de multiples formes comme la prostitution, l'errance, ou l'usage de substances psychoactives comme nous l'avons évoqué.

Le domaine est vaste, d'un point de vue socio-culturel, des champs possibles au sein desquels des modalités d'aménagement d'un déséquilibre ou de son maintien vont pouvoir s'emprunter, mais elles ne peuvent être en aucun cas aléatoires. Substitution d'un objet par un autre, déplacement d'un champ à un autre et succession dans un ordonnancement psychique conjoncturel c'est-à-dire **alternance** : la logique psychique, l'axiomatique, par laquelle l'équilibre psychique se réalise selon un polymorphisme non-aléatoire que l'on peut supposer à l'œuvre dans des champs spécifiques en ce qu'ils ont ce même point commun de répondre à la nécessité de maintenir cet équilibre en offrant les éléments adéquats de sa construction.

La position existentielle, par les contraintes d'un axiome de vie ou principe d'existence, va se singulariser dans un **trajet existentiel** qui se spécifie par des investissements dans des champs d'existence au sein desquels les éléments vont s'emprunter pour construire adéquatement un équilibre psychique.

Adéquatement parce qu'ils ne sont pas aléatoires mais correspondent aux nécessités de maintien de la position existentielle.

Elle se réalise ainsi selon une double contrainte :

celle psychologique d'un équilibre à maintenir au regard des contraintes de son histoire.

et celle de la contingence des éléments à partir desquels l'équilibre va s'élaborer et se manifester dans les formes que va prendre cette position existentielle.

C'est au cadre de vie collectif que ces éléments sont empruntés. Par exemple, les vêtements que nous portons, ils sont divers dans leurs matériaux, texture, couleur, forme, et il est parfois très difficile d'en trouver un qui nous convienne et qui rassemble tous les paramètres désirés. Pourquoi une telle diversité s'il ne s'agissait que de se vêtir ? Il existe certaines formes, couleurs... que nous ne pourrions porter, sinon au risque de ne pas « se sentir bien dedans » tout en pouvant reconnaître qu'elles conviennent parfaitement à telle autre personne. Le choix de la paire de lunettes que nous portons représente une difficulté analogue. Certaines formes ne nous conviennent pas parce qu'elles nous rendent étranger à nous-mêmes d'une part, mais également parce qu'elles ne nous donnent pas à voir aux autres tels que nous nous représentons à eux d'autre part : trop sévère, trop doux ou pas assez sérieux... au point de penser que ce n'est plus de la même personne dont il s'agit. Le choix de nos paires de lunettes, même contraint et limité par l'offre culturelle du moment, s'inscrit dans une même cohérence inhérente au maintien de notre équilibre, même si la première et la dernière paire paraissent totalement différentes.

Autrement dit, il y a une forme de codage des positions existentielles dans l'espace socioculturel. La position existentielle est une façon de se singulariser mais jusqu'à une certaine limite, celle que nous offre le cadre social d'existence qui est le nôtre, mais nous y trouverons toujours les éléments nécessaires à la construction d'une position existentielle adéquate au maintien et à la garantie de notre équilibre psychique.

C'est en changeant de cadre que la singularité de notre position existentielle est la plus repérable. A Paris, on repère facilement que vous n'êtes pas parisien parce que vous ne connaissez pas certains usages. Vous n'y participez donc pas et devenez de ce fait discordant au cadre de par votre comportement. A l'étranger, vous êtes le touriste-cible à escroquer. C'est aussi dans ce contexte que notre position existentielle risque de vaciller parce que les éléments du maintien de l'équilibre psychique ne sont plus présents, à disposition dans le cadre d'existence où nous nous sommes transposés.

Paradoxalement, c'est aussi en changeant de cadre que la singularité de la position existentielle peut disparaître, s'aménager de façon non-singularisée, non repérable, par anonymisation : changement de ville, de région, de pays, comme le font certaines victimes d'agressions sexuelles ou certains auteurs d'agressions sexuelles. Mais là encore, le changement de cadre d'existence est ciblé au sens où il se doit d'être adéquat à notre principe d'existence, c'est-à-dire qu'il doit pouvoir continuer à offrir les éléments à partir desquels l'équilibre psychique pourra, avant toute expérience, se réaménager.

Nous pouvons ainsi avancer qu'il y a un codage sociologique des positions existentielles parce qu'il y a un codage sociologique des formes par lesquelles elles se manifestent, de la même façon qu'il y a un codage sociologique des attitudes sécuritaires, de séduction ou de vulnérabilité physique ou psychique. Il ne s'agit pas là de mesures ou de conditions environnementales sécuritaires, mais il s'agit d'une lisibilité socioculturelle de ces positions parce qu'elles sont codées dans les usages et dans leurs usages.

Certaines de ces positions sont inscrites dans le Code Pénal comme une des circonstances aggravantes des agressions sexuelles autres que le viol : 7 ans d'emprisonnement au lieu de 5 lorsqu'elle est imposée « *À une personne dont la particulière vulnérabilité due à son âge, à une maladie, à une infirmité, à une déficience physique ou psychique ou à un état de grossesse, est apparente ou connue de son auteur* ».

Certaines formes de position existentielle sont d'emblée repérables lorsqu'elles sont sociologiquement valorisées positivement ou négativement : attitude hautaine, de mépris, d'indifférence, de supériorité, ou au contraire de bienveillance, de chaleur… et l'attitude que l'on a en retour peut être l'adhésion ou le rejet selon que cette attitude s'inscrit ou non comme paramètre participant au maintien de notre propre équilibre psychique, ou vient y porter atteinte.

C'est sur ce principe aussi que certains agresseurs sériels agissent, soit comme stratégie d'approche de leur future victime, soit comme stratégie de destruction psychique comme nous le verrons.

C'est cette dynamique psychique et son maintien, que préside un axiome de vie singulier, qui constitue le lien, et sa typicité, entre les différents champs d'existence au sein desquels seront empruntés les différents éléments adéquats à la construction d'une position existentielle singulière.

Elle se traduira par des exclusions existentielles électives et des investissements existentiels sélectifs dans un trajet existentiel singulier.

Chez les auteurs d'infractions elle se traduira, dans le registre légal, par des exclusions infractionnelles électives et des atteintes infractionnelles sélectives, dans un trajet délinquantiel singulier, judiciarisé ou non.

Exclusions électives et investissements sélectifs s'inscrivent dans une dynamique d'équilibre psychique sur deux pôles antagonistes : sécurité et vulnérabilité, dont la lisibilité est plus manifeste dans la dimension infractionnelle qu'existentielle.

Ainsi, analogiquement au polymorphisme délinquantiel repérable dans un trajet judiciaire, correspondra, de façon cohérente, un polymorphisme existentiel.

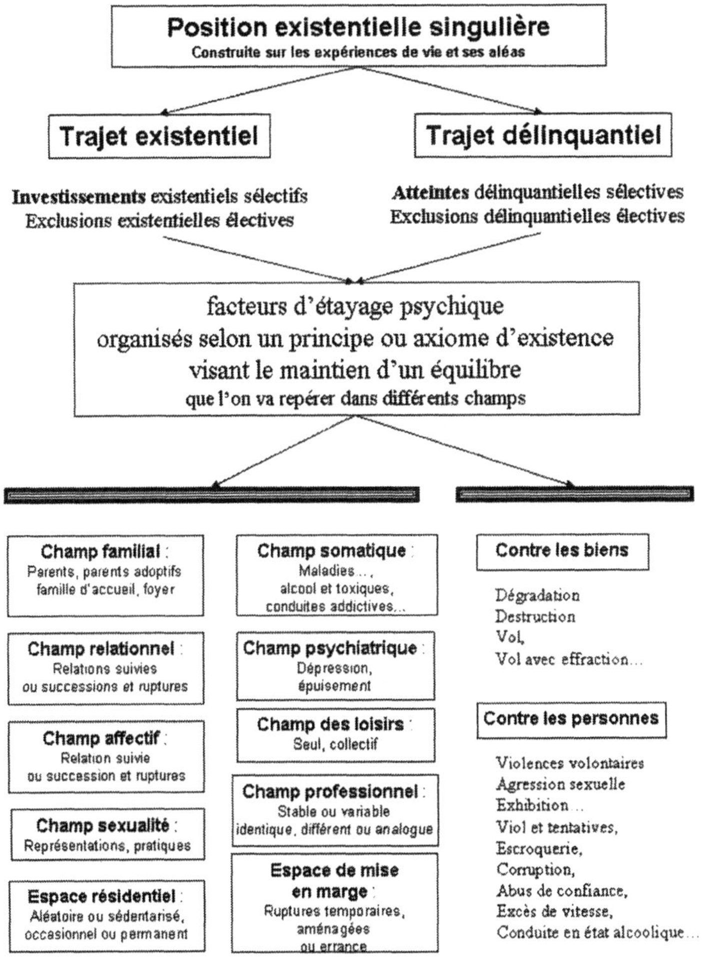

C'est au sein de ces trajets de vie reparcourus sur un mode bioscopique, dans une construction bioscopigraphique, que peut alors se concevoir une trajectoire singulière, c'est-à-dire une construction élaborée sur un principe d'existence, à partir de laquelle nous pouvons alors remarquer un polymorphisme existentiel de la même façon que nous avons constaté un polymorphisme délinquantiel, c'est-à-dire des comportements, des conduites, des évènements, des situations analogues et non-aléatoires.

C'est au sein de certaines trajectoires existentielles que l'on va pouvoir découvrir, à l'occasion d'une altération de celles-ci pour d'autres raisons que délinquantielles, telle qu'au détour d'une hospitalisation pour conduite addictive par exemple, ce que nous appelons une trajectoire victimale [11].

Dans tous les cas, ce qu'il s'agit de repérer n'est pas du comportement mais ce qui préside **contextuellement** à sa construction. Parler de polymorphisme existentiel, délinquantiel et victimal revient à supposer un principe de maintien d'un équilibre psychique comme résistance à un déséquilibre psychique, quels que soient les champs de la vie où ce dernier se manifeste.

C'est cette résistance au déséquilibre qui va alors pouvoir se lire alternativement dans les différents trajets existentiels et délinquantiels ou encore victimaux [12], sous des formes différentes mais analogues : la résistance se déplace d'un champ à un autre, s'actualise dans un champ et dans un autre, au sein desquels une situation se substitue à une autre, un objet se substitue à un autre comme moment d'actualisation, comme point de focalisation et de manifestation de cette résistance.

Les champs doivent alors faire l'objet d'une lecture dynamique et les trajets d'une analyse chronologique et événementielle de façon à pouvoir repérer les déplacements et les substitutions à l'œuvre entre les divers éléments empruntés aux champs d'investissements existentiels.

La substitution et le déplacement sont rendus possibles par la fonction que l'objet ou la situation occupent au niveau de la

---

11. P. LE BAS (2005), Victime et sérialité : la sérialité victimale au regard d'une position existentielle et d'un trajet existentiel singuliers, *In Les cahiers de l'Institut de Criminologie et Sciences Humaines*, n° Hors série, mai.

12. P. LE BAS, *op. cit.*

dynamique psychique : une fonction d'instrumentalisation adéquate de la résistance qui va s'inscrire dans une dynamique de tentative de réparation au niveau psychique.

Qu'il s'agisse du registre délinquantiel, victimal ou simplement existentiel, un axiome de vie est à l'œuvre et préside à la construction d'une trajectoire polymorphe singulière et non-aléatoire. Ce que nous désignons à Rennes par *modus vivendi* [13] analogiquement au *modus operandi* [14].

Le choix amoureux en constitue un exemple, analogiquement au choix des victimes chez les meurtriers sériels lorsque nous les mettons en parallèle. La dynamique du choix amoureux permet d'expliciter le choix des victimes chez les agresseurs et la dynamique d'équilibre psychique qui le sous-tend.

Il nous paraît possible d'assimiler le choix amoureux à de la sérialité dans la mesure où, qu'il s'agisse de celui de la ou du partenaire tout comme celui des victimes, c'est toujours d'un étayage narcissique dont il s'agit.

Si la position existentielle est la traduction d'une résistance structurelle au changement, par garantie d'un équilibre psychique, nous pouvons avancer que dans le cas du choix amoureux, ce qui se joue est une résistance au changement alors que, paradoxalement, elle se réalise par un changement formel. C'est la mise en œuvre d'une continuité par le changement. La forme de la position existentielle change mais vient garantir un équilibre psychique et entretenir analogiquement une même trajectoire existentielle.

La différence avec le choix des victimes réside dans la finalité attribuée par anticipation au sujet choisi. Dans le cas du choix des victimes par les meurtriers sériels, il nous semble qu'il s'agit moins d'une résistance au changement que d'une résistance à l'absence de changement, c'est-à-dire une **résistance à la répétition**, alors que, paradoxalement, elle se réalise par une absence de changement formel, c'est-à-dire par de la répétition.

---

13. P. GENUIT (2005), *Réflexions partielles et partiales sur la recherche en sciences humaines à partir de la recherche STOP*, http://www.artaas.org, *V.* recherche PG. Pdf. L. M. VILLERBU, p. 56 du présent ouvrage, et p.151.

14. J. E. DOUGLAS, A. W. BURGESS, G. ALLEN. B. and R. K. RESSLER (1992), *Crime Classification Manuel. The standard system for investigating and classifying violent crimes*, Jossey-Bass, San Francisco, pp. 259-268.

Parallèlement, c'est la mise en œuvre d'une rupture par le changement : la forme de la position existentielle change et vient garantir, de la même façon que dans le choix amoureux, un équilibre psychique tout en entretenant, mais par renversement, une même trajectoire existentielle.

On serait tenté de penser que c'est de la même chose dont il est question, qu'il ne s'agit que d'une simple différence de termes et que résister au changement ou répéter serait analogue. Dans les deux cas, c'est le même principe d'étayage narcissique qui est à l'œuvre.

Là où la différence se marque, et amène à ne pas employer les mêmes termes, c'est dans la fonction de l'objet du choix dans la dynamique d'étayage et sa fonction de maintien d'équilibre chez les meurtriers sériels. Ce qui se joue dans la répétition formelle est toujours similaire, c'est une réparation, un correctif, un étayage face à un déséquilibre psychique permanent, au sentiment de n'être rien ou à l'angoisse d'anéantissement. Dans le cas du choix amoureux, au contraire, il n'y a pas de déséquilibre permanent mais renforcement d'un équilibre psychique par une mise en déséquilibre temporaire et transitoire qui va trouver ses paramètres de réaménagement.

La différence se situe dans cet état de déséquilibre psychique permanent des meurtriers sériels qui conditionne la fonction de l'objet du choix.

Dans le cas des agresseurs, l'étayage psychique, ne peut pas passer par autre chose qu'une altération de l'équilibre psychique (du déséquilibre dans leur cas) et donc **la position existentielle correctrice ne peut pas se construire et se réaliser autrement que par une destruction de l'objet puisque c'est là que réside sa fonction d'étayage.**

Autrement dit, cela revient à avancer que le choix de la future victime, dans le cas des agresseurs sériels, ne peut pas être aléatoire.

Le choix de la victime ne reposerait pas sur ce qu'elle a ou ce qu'elle est physiquement, mais sur ce qu'elle suscite comme représentation de l'objet de l'atteinte et des émotions ou des sentiments attendus par l'atteinte qui lui sera portée. Le choix de la victime ne peut pas être aléatoire dans la mesure où, parce qu'il s'inscrit selon une logique d'équilibre psychique particulier à maintenir, les paramètres de construction et de réalisation du choix sont nécessairement déterminés. Les paramètres discriminants du choix ne reposent pas sur n'importe quoi, mais sur cet équilibre à garantir, et sur les éléments adéquats qui vont le permettre.

Que peut-on dire d'une future victime ? Rien de plus que ce que l'on peut dire de tout un chacun. Que, comme tout un chacun, nous garantissons au quotidien de vie notre position existentielle d'équilibre psychique à travers notre comportement, notre conduite, la façon dont nous nous habillons, parlons, regardons... ou pas, dans nos espaces de vie quotidiens ou ceux que nous évitons parce qu'ils nous mettent ponctuellement ou nous mettraient durablement en déséquilibre.

Il y a des positions victimologiques inconscientes dit-on, que l'on soit d'accord ou non n'est pas la question, mais si l'on y regarde bien, ces personnes ne sont jamais victimes de n'importe quelle agression, de n'importe quel type d'agression ! Pourquoi de viol ou de violences physiques, ou psychiques, de harcèlement et pas d'escroquerie ?

On peut imaginer, à titre d'hypothèse, une typicité victimologique parallèlement à une typicité infractionnelle et d'infracteurs. Ce que nous pouvons constater dans notre activité clinique, ce sont des trajectoires victimales, c'est-à-dire des personnes qui se retrouvent dans la même position de victimes dans les différents champs de leur vie : agression sexuelle, harcèlement sexuel et moral, évolution hiérarchique bloquée, mari battant, enfants maltraitants...

Si le choix de la future victime se réalise selon des critères d'intention comme la littérature sur le sujet peut le mentionner, à l'image de celle concernant Théodore Bundy et de la ressemblance - construite - entre ses victimes, ce choix se construit également sur des critères discursifs d'exclusion. On peut, en effet, rechercher et trouver des points communs entre les victimes du point de vue des attributs tels que les cheveux, la coupe... Par contre, si l'on prend l'exemple d'Emile Louis, sur la totalité des enfants qu'il a transportés, seuls 7 meurtres de jeunes filles lui ont été imputés, et n'avaient physiquement rien de commun. Leur statut et leur vulnérabilité apparente rendaient, sans doute, leur agression simplement plus sécurisée.

En revanche, si l'on prend l'exemple de d'Edmund Emil Kemper [15], ses victimes étaient toutes différentes de ce point de vue physique et leur vulnérabilité apparente également. Leur point commun se trouvait ailleurs.

Ce qu'il dit du choix de ses victimes :

« Je suppose que j'aurais pu choisir des hommes, mais ils représentent un plus grand danger. Ils ne sont pas aussi vulnérables.

---

15. S. BOURGOIN (1998), *L'ogre de Santa-Cruz*, Éditions Méréal.

Et cela aurait pu sembler bizarre, voire me faire remarquer plus, de prendre des hommes en stop et de les tuer. Question sexe, la motivation n'est pas la même, je préfère avoir une femme, qu'elle soit morte ou vivante. Enfin, n'oubliez pas que, pour un certain nombre de mes crimes, mon bras est cassé et j'ai un plâtre, ce qui rend les choses plus difficiles en cas de lutte avec un homme. Et les enfants ? Vous avez raison, les enfants sont vulnérables. Mais il y a deux choses qui vont à l'encontre d'un choix d'enfants, en ce qui me concerne. La première, la plus importante, c'est l'innocence des enfants. Les enfants sont encore ignorants des choses de la vie. C'est pour ça que j'ai toujours cherché à protéger les enfants. J'ai été un enfant moi-même et mon enfance n'a pas été des plus heureuses. Vous me dites que certaines de mes victimes étaient à peine sorties de l'enfance. Pour Aiko ? Je suppose que vous avez raison, mais si on excepte Aiko, j'ai toujours eu l'impression qu'elles étaient suffisamment âgées pour savoir ce qu'elles faisaient et, surtout, ce qu'elles n'auraient ***jamais dû faire****. ».*

« Je savais comment me procurer des victimes, mais je n'étais pas intéressé par ces sales hippies que l'on voyait un peu partout à l'époque. Cela aurait été trop facile. J'aurais pu aisément en tuer des tas. Mais ce n'était pas mon but. Je voulais frapper la société là où cela lui faisait le plus de mal, en lui prenant ce qu'elle avait de plus précieux, les futurs membres de l'élite, des gosses de riches, avec leurs airs supérieurs, des garces hautaines. ».

À propos d'une victime : *« Elle m'irrite au plus haut point par sa suffisance, elle est hautaine et met de la distance entre nous. Malgré son jeune âge, elle se veut sophistiquée et ça, je ne peux pas l'encaisser. ».*

Grâce à des questions très étudiées (dont on retrouve une liste manuscrite dans la fouille de sa chambre suite à son arrestation), Kemper sait comment séparer le bon grain de l'ivraie : il leur demande le métier de leurs parents, leur quartier d'habitation, etc. car il ne veut surtout pas tomber sur une de ces sales hippies qui l'écœurent. ».

« Elles se sentent en sécurité dans une société où je ne le suis pas. ».

Le point commun de ses victimes résidait dans leur position existentielle et les formes sociales par lesquelles elle se manifestait, mais aussi, dans ce que cette position représentait et figurait pour lui en regard de la sienne, un total antagonisme.

La victime doit ainsi être porteuse dans la manifestation de sa position existentielle d'un attribut, ou de plusieurs, empruntés au cadre social d'existence, mais investie d'une valeur singulière par l'agresseur : ce n'est pas parce que vous présentez 10 jeunes femmes à un agresseur qu'il va nécessairement en choisir une ! Et si c'est cependant le cas, ce ne sera pas nécessairement celle que vous imaginez.

Penser en terme de résistance à l'absence de changement comme maintien d'un équilibre psychique suppose de se figurer un déséquilibre permanent.

Une représentation d'un tel déséquilibre est proposée par le modèle motivationnel américain [16]. Quelles que soient les limites de ce modèle, tant dans sa construction que ses implications, il met en lumière un certain nombre de facteurs développementaux susceptibles de rendre compte d'une axiomatique existentielle singulière et des formes qu'elle peut prendre en terme de position existentielle singulière.

La résistance à l'absence de changement, en ce qui concerne les agresseurs sériels, serait ainsi **la résistance à une position existentielle négative**, historiquement construite et entretenue, et qui se répète ou se rejoue au quotidien de vie, dans un sentiment d'inexistence ou d'angoisse, dans une perception biaisée de l'environnement, une distorsion de la réalité, une représentation historiquement négative de toute altérité.

La résistance se joue contre la répétition (résistance à l'absence de changement) de ce qui ne se résout jamais, c'est-à-dire une position existentielle négative (vécue négativement). Analogiquement, le polymorphisme délinquantiel peut être conçu comme une tentative de résolution qui échoue et s'aménage en alternance dans d'autres champs sous d'autres formes.

Avant de prendre cette forme délinquantielle ou criminelle de l'agression et du meurtre, l'équilibre a trouvé des modalités pour se réaliser. L'étayage narcissique initial a consisté en **l'élaboration de fantaisies** très souvent déviantes, sexuelles ou non, comme peut l'expliciter le modèle américain du FBI.

La fantaisie déviante, comme représentation des atteintes sélectives valorisées, est à concevoir comme une **construction mentale**

---

16. R. K. RESSLER, A. W. BURGESS and J. E. DOUGLAS (1992), *Sexual homicide: patterns and motives*, New-York, The Free Press.

compensatoire élaborée sur une perception de la réalité et de son expérience, visant à l'émergence d'une émotion ou d'un sentiment particulier.

Par exemple, l'enfant violenté par un plus grand et qui construit un scénario imaginaire dans lequel un autre viendra prendre sa défense en battant l'autre en retour. C'est une construction mentale qui permet à l'enfant d'obtenir une diminution de tension psychique. Si l'on se rapporte aux atteintes physiques, psychologiques et sexuelles des agresseurs décrites par les enquêteurs américains, l'on imagine alors les fantaisies initiales qu'ils pouvaient développer, non pour les mettre en acte directement, mais pour générer un affect positif particulier venant compenser un vécu mortifère. Ce qu'ils manifestaient progressivement dans le registre délinquantiel prenait la forme d'une atteinte aux animaux, aux biens et/ou aux personnes à la mesure de leurs moyens de les réaliser et de leur contexte de vie : familial, amical, sportif...

Ce qui est visé par la construction de telles fantaisies, c'est **l'obtention de l'affect positif**, et les scénarios peuvent se modifier dans leur construction et impliquer une variation des moyens d'obtention de cet affect.

Un exemple nous est encore donné par Edmund Emil Kemper.

Il était battu par sa mère, obligé d'être changé d'école parce qu'il était insolent, qu'il n'obéissait pas et qu'il ne travaillait pas beaucoup. Il restait cloîtré dans la cave, travaillé par des idées noires et s'intéressait à tout ce qui tournait autour de la mort, de la destruction et du mal :

« Vers l'âge de 8-9 ans, j'ai accumulé une masse énorme de frustrations, beaucoup de haine pour laquelle je n'ai pas trouvé d'exutoire. J'ignorais comment développer des exutoires. Un livre de classe a éveillé en moi des fantasmes sur le fait que je sois le dernier homme vivant sur terre. Je me souviens encore du texte qui était destiné à un devoir de sociologie sur la solitude des adolescents. Qu'on ne pouvait pas connaître l'excitation de l'aventure, des émotions ou des sentiments, sans les partager avec d'autres. Ce texte fut un peu comme une graine qui donna naissance à des fantasmes dans mon cerveau. Je me trouve seul avec toutes ces choses, ces voitures, ces avions et plus personne pour m'emmerder ou me dire ce qu'il ne faut pas faire. Mais ces fantasmes finissent par tourner à vide et me semblent creux. Petit à petit, j'y ai intégré des gens inanimés : ils ne pouvaient pas m'affecter ou me causer du mal. À l'approche de

la puberté, ces fantasmes ont continué à se développer lorsque j'ai été approché par une petite amie, pas physiquement ni sexuellement, mais émotionnellement. On a le même âge mais elle est en avance sur moi, elle fait preuve d'agressivité, elle est très belle. Mais je n'étais pas prêt pour ce type de relation. Elle voulait tout à fait une relation physique, des baisers, flirter. Cela me terrifiait car je ne savais pas comment réagir ou maîtriser les émotions qui germaient en moi. Il se retranchait du monde et ne partageait pas ce qu'il ressentait en lui parce que c'était trop gênant ou humiliant. ».

« Entre l'âge de 10 et 13 ans, j'ai traversé une période d'émotions conflictuelles. Il est dit que la puberté est un moment très important pour des jeunes gens et des jeunes filles et que sans l'apport de parents ou d'adultes, on peut basculer vers des options inattendues. Dans mon cas, tout était orienté vers le négatif et la destruction. Je m'isolais dans la cave pour y fantasmer et me protéger. Ces mondes imaginaires me permettaient de me venger de mes ennemis, d'anéantir tous ceux qui me brimaient à l'école. ».

À 14 ans il s'enfuit de chez sa mère pour rejoindre son père : *« Je voulais quitter ma mère, car je rêvais, fantasmais et pensais constamment au meurtre, tout au long de mes journées. Je n'arrivais pas à me sortir cette idée de la tête. ».*

« J'ai remarqué que lorsque je travaillais sur un certain scénario issu de mes fantasmes, au bout d'un certain temps, il perdait de son efficacité, ce n'était plus suffisant. Aussi, j'y ajoutais un niveau supplémentaire. Ce fut une évolution subtile au fil des années, mais qui allait en s'accentuant. Cette progression négative n'a pas été freinée par un adulte. Ma mère était là, c'est sûr, mais elle était là pour me frapper, m'humilier, pour me montrer en exemple, afin de prouver à quel point les hommes sont inférieurs. ».

« Vers l'âge de 10-11 ans, c'est le chat de la maison qui devient ma première victime. Je l'enterre vivant, puis je lui coupe la tête que je ramène dans ma chambre. Je la garde momifiée dans mon placard. Je fantasme beaucoup sur l'amour et le sexe et mes rêveries s'accompagnent toujours de violence. La nuit venue, je quitte subrepticement la maison pour me promener au hasard des rues. J'adore épier des jeunes femmes et les suivre de loin. Je m'imagine les aimer et être aimé en retour, tout en sachant que cela ne sera jamais possible. Quels sont mes fantasmes ? Posséder les têtes coupées de jeunes femmes. Les hommes ne me plaisent pas. ».

« Un jour, dans un magasin, j'assiste à un tour de magie, celui de la fausse guillotine. Vous mettez une pomme de terre sous la lame, tandis que quelqu'un passe son cou dans une ouverture prévue à cet effet. La lame tombe et seule la pomme de terre est coupée en deux. Le magicien demande un volontaire et une belle jeune fille blonde se présente, poussée par son petit ami. Tout le monde rigole. Moi, à cet instant, je flippe complètement et je perds contact avec la réalité. Cela n'aurait pas dû m'arriver. Comment imaginer que l'on puisse couper la tête de quelqu'un dans un magasin ? J'étais fasciné, ce concept de décapitation était tellement excitant à mes yeux qu'il m'a hanté pendant des semaines. Bien avant mon premier crime, je savais que j'allais tuer, que cela se terminerait ainsi. Les fantasmes sont trop forts, trop violents. Je sais que je ne serai pas capable de les contrecarrer. Ils reviennent sans cesse à la charge et ils sont trop élaborés. ».

Il joue à la chaise électrique avec sa sœur, et fait semblant de se tordre de douleur lorsque sa sœur actionne l'interrupteur. Pour se venger de son jouet qu'elle lui a cassé, il décapite sa Barbie avec des ciseaux, lui coupe les mains, et lui rend sa poupée mutilée.

« Pour vous faire partager mon état d'esprit de l'époque, que croyez-vous que je pense lorsque je croise une jolie fille dans la rue ? Une partie de moi se dit ' Wow, quelle chouette nana. J'aimerais bien lui parler et sortir avec elle'. Mon autre moitié pense : 'je me demande à quoi ressemblerait sa tête coupée enfoncée sur un pieu.' ».

L'agresseur occupe une position existentielle liée à son histoire et ses aléas, et à ses fantaisies déviantes ; position existentielle construite sur la domination et le contrôle, à l'image d'Emil Kemper. On peut imaginer les investissements sélectifs auxquels l'agresseur se trouve alors contraint.

La **fantaisie** est une **pièce de théâtre** qui paraît réelle pour l'agresseur parce qu'elle est finalement attachée à des perceptions, des sensations corporelles, à des émotions ou à des sentiments.

Un exemple de cela nous est donné par les scripts ou les scénarios d'agression, d'atteintes aux personnes ou encore aux biens. L'élaboration d'un braquage, intercepter un camion plutôt que dévaliser le magasin qu'il approvisionne ou autre, en est l'équivalent en terme de cible spécifique et d'organisation de l'infraction (moyens, lieu, moment) qui ne se réduit pas à de simples fonctionnalités opératoires.

Le script ou le scénario, que l'on trouve dans les fantaisies d'agression, construit un espace de contraintes qui anticipe le parasitage toujours possible de la victime pour garantir l'effet attendu tout en l'anticipant, en contraignant la victime à une position existentielle adéquate.

Script et scénario supposent une interaction nécessaire qui permet que se réalise une **inversion ou un retournement de la position que l'agresseur** occupe dans son quotidien de vie, et contraignent la victime à occuper une position adéquate. L'un comme l'autre participe ainsi à la construction d'un espace de contraintes, un rapport d'altérité paramétré et défini dans sa forme par la fantaisie déviante.

Pour que l'effet attendu puisse être obtenu, c'est en terme de position adéquate que l'agresseur et la victime doivent se trouver dans ce rapport d'altérité.

Analogiquement, un médecin hospitalisé qui maintiendrait cette position professionnelle comme refus de celle de malade et qui définirait, à la fois le diagnostic et le traitement, à son confrère au pied du lit, interdirait toute stratégie de prise en charge. Pour que celle-ci se réalise, chacun doit occuper une position adéquate instruite par le contexte d'hospitalisation, à savoir médecin-malade et non médecin-médecin, sauf à vouloir discuter le bien-fondé de la stratégie de soin.

Le scénario ou le script réalise cette mise en adéquation dans la fantaisie déviante, aussi dans la réalité mais avec un autre paramètre nécessaire que constituent le risque et la prise de risque.

L'analogie avec le théâtre ou le cinéma permet d'expliciter davantage cette nécessaire mise en adéquation des positions agresseur-victime.

Il y a toujours un acteur particulier pour endosser un rôle et pouvoir donner la répartie adéquate à un autre, adéquate au sens des effets attendus par le dialogue ou les actions. C'est ce qui conditionne la distribution des rôles, le choix des acteurs pour tel rôle ou bien l'écriture d'un scénario pour un acteur particulier : un rôle ou un scénario sur mesure, écrit pour lui ou pour elle.

À titre d'exemple, la question suivante peut être posée à ceux qui auront vu le film : Louis de Funès aurait-il pu être le Terminator, et le film conserver son ambiance et son climat ? D'emblée, chacun pourra se dire que notre acteur français internationalement connu n'avait pas la carrure physique... parce qu'il a été assimilé et entretenu culturellement dans une position existentielle singulière différente de celle de l'acteur retenu, et qu'il a lui-même construit professionnellement par nécessité d'équilibre, comme tout à chacun.

Le **choix de la victime**, nous paraît procéder de cette même démarche.

Le scénario ou le script, constitue la trame d'une mise en scène qui préside au choix de la victime comme actrice idéale, et qui distribue adéquatement les rôles et se réalise à la mesure de la capacité de jeu des acteurs. La victime est conduite par le metteur en scène qui joue, dans le même temps, son propre rôle. Autrement dit, ce n'est pas n'importe quelle personne qui peut endosser le rôle de victime.

Si l'on reprend l'analogie avec les acteurs de théâtre ou de cinéma, c'est bien leurs attributs, et en particulier la forme dans laquelle ils s'organisent entre eux pour construire une position existentielle singulière, qui détermine leur choix ou non.

C'est leur histoire, et celle de la construction de leur position existentielle dans les formes historiques qu'elle a prise, qui détermine le choix.

En partant de ce principe, et analogiquement avec la construction d'un **mobile** dans le cadre d'une enquête, ne pourrait-on pas faire une autre hypothèse ?

Élaborer le mobile d'une infraction est ce qui permet de faire le lien entre l'infraction, la personne qui l'a réalisée et la victime qui en est l'objet, parce qu'il s'élabore sur leur histoire commune au sein de laquelle l'infraction vient faire événement pour l'un comme pour l'autre : c'est l'histoire commune qui fait lien entre eux et permet de déterminer le mobile de l'infraction.

Dans le cas des agresseurs sériels pour lesquels il n'y a pas de mobile, mais un motif psychologique comme le nomme les auteurs américains, il n'y a pas d'histoire commune qui vienne faire lien entre eux.

Dans ce cas, contrairement au mobile, où l'agression est un effet d'une histoire commune, ici **l'agression est un effet d'histoire différente**, et c'est cette différence d'histoire qui rend alors l'agression possible, parce que c'est elle qui permet la construction adéquate des positions existentielles. La différence d'histoire permet le renversement de la position existentielle de l'agresseur et l'altération de celle de la victime.

Ce qui est d'emblée psychologiquement destructeur pour la victime, c'est qu'elle est atteinte là où, justement, elle réalise sa position existentielle d'équilibre psychique optimal. C'est aussi pour cette raison que, de ce point de vue, l'on peut avancer qu'il n'y a pas de victime au mauvais endroit, au mauvais moment. Elle se fait agresser là où elle se sent en sécurité, tout comme son agresseur. L'espace et le temps de l'agression ne sont un hasard ni pour l'un, ni pour l'autre. Il s'agit, pourrait-on dire, de contiguïtés interférentes des trajectoires de l'un et de l'autre dans un même champ d'existence, même si cette interférence est construite à l'initiative de l'agresseur dans une visée de maintient d'équilibre psychique, lequel pourra se donner à voir dans une dimension d'intérêt, de bénéfice dissimulé ou de profit, à l'insu de sa victime.

C'est lorsque l'on se sent le plus en sécurité que l'on est paradoxalement dans le même temps le plus vulnérable par diminution de notre vigilance. Dans cette double dimension sécuritaire, physique et psychologique, certains agresseurs vont développer une stratégie [17] qu'on pourrait qualifier : de **phagocytage** : « je fais disparaître la victime dans mon espace, qui est aussi le sien ». Et d'autres **d'effraction** : « je la fais disparaître dans son espace, qui est aussi devenu le mien ».

Dans les deux cas, l'un et l'autre sont emprunts d'un sentiment de sécurité analogue, dans un espace qui leur est commun et que l'on peut désigner comme **secteur crimino-géographique**, dans une référence à la fois temporelle, spatiale et psychique [18]. L'analyse de ce secteur prend en compte la matérialité constructive de cet espace crimino-géographique ainsi que les dynamiques résidentes ou opportunistes qui traversent cet espace commun à l'agresseur et sa victime.

De la même façon, **l'analyse victimologique** peut être envisagée sous le même angle d'une atteinte portée à une position existentielle singulière.

---

17. *V.* Les différentes fonctions du modus operandi : P. LE BAS, F. BALLAND, J. M. LE MASSON (2003), Le criminel sériel : de la nécessité d'une nouvelle approche psychologique, *In* L. M. VILLERBU, A. AMBROSI, B. GAILLARD, P. LE BAS (2003), *Dangerosité et vulnérabilité en psychocriminologie*, L'Harmattan, Paris, pp. 103-156.

18. Ce qu'antérieurement nous avions désigné par peaufinement. *V.* P. LE BAS, F. BALLAND, J. M. LE MASSON (2003), *op. cit.*

Si elle participe à l'évaluation des personnes susceptibles d'avoir eu des raisons de lui porter atteinte, et du risque victimologique dans lequel elle se trouvait et qui peut être indicateur du risque que l'agresseur était prêt à prendre, on peut l'envisager également comme la reconstruction de la position existentielle de la victime dans ses formes singulières, c'est-à-dire la recherche des attributs socioculturels dont elle était porteuse comme surface de projection adéquate d'une construction de sa position existentielle, c'est-à-dire de la destruction réparatrice de la position existentielle négative de l'agresseur. À l'exemple des victimes de Edmund Emil Kemper, il a pris des centaines d'auto-stoppeuses et n'en a tué que six. On peut envisager de la même façon l'analyse environnementale du crime, du lieu, du moment, du climat… avant, pendant et après l'infraction.

Chez l'agresseur, la fantaisie est une construction qui s'étale sur des années dont le résultat attendu, parce que construit, est **l'excitation** et ses effets : gratification, plaisir, …, par opposition à ce qui est attaché à sa position existentielle quotidienne : angoisse, dépression, humiliation, …

L'excitation se réalise par la mise en scène, non d'une agressivité ou d'une violence, mais par de **l'hostilité**, c'est-à-dire par le désir de blesser, de faire mal, par une volonté de nuire et de détruire, quels qu'en soient les moyens. C'est cette hostilité qui se trouve mise en scène dans le scénario ou le script verbal [19] avec une distribution précise des rôles, des positions, des actions, des actes.

Si le plaisir ou l'obtention de l'affect est une raison de réaliser les scénarii ou les scripts, c'est à terme, la modification de la position existentielle vécue comme négative par ce dont elle est porteuse au quotidien, qui constitue la raison suffisante de les reconduire. Si l'on ne repère pas le plaisir à l'œuvre dans de telles constructions, c'est peut-être aussi parce qu'on ne le cherche pas ou qu'il demeure masqué par ce que le cadre de la rencontre agresseur-victime et sa finalité contraignent à constater au premier plan : horreur, répulsion, exécration, ...

Dans la fantaisie déviante, **chaque détail compte**, et quand l'un ou l'autre n'a pas ou plus l'effet attendu, quand il n'y participe pas ou plus, il est abandonné, oblitéré ou substitué.

---

19. B. E. TURVEY (1999), *Criminal profiling.* An introduction to behavioural evidence analysis, London, Academic Press, pp. 137-139.

Un élément ou un détail de la fantaisie déviante qui va nous apparaître comme n'ayant aucune importance ou cohérence, en a une nécessairement, celle par exemple de créer du vide, un espace vide à remplir, une relance, un renforcement, une mise en potentiel. Dans le cas d'une atteinte aux biens également : entrer par un fenestron plutôt que fracturer une fenêtre ou une porte, ou au contraire fracturer la porte alors que la fenêtre est ouverte, par exemple. C'est un principe que l'on retrouve dans de nombreux domaines comme la musique par exemple, c'est le moyen de donner du relief, de créer de l'effet.

L'objectif de la fantaisie et de ses constructions scénarisées ou scriptées **n'est pas de préserver une position existentielle mais de l'échanger**, il ne s'agit pas de préserver une identité mais d'en construire une autre, **par inversion ou retournement**. C'est une lutte contre l'angoisse et la menace d'anéantissement, une sécurisation psychique au sens d'une reconstruction d'équilibre psychique, c'est une façon de passer du rien au tout, à la complétude, mais temporairement.

C'est un renversement de la position d'humiliation à laquelle nombre des agresseurs sériels ont pu être placés sous une forme ou une autre, ou le sentiment qu'ils ont pu ressentir face à des situations quotidiennes.

Quelle que soit la forme d'un scénario ou d'un script, son objet est d'annuler en la compensant, les conflits et tensions psychiques, les frustrations, c'est-à-dire la position existentielle négative en cherchant à la convertir par renversement fantasmé, ou inversion de la position de la victime, ou destruction et anéantissement de cette dernière.

Le renversement est là, comme l'alternance, un autre paramètre dynamique de la sérialité.

Chez l'agresseur, la souffrance et la frustration, le vécu mortifère et l'angoisse d'anéantissement s'entretiennent au quotidien de vie de façon non-résolue ni résolvable, dans une position existentielle qui elle-même les entretient en les positivant soit dans la confrontation à la relation, ou dans l'évitement par isolement.

La difficulté pour sortir de cette position existentielle pour l'agresseur est double :

Toute contingence relationnelle est soumise à une interprétation négative et construit ainsi la représentation de la position existentielle d'autrui comme une menace, parce qu'elle le renvoie à sa position existentielle négative ;

La fantaisie déviante construite sur l'hostilité implique qu'autrui ne peut être atteint que dans une position existentielle qui n'est pas la sienne, c'est-à-dire altérée.

C'est peut-être pour cette raison que l'on parle de dépersonnalisation et de déshumanisation des victimes, parce que leur identité est altérée au sens où les formes de leur position existentielle sont oblitérées et que d'autres leur sont substituées qui n'appartiennent pas aux victimes. C'est cela qui constitue aussi toute la dimension traumatique de leur situation de victime.

La fantaisie déviante, dans sa scénarisation ou son script, a cette visée de transformation ou d'altération **adéquate** de la réalité de façon à en annuler les effets négatifs. Effets négatifs qui se trouvent positivés dans la position existentielle négative de l'agresseur. Le problème est alors que cette transformation adéquate de la réalité par la fantaisie déviante amène ou contient en elle-même un **risque**, celui de l'inadéquation, d'où une construction toujours réaménagée ou en réaménagement.

Mais c'est, semble-t-il, un risque **nécessaire** parce qu'il participe à l'émergence de l'excitation, c'est-à-dire à la mise en mouvement, à l'émergence d'une tension dynamique entre deux pôles : Positif ↔ négatif, sécuriser ↔ vulnérabiliser.

C'est-à-dire des antagonistes comme maîtriser ↔ subir, actif ↔ passif, sécurité ↔ danger, contrôle ↔ asservissement, assurance ↔ angoisse, gratification ↔ frustration, domination ↔ assujettissement, exaltation ↔ humiliation… qui se jouent sur deux niveaux :

Psychologique des contraintes internes : fantaisie déviante et conflictualisation psychique et environnemental des contraintes externes et de la réalité où il s'agit dans un cas :

de prendre le risque de l'effet attendu dans une anticipation scénarisée, mais modifiable,

dans l'autre, de prendre le risque du renouvellement de l'acte dans une anticipation sécuritaire, mais pas trop.

C'est le risque d'échec de l'anticipation de l'effet attendu et/ou du renouvellement de l'infraction qui entretient l'excitation et la mise en mouvement.

Le risque peut se jouer sur l'un ou l'autre des pôles, ou sur les deux à la fois.

La « chasse » à la victime, comme certains agresseurs l'expriment, est un moment fécond d'excitation intense parce qu'il correspond à une mise en mouvement et confronte au risque toujours à l'œuvre.

Le **risque**, constitue ainsi la **dimension d'incertitude nécessaire à l'excitation**. C'est le caractère aléatoire pour l'agresseur, des contraintes internes de la victime jamais totalement contrôlables. L'agresseur ne peut pas anticiper des réactions de la victime au-delà des limites de la connaissance qu'il en a, ou qu'il présuppose. Et il est nécessaire qu'elles ne soient jamais totalement contrôlables, sinon, le risque disparaît et l'excitation s'en trouve compromise.

Il en est de même au niveau environnemental où le caractère aléatoire réside dans le fait que tout ne peut être anticipé, que les mesures sécuritaires mises en place par l'agresseur ne pourront jamais anticiper tous les risques de vulnérabilité qu'il encourt.

Les **contraintes externes** sécuritaires que l'agresseur doit dépasser pour agir sont donc des éléments **nécessaires à l'excitation**, à la mise en mouvement. Ce ne sont pas que des limites sécuritaires au sens de « ce qui empêche de », mais des éléments dont le dépassement est ce qui entretient la mise en mouvement et la mise en action. Ils participent à la dynamique inhibition / action, s'autoriser / s'interdire, sécuriser / vulnérabiliser.

S'il y a échec de l'agression par les mesures sécuritaires de la victime ou environnementales, c'est toujours une autre façon de garantir le déséquilibre et la mise en tension, ce qui revient au même du point de vue psychique puisque c'est une autre façon d'entretenir la dynamique à l'œuvre !

Un exemple nous est donné avec P. Kürten [20], il échoue en partie dans son agression par des paramètres extérieurs, se cache et jubile de voir les gens affairés auprès de la victime : « *Elle a hurlé avec force et s'est débattue. Du coup, je me suis mis à la poignarder à l'aveuglette, ses cris ont fini par attirer des curieux qui se demandaient 'qu'est-ce qui se passe ?'. Je suis parti pour me cacher un peu plus loin dans un fourré pour observer la réaction des gens qui découvraient Shulte.* ».

La façon d'en rendre compte, c'est de parler de **risque agressologique** élevé ou réduit pour l'agresseur, mais de **ne pas restreindre cette désignation uniquement à la dimension sécuritaire** d'un point de vue environnemental, **mais l'étendre à un point de vue psychique et dynamique.**

C'est ce qui permet de parler de **risque calculé.**

---

20. S. BOURGOIN (1998), *Le vampire de Düsseldorf*, Paris, Ed. Méréal.

Le risque calculé, c'est celui qui prend en compte l'aléatoire, c'est un risque dont on connaît les risques à le prendre parce qu'il en constitue une mesure d'anticipation. Si l'on prend l'exemple des cascadeurs, ils calculent les risques qu'ils prennent pour n'avoir à en prendre aucun, tout en tenant compte de l'aléatoire toujours possible.

C'est dans cette dimension que l'on peut parler d'opportunité au sens d'un aléatoire, contextualisé dans un espace et un temps à la fois sociologique et psychique, nécessaire à la prise de risque qui vise la mise en mouvement ou l'excitation, ou vise à la potentialiser. Un exemple est celui des violeurs en série qui, au fil de la succession de leurs agressions non judiciarisées, se rapprochent progressivement de leur domicile, augmentant alors le risque de se faire interpeller mais également l'excitation que ce risque engendre.

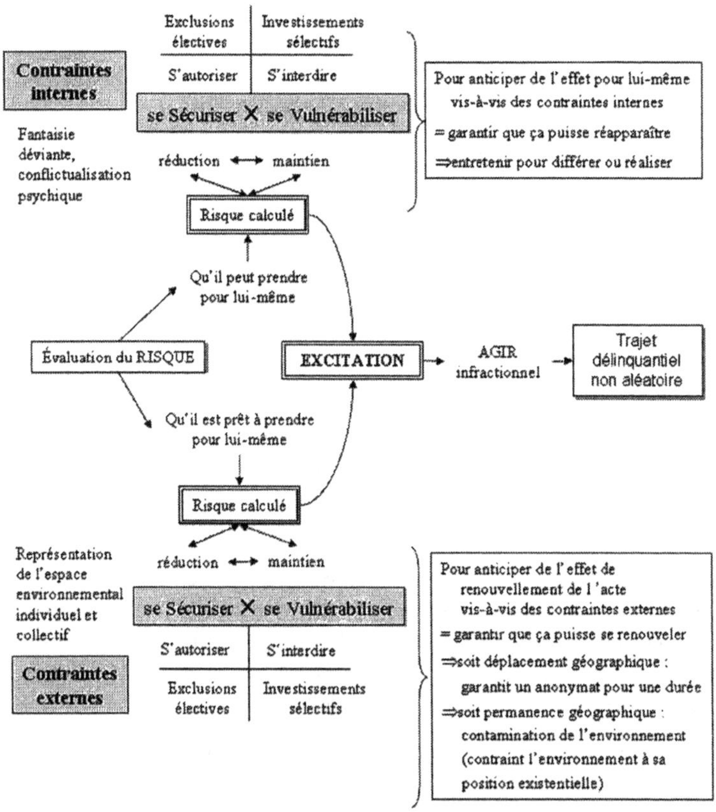

Le modèle élaboré par les enquêteurs américains met en avant des facteurs de stress préinfractionnels de l'acte criminel : conflit avec une femme, conflit parental, problème financier, problème d'emploi, problème conjugaux... [21] à l'origine d'un état émotionnel conduisant à une interprétation négative de la réalité et des évènements. Selon notre mode d'analyse, cela reviendrait à penser qu'une situation contextuellement et émotionnellement négative viendrait faire écho à la position existentielle négative de l'agresseur en le confrontant à lui-même, position à laquelle il deviendrait pour lui nécessaire de résister et de réparer.

Dans cette double dimension de risque que nous posons, cela suppose, en pensant le processus de façon dynamique, d'envisager qu'il existe des facteurs préinfractionnels positifs, que nous désignons en terme d'excitateurs par analogie aux « stresseurs », c'est-à-dire des **incitateurs de mise en mouvement**, de mise en tension qui vont s'inscrire sur un pôle positif et non plus négatif comme les « stresseurs ».

D'un point de vue dynamique, c'est la prise de risque directe dans la sécurité de l'environnement de la victime qui constitue alors le second pôle de l'excitation, et qui génère la mise en mouvement ou l'agir infractionnel, ou le fait de le différer, ou de le déplacer sur une autre victime. Ce qui a la même fonction du point de vue de la dynamique psychique. Si une cour d'école constitue un secteur criminogéographique à fort potentiel pour un agresseur sexuel, passer régulièrement à proximité constitue et réalise une mise en tension psychique directe ou progressive. Agir dans un tel contexte sur le mode du kidnapping par exemple, ou le reconduire sans cesse en le différant, engendrera une mise en tension analogue d'un point de vue psychique.

---

21. R. K. RESSLER, A. W. BURGESS and J. E. DOUGLAS (1992), *Sexual homicide: patterns and motives*, New York, The Free Press, pp. 45-48.

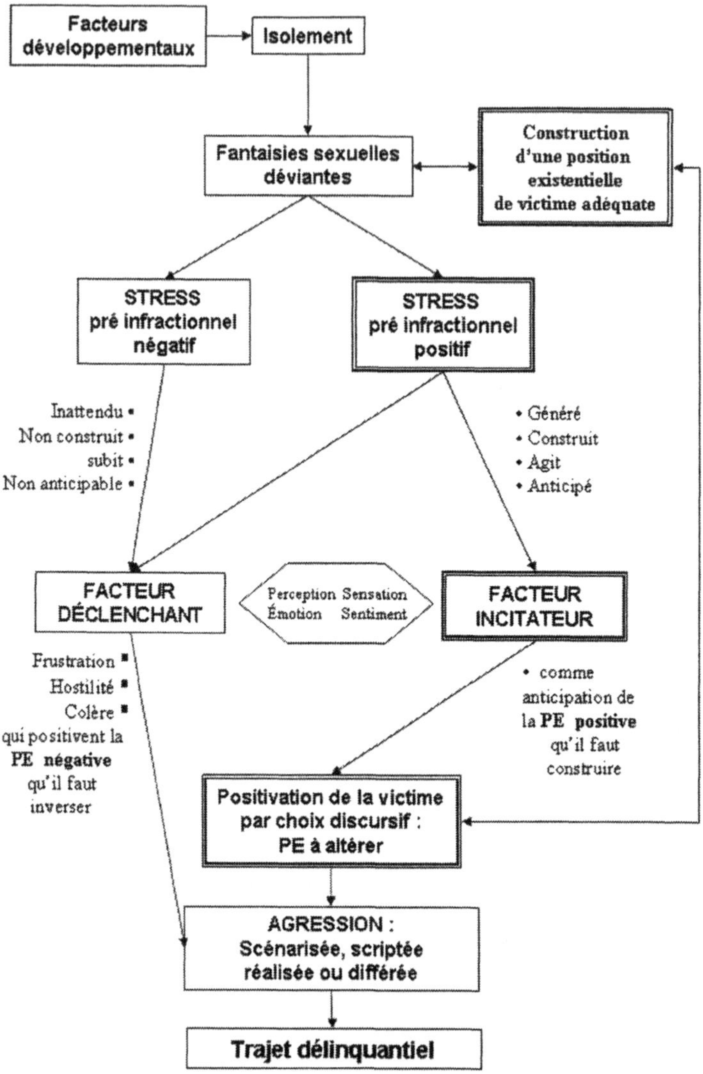

La question se pose de l'intérêt de telles constructions au niveau d'une réflexion psycho-criminologique.

Si elles permettent d'envisager une autre représentation de la dangerosité d'un sujet et de son évaluation, elles donnent à penser une inscription différente des traces laissées par l'histoire, qu'elle soit criminelle ou non, de leur analyse et de leurs conditions d'émergence au sein de différents champs : la construction d'une trajectoire et sa représentation en terme de **trajectographie** existentielle et criminelle ou victimale.

La bioscopie permet de reconstituer pour chacun des champs les événements de vie reconnus marquants par le sujet dans une dimension chronologique, et d'y repérer les événements coïncidents. L'histoire laisse des traces, à la fois positives et négatives, qui viennent se marquer en « pointes et creux », en trop plein, prégnance ou vide, béance ou énigme, dans les différents champs d'existence que l'on peut représenter sous la forme d'une **bioscopigraphie**.

Représentation chronologique des évènements
de vie au sein de chaque champ : **bioscopigraphie**

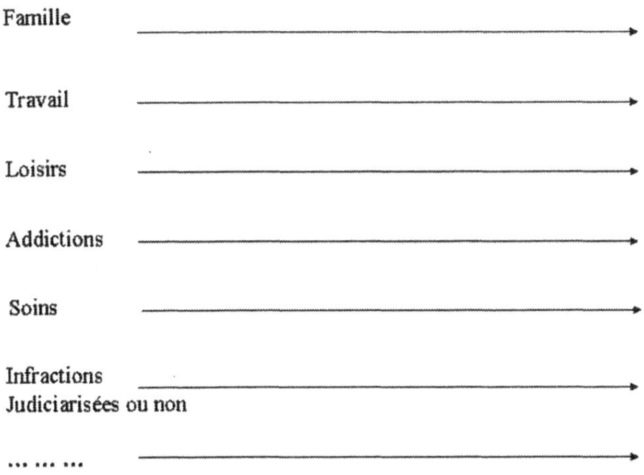

Monsieur X, par exemple, énonce qu'il a été marié une fois en 1979 pendant 15 années puis a divorcé. Il a vécu pendant 7 années avec une autre femme dont il est séparé depuis 10 ans. De son mariage, il a un fils de 25 ans et un fils de 18 ans de sa seconde liaison.

Une représentation bioscopigraphique de ces données sur une trajectoire relationnelle affective, sur l'axe familial propre, fait apparaître des incohérences : s'il est marié de 1979 à 1994 et que son fils est né en 1980, qu'il a vécu 7 ans avec sa seconde compagne il y a 10 ans, alors, son second fils est né 1 an avant sa rencontre avec elle et cette rencontre s'est faite 6 années avant son divorce, c'est-à-dire en 1968 ! Son second fils est donc né avant même d'avoir été conçu...

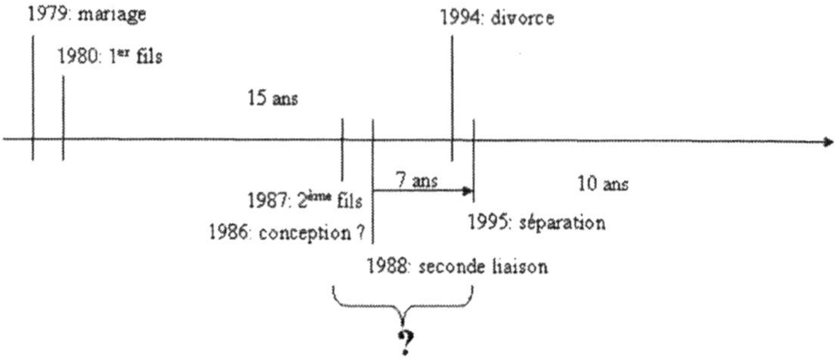

Ce temps ainsi représenté entre 1986 et 1995 demeure pour lui une énigme. Il est certain de l'âge de ses enfants qui lui servent de points de repères dans son histoire, mais ne comprend pas l'incohérence du recouvrement de ses relations amoureuses.

La **trajectographie** permet, quant à elle, de rendre compte de la dynamique sérielle à l'œuvre dans les divers champs d'existence du sujet. Elle permet de représenter les alternances et les substitutions, les renversements et les déplacements à l'œuvre, offrant ainsi une lecture de la dynamique des tentatives de résolution, des conflictualisations psychiques reconduites du sujet.

Représentation dynamique des évènements de vie au sein de l'ensemble des champs : **trajectographie**

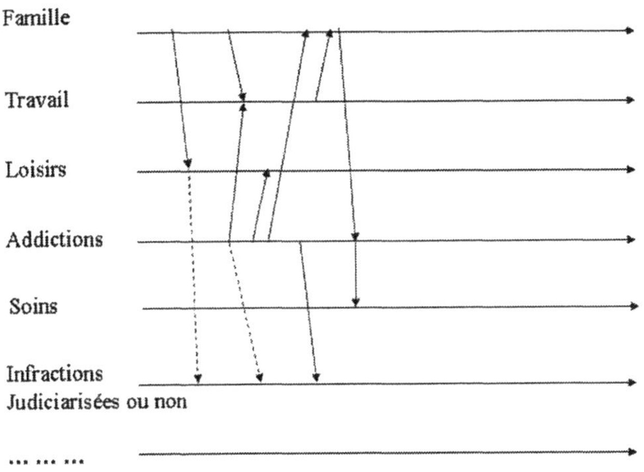

La trajectographie permet de poser des hypothèses sur les déplacements et les substitutions à l'œuvre, dans les autres champs comme lieux et temps différents, d'une tentative reconduite de résolution psychique qui ne se réalise pas dans son champ d'émergence. L'alternance supposée, tout comme le renversement, offre à penser un réaménagement d'une position délinquantielle dans des formes existentielles différentes et contextualisées par l'agresseur qui, contraint par son axiome de vie, se donne à regarder également par les formes par lesquelles il se dissimule.

Les différents champs d'existence doivent ainsi faire l'objet d'une investigation bioscopique et d'une lecture dynamique des données de l'investigation, les trajets d'une analyse chronologique et événementielle de façon à pouvoir repérer la logique psychique à l'œuvre dans la cohérence des déplacements et des substitutions réalisés. Ce faisant, c'est aussi se donner la possibilité de supposer d'autres déplacements et d'autres substitutions. Aussi d'envisager un rapport dynamique d'alternance entre les différents champs, ou de certains plus spécifiquement parce qu'ils présentent une adéquate contiguïté pour l'agresseur, c'est-à-dire de poser l'hypothèse de l'existence de contiguïtés interférentes dans l'infraction.

C'est ainsi dans un autre champ, à un autre temps, et dans un autre espace que l'incohérence énigmatique de Monsieur X pourra être recherchée, déplacée dans une autre forme. Autrement dit, c'est une analyse bioscopique non réductrice à une seule analyse pathobiographique présupposant un mode de fonctionnement psychique pathologique qu'il est nécessaire de réaliser.

Chez l'agresseur, les substitutions et les déplacements à l'œuvre permettent le maintien d'un équilibre psychique dans une actuation de sa résistance qui s'inscrit ainsi dans une dynamique de tentative de réparation au niveau psychique :

au sentiment d'anéantissement, de n'être rien pour soi, de ne rien valoir, va y être substitué l'ivresse de la toute puissance, du contrôle et de la domination,

au sentiment de ne rien avoir, ni d'être rien pour l'autre, va se substituer son appropriation par destruction ou idéalisation.

Au terme desquels l'angoisse va pouvoir s'apaiser, temporairement et transitoirement, par renversement de la position existentielle négative mais sans qu'aucune souffrance psychique n'y trouve sa résolution.

La réparation rate, en son principe, et va aller se jouer sur une autre scène, dans un autre champ, dans un autre trajet, où le déséquilibre psychique va tenter de nouveau de s'aménager sans jamais y parvenir. C'est la dynamique par laquelle un équilibre psychique tend à se maintenir dans une position existentielle singulière qui se donnera à lire dans différents trajets, à se penser dans une trajectoire et à se représenter dans une trajectographie.

De ce point de vue, la trajectoire criminelle des agresseurs sériels constitue alors, une des façons par laquelle ils résistent, analogiquement, à leur histoire et ses aléas.

Si les agressions successives sont constitutives de l'histoire criminelle, cette dernière se construit dans un rapport dialectique à l'autre, non criminelle. Les actes ainsi commis peuvent être qualifiés **d'actes existentiels**, c'est-à-dire une construction comme réponse à l'angoisse d'anéantissement dans laquelle l'existence psychique vient se reconstruire et prendre corps, dans ce cas, par idéalisation d'abord, par l'altération voire la destruction physique et psychique de l'autre ensuite.

Pour illustrer ces propos, nous prendrons volontairement une situation relevant du champ victimologique et non agressologique : Monsieur Z. ou la résistance à l'absence de changement.

Il est hospitalisé pour conduite addictive commencée il y a plus de trente années.

Il a été le second de cinq frères et a eu la charge de s'occuper des autres, du ménage... Son frère aîné occupait une place privilégiée auprès des parents et l'obligeait à lui monter son petit déjeuner au lit jusqu'au jour où il mit du sel à la place du sucre et pris une raclée par son père. Ce même frère l'obligeait, lorsqu'il avait 11 ans, à lui faire des attouchements. Si ce même frère a pu faire des études, ses parents n'ont pas voulu que lui poursuive les siennes. Il a passé son certificat d'études tout seul parce que l'instituteur n'avait présenté que 6 élèves dont il ne faisait pas partie. Il a été reçu second de l'école mais l'instituteur ne lui a plus adressé la parole à partir de ce jour là et son entourage lui a manifesté son mécontentement. Il a travaillé dès l'âge de 15 ans et a passé des diplômes en prenant des cours du soir, accédant progressivement à des positions hiérarchiques successives jusqu'à un accident du travail lui imposant 4 années de soins et une interdiction d'exercer son métier par la médecine du travail. Après quelque temps il a l'opportunité d'être auxiliaire dans l'enseignement technique et exerce pendant 3 ans. Il arrête parce que le milieu enseignant ne lui plaisait pas et s'installe à son compte.

Il rencontre sa femme et se marie. Le repas est perturbé par la disparition du cadeau de sa femme, sans que celui-ci ne soit retrouvé et qu'une personne soit accusée à tort. Trois mois après le mariage, un huissier vient leur présenter la facture du repas parce que ses parents n'avaient pas payé tel que prévu. Il vit ses parents comme rejetants et disqualifiants.

Il y a 6 ans, l'ex-femme de son frère aîné lui révèle que c'est son ex-mari qui lui avait volé et que ce dernier avait essayé de violer sa femme lorsqu'il était à l'armée. Il en avait été libéré au terme de 6 mois suite à la naissance de son fils. Ce dernier, après avoir été réanimé se trouve être paraplégique. Aujourd'hui il fait en sorte que son fils soit le plus autonome possible « parce qu'on ne sera pas toujours là ».

Alors que leur vie de famille avait pris son rythme et « allait bien », il est prévenu par les gendarmes que sa femme a eu un accident. L'annonce lui est faite qu'elle souffre d'une double fracture de la colonne vertébrale. Soit elle était opérée avec les risques inhérents, soit alitée en extension pendant 1 an. Ne voulant pas prendre la déci-

sion à la place de sa femme, c'est elle qui a décidé de l'opération au bout d'une heure « et pour une fois ça s'est bien passé ! ».

La vie reprend son cours avec les difficultés de son fils et de sa femme. Puis, il se retrouve lui-même hospitalisé suite à un accident provoqué par un jeune qui s'était endormi au volant et qui est mort dans la collision. Les parents du jeune ne l'ont jamais rencontré mais ont dit à sa femme combien ils étaient désolés pour son mari. Lui se sentait responsable de sa mort au contraire et se demandait pourquoi lui était vivant.

Il accueille au sein de sa famille la fille d'une sœur de sa femme que cette dernière a rejetée. Elle a le même âge que son fils et organise sa vie autour la sienne, ne s'accordant que peu de temps pour elle, « mais il faudra bien qu'elle s'autonomise aussi ». Elle travaille chez un employeur que connaît monsieur Z et lui révèle qu'elle a des problèmes avec lui « il a les mains baladeuses, lui pelote les fesses, les seins... ».

Son voisin a profité d'une de ses hospitalisations pour couper sa haie qui sépare leur propriété respective, les insulte à chaque occasion et traite leur fils d'handicapé. Il est en justice contre lui depuis plusieurs années parce qu'il s'est approprié une partie de son terrain.

Il a aidé des « amis » dans le besoin et a le sentiment aujourd'hui qu'ils en ont bien profité, il a été touché par la mort récente d'un ami et par celle d'un autre après quelques jours d'hospitalisation.

Il dit être harcelé depuis plusieurs années par un gendarme suite à un contrôle d'alcoolémie positive. Ce dernier se poste à quelques pas de son domicile pour systématiquement contrôler son alcoolémie dès qu'il utilise son véhicule.

Il apprend par sa femme que leur nièce « s'est faite agresser par mon copain ». Ce dernier est un des meilleurs amis de monsieur Z, et les deux couples se connaissent depuis très longtemps.

Sa femme ne lui avait jamais révélé la tentative d'agression de son frère. Lui n'avait jamais révélé jusqu'alors à sa femme, comme à quiconque, les contraintes que son frère lui avait imposées. Il est censé ignorer ce qui arrive à sa nièce et ne sait pas comment réagir tant auprès d'elle que de son meilleur copain.

Nous ne mentionnons ici que les événements que monsieur Z. considère comme importants au sens de marquants dans son existence. Cependant, sa vie est une suite d'événements et de situations analogues, à moindre incidences, mais néanmoins ponctuée d'événements positifs et agréables à ses yeux.

Nous constatons, dans une reconstruction bioscopique de son existence, que certains champs de sa vie font l'objet d'un investissement particulier : familial, professionnel, social alors que d'autres ont été non-investis ou peu comme celui des loisirs partagés.

Contre tous les événements qui ont souvent ponctué leur existence familiale commune, Mr Z. a résisté, faisant face à la naissance difficile de leur fils et aux difficultés quotidiennes de son handicap, à celles de sa femme accidentée, aux siennes suite à ses accidents. Il maintient ainsi sa cellule familiale contre « l'acharnement céleste ». Dans le champ professionnel, sa trajectoire a été ascensionnelle. Depuis son premier diplôme obtenu contre tous et à leur insu, il acquiert ainsi les compétences nécessaires à son autonomie professionnelle contrainte. Dans le champ social, ses compétences professionnelles lui permettent d'accéder à un statut et à une notoriété enviée, côtoyant des personnes notables et politiques... de valeur.

Son axiome de vie pourrait être résumé par « *démontrer que j'ai de la valeur à ceux qui me l'ont toujours refusée, que j'y suis arrivé tout seul sans aide* » c'est-à-dire ses parents, contrairement à d'autres qui vont chercher à se montrer dignes de la valeur qui leur est accordée et portée.

Ainsi, si différents champs d'existence ont pu être investis, c'est parce qu'ils constituaient des surfaces qui lui offraient les éléments nécessaires à la construction d'une position existentielle actualisant une résistance permanente à l'absence de changement. Si les champs lui offrent l'occasion de renverser les situations auxquelles il se trouve confronté, de retourner sa position à son avantage d'un point de vue matériel, ce retournement ne s'en trouve pas pour autant réparateur, sinon transitoirement, d'un point de vue psychique. Chaque champ investi constitue l'occasion de reconduire cette résistance à l'absence de changement : chronologiquement, les situations de victimisation se succèdent mais dans des espaces, des champs de vie différents, elles se déplacent et se substituent pour s'actualiser sous une forme dont le champ offre les éléments adéquats et propres.

Retourner la situation revient à la dépasser, de façon à se montrer à lui-même, qu'une fois de plus, il est davantage que ce à quoi ses parents ont voulu le réduire, mais surtout à leur démontrer qu'ils se sont trompés le concernant. Cependant, cette position n'est jamais acquise à ses yeux, dans le regard des autres, et n'a d'autre alternative que de se reconduire. Si le frère aîné, qui cristallisait la préférence parentale, a vécu une involution professionnelle (longue maladie), familiale (divorce)... il n'en retire aucune satisfaction particulière ni ne développe à son adresse quelque ressentiment apaisé.

Il fait ainsi face aux adversités successives pour mieux les dépasser et résister à une position existentielle vécue comme non positive, sauf dans le regard des autres qu'il contraint à être, ce faisant, valorisant à son égard. Cependant, ces multiples dépassements ne réparent pas, sinon temporairement et transitoirement, et reconduisent une nouvelle quête et de nouvelles difficultés à dépasser. Être pour l'autre à défaut de ne pouvoir l'être pour soi-même :

face au sentiment d'anéantissement, de n'être rien pour lui-même, de ne rien valoir, va être recherché, par le dépassement de situations qui viendraient en témoigner, la substitution d'un sentiment d'existence.

face au sentiment de ne rien avoir ni d'être rien pour l'autre va se rechercher par la réussite professionnelle et l'acquisition de biens matériels qu'il va pouvoir faire bénéficier aux autres et s'en trouver valorisé en retour, la substitution du sentiment d'être quelqu'un pour les autres.

Au terme desquels l'angoisse va pouvoir s'apaiser, temporairement et transitoirement, par renversement de la position existentielle mais sans qu'aucune souffrance psychique n'y trouve sa résolution.

Monsieur Z. nous donne l'occasion de constater comment, à travers ses différents trajets d'existence, le patient déplace, d'un champ à l'autre, une problématique psychique en substituant, de façon non-aléatoire, l'objet ou la situation par laquelle cette problématique s'entretient et se trouve ainsi reconduite sans jamais trouver à se résoudre.

D'un point de vue victimologique, un trajet existentiel peut se trouver altéré dans sa trajectoire et amener la transformation, voire l'impossibilité de réaménagement d'une position existentielle adéquate au maintien d'un équilibre psychique. Les situations psychotraumatiques en sont un exemple : « *ça ne sera jamais plus comme avant !* » comme l'expriment les victimes.

Analogiquement, d'un point de vue agressologique, l'arrestation policière d'un agresseur constitue une altération de sa trajectoire délinquantielle. La différence réside dans les étayages disponibles au quotidien et les réaménagements possibles d'une position existentielle d'équilibre qu'ils permettent ou non. Si la victime se trouve dans l'incapacité de résister au changement qui la submerge et la dépasse, aucun champ de vie habituel ne lui offre les éléments adéquats à l'élaboration d'une position d'équilibre, l'agresseur au contraire, à travers son parcours judiciaire contraint et son incarcération se voit indirectement offrir les conditions d'un maintien de sa position délinquantielle, voire de l'entretien de sa trajectoire délinquantielle par le non-respect des règles et des lois en détention : violence(s), rébellion(s), trafic(s)... en milieu carcéral.

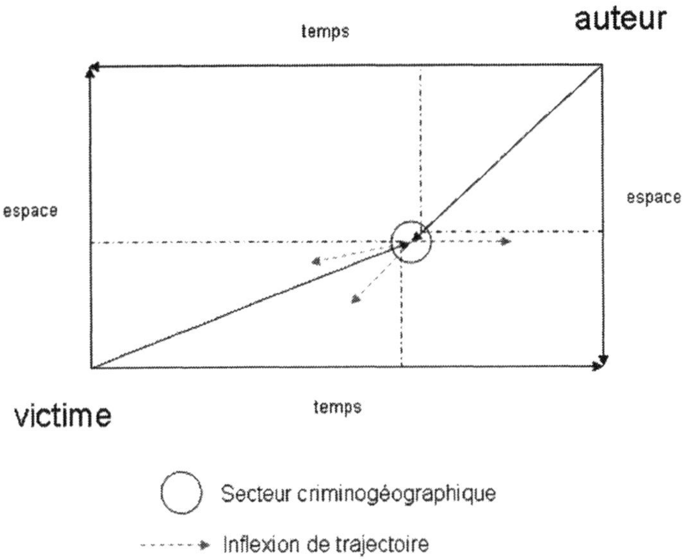

C'est en terme d'**inflexion de trajectoire post-infractionnelle ou post-victimale** que nous pouvons désigner les incidences événementielles vécues et réaménagées psychiquement par les agresseurs ou les victimes dont nous pouvons rechercher les paramètres de manifestation. S'ils sont visibles chez les victimes parce que ces dernières nous les donnent à voir pour que, en tant que professionnels de santé, nous nous en saisissions, reste à définir plus avant les formes qu'ils peuvent prendre chez les agresseurs en terme d'aménagement et de réaménagement de position existentielle, dans une dimension à la fois psychique et comportementale quotidienne.

L'analyse comportementale
Histoire d'une réception

Hélène Guénot

Les tueurs en série et les profileurs sont certainement les personnages qui ont fait grand bruit ces dernières décennies. Actuellement, on en parle régulièrement comme pour montrer à quel point la fiction a été absorbée par la réalité sociale. Pourtant, peu se pose la question de comment la France est parvenue à adopter des modèles américains. Aussi, l'exposé que nous vous proposons aura pour objectif de reconstruire le cheminement de la technique innovante, désignée sous le terme de profilage criminel.

Pour ce faire, notre exposé va se dérouler en quatre temps. Dans une première partie, nous poserons les éléments de base de notre travail, tant au niveau empirique que théorique. A ce stade, nous énoncerons la théorie de Trevor Pinch et Wiebe Bijker, sur l'évolution de la bicyclette et leur concept central d'*artifact*, dans le domaine de la sociologie de la réception. Ensuite, nous rentrerons dans le vif du sujet qui nous préoccupe, en abordant deux phases fondamentales dans l'histoire du profilage criminel dans la procédure pénale. Et, à cet effet, la chronologie nous révèlera que cette technique est arrivée par un circuit inversé par rapport à la logique émise par nos auteurs de référence. Nous visiterons alors les interactions de la période de sensibilisation ou de promotion à la technique nouvelle, suivie de sa phase d'installation dans l'enquête criminelle proprement dite. Pour finir, nous tenterons de soulever quelques résultats que ce travail nous a permis de mettre en valeur.

1- Concevoir une étude

La construction d'une recherche nécessite une sélection entre divers paramètres, même si l'expérience tend à nous confirmer que ni le choix de l'objet d'étude, ni même la façon de l'approcher ne se trouvent liés au hasard : il existe entre le chercheur et sa recherche (quand il est totalement libre), une affinité particulière. Mais, pour introduire notre travail, nous nous en tiendrons à deux axes de réflexion :

Une lecture dynamique de l'histoire pour ne pas la cantonner à des faits statiques, figés à perpétuelle demeure… etc.

Une méthode d'analyse de type inductive, qui offrira l'avantage d'éclairer les constats manifestes, c'est-à-dire, ce qui est observable par tous, par l'établissement du processus latent qui le sous-tend, autrement dit, ce qui est invisible de prime abord et qui pourtant, explique ce qui se voit.

Ainsi, tout au long de notre exposé, il s'agira de recourir à ces deux aspects simultanément ; la méthode d'analyse éclairant l'histoire pour mieux saisir les forces motrices en action.

1-1- Contexte historique

A partir des années 1950, les États-Unis se trouvent en proie à des phénomènes troublants. Certaines découvertes macabres se caractérisent par des violences post-mortem à l'encontre des victimes ; actes qualifiés de secondaires car inutiles à l'accomplissement de l'homicide. D'autres indiquent la ritualisation de leur auteur, à travers ses mises en scènes. Mais, c'est surtout les similitudes, voire les reproductions de scènes de crime dans les moindres détails qui marquent un tournant dans la configuration de la criminalité américaine. Les officiers de police, démunis face à la complexité de ces affaires, les rassemblent sous le registre de “crimes à mobile non apparent”. Ils commencent à réfléchir sur la manière de les élucider. Les discussions aboutissent en 1972, à la création du *BCU* (*Behavioral Science Unit*) ou unité des sciences du comportement au sein du FBI.

Cette unité se compose initialement de douze agents de terrain, spécialisés dans les viols et les crimes de sang, en étroite relation avec une équipe de psychologues, même si cette dernière information passe souvent sous silence. Ils auditionnent puis étudient les récits de sujets connus pour être des multirécidivistes. Pour les désigner, l'agent Robert Ressler leur confère le nom de tueur en série en 1976. Les résultats de leurs analyses effectuées sur un corpus de 36 criminels sexuels et/ou sériels sont publiés en 1988, dans le *Sexual Homicide*. Pourtant, cet ouvrage scientifique intéresse peu au moment de sa parution. Ce seront les livres édités à partir de 1992 qui se vendront le plus outre-atlantique, notamment le *Whoever Fights Monster*, traduit en français sous le titre retentissant de *Chasseur de monstres* ou encore le *Crime Classification Manual*. Par ailleurs, nous signalons qu'au cours des années 1990, dix des douze agents de cette unité vont publier sur leur expérience au FBI.

1-2- Cadre d'analyse

Comment comprendre ce décalage temporel dans l'éveil de la France aux travaux du FBI en sciences du comportement criminel ? Se poser la question nous amène à nous pencher sur le processus de réception du profilage criminel, c'est-à-dire déterminer les conditions sociales en action lors de l'entrée d'une nouvelle technique dans une société donnée. En fait, il s'agit de recenser les différentes variables, intervenant dans l'acceptation puis l'usage d'une technique innovante dans la procédure pénale.

Cependant, l'absence de données primaires sur ce thème nous a conduit à élaborer des entretiens avec un échantillon qualitatif diversifié de neuf personnes, dûment sélectionnées sur la base de trois strates : l'appartenance professionnelle, l'expérience de la technique, les connaissances historiques en la matière, qu'elles relèvent de l'officieux ou de l'officiel.

D'autre part, pour rendre compte des enjeux dans le développement d'une technique nouvelle, nous avons reposé notre théorie sur les travaux de Trevor Pinch et Wiebe Bijker à propos des transformations de la bicyclette entre 1878 et 1888. Ces sociologues avancent, en marge du modèle linéaire dominant à leur époque, un modèle plutôt multidirectionnel, centré sur la notion-clé d'*artifact* ou artefact. Cette notion issue du latin *ars* (art) et *factum* (fait, a réalisé) englobe toute chose produite par l'intervention de l'homme. Approximé par "objet façonné", l'*artifact* s'oppose à l'idée d'objet existant à l'état de nature.

Ici, l'*artifact* que nous étudions est bien entendu la technique du profilage criminel au sein de l'enquête. D'emblée, nous sommes conscients que celle-ci n'est pas, à l'instar de la bicyclette, délimitable dans ses contours externes. Malgré ce fait, nous présupposons qu'un objet façonné ne se détermine pas seulement par son caractère palpable car nous considérons qu'il recouvre toutes les techniques conçues et mises en place par l'homme. Donc, il nous paraît conforme à l'esprit de cette notion d'y inclure les rites, méthodes et même les pratiques professionnelles.

Dans un article de 1987 [1], nos auteurs démontrent que l'entrée d'une innovation dans le corps social se fait à travers les actions et interactions entre des groupes sociaux pertinents antagonistes, définis par leur communauté d'intérêt. Chaque groupe mobile un ou une série de problèmes au cours des échanges. Puis, à chaque problème correspond un éventail de solutions soutenues par le groupe. Vous remarquerez, certains problèmes ne rencontrent pas de solution et à l'inverse, des solutions ne répondent à aucune des préoccupations du moment.

---

1. T. J.Pinch et W. E. Bijker (1994), The Social Construction of Facts and Artifacts : Or How The Sociology of Science and The Sociology of Technology Might Benefit Each Other, *In The Social Construction of Technological Systems*, New Directions in The Sociology and History of Technology, The MIT Press, Cambridge, pp. 17-50.

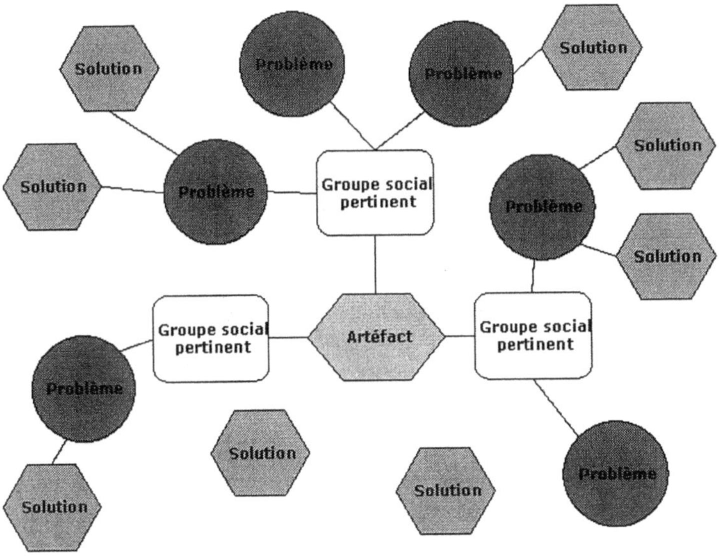

Fig.1 Construction sociale d'un artéfact

Finalement, tous ces échanges ouvrent une controverse autour de la technique. Or, si nos chercheurs ne nous renseignent pas explicitement sur ce concept important, nous pouvons toutefois déduire de leurs travaux, que la controverse désigne l'articulation de conflits de nature diverse.

Nous avons à notre tour appliqué ce modèle multidirectionnel. Et, pour y parvenir, nous avons coupé l'histoire du profilage criminel en France en deux périodes distinctes : la phase de promotion et la phase d'installation. A chaque période, nous avons dégagé des groupes sociaux pertinents, leur stratégie d'action, les solutions et problèmes retenus, ainsi que le type de conflits mis en place.

2- Phase de promotion ou sensibilisation

Dans la phase de promotion ou de sensibilisation à la technique, l'intérêt des divers groupes a été suscité par un phénomène de mode, venu des États-Unis. Néanmoins, nous nous sommes arrêtés à l'étude de trois groupes sociaux pertinents : les émetteurs d'informations, les parties défenderesses au procès pénal et les indépendants instructeurs.

2-1- Diffusion d'informations

L'histoire de l'introduction, au sens large, du profilage criminel comme technique d'enquête débute par la mobilisation d'un groupe social défini par son but commercial dans la diffusion d'informations, qu'elles soient imaginées par la fiction ou réelles avec les médias. Cet intérêt pécuniaire engendre une préoccupation : celle de dévoiler des faits inédits. Et, dans cette perspective, deux stratégies vont être déployées.

Au niveau publicitaire, c'est bien dans la fiction que les agents de l'unité des sciences du comportement vont asseoir leur notoriété. Pour notre part, la fiction réunit le cinéma et la télévision qui, en dépit de leur impulsion semblable, vont procéder à des choix sensiblement différents pour susciter l'intéressement massif du public.

En 1991, le thriller *« le silence des agneaux »* met en scène une stagiaire, enquêtrice méthodique qui résout, sous les conseils avisés de son mentor, une suite d'enlèvements et de meurtres de femmes au physique similaire. Cette héroïne nommée *profiler* appréhende un prédateur, portant les traits de quelques-uns des sujets étudiés par le FBI. A vrai dire, il n'y a rien de surprenant car certains agents de l'unité des sciences du comportement (dont Robert Ressler) ont été délégués auprès de l'équipe du tournage. Dans le souci d'un plus grand réalisme, le producteur a fait appel au FBI pour l'assister dans la création des protagonistes principaux (enquêteur et criminel). Notons tout de même que laisser seule une stagiaire sur une investigation aussi périlleuse manque un peu de crédibilité !

Dès lors, une nouvelle compétence policière commence à se dévoiler. Tandis que le grand écran continue d'attirer les spectateurs avec des scénarii concernant des "profileurs" à forte capacité de déduction, la reprise de ce personnage par les premières séries télévisées le dote de pouvoirs paranormaux tels que la vision par flashs, l'extra-sensorialité...

Or, afin que cette profession émergente puisse s'envisager, il lui manque l'ingrédient essentiel. Aussi, à défaut d'interroger le profileur encore inexistant en France, les médias vont trouver dans leur quête du scoop, la solution de mettre en évidence la présence du tueur en série tant redouté pour sa collection de victimes. En effet, le rôle des médias se résume à tirer de l'actuel ou l'actualité (fait accessible à tous), du contemporain (événement évoluant dans la même temporalité mais dont l'existence n'est connu que sur son territoire d'action). Ainsi, les prémices des sciences du comportement criminel aux États-Unis sont totalement ignorées par la France qui à cette époque-là, n'en avait aucune conscience.

Ce faisant, les médias visitent ou revisitent les affaires d'auteurs à victimes multiples et leur distribuent des surnoms. Par exemple, Thierry Paulin recevra le titre posthume de "tueur de vieilles dames" ou de "tueur de Montmartre", alors qu'au moment des faits entre 1984 et 1987, personne ne lui accole l'étiquette de tueur en série. La démarche des médias conforte la nécessité de penser au profilage criminel comme technique d'enquête, en faisant naître dans l'opinion publique, le fantasme du tueur en série.

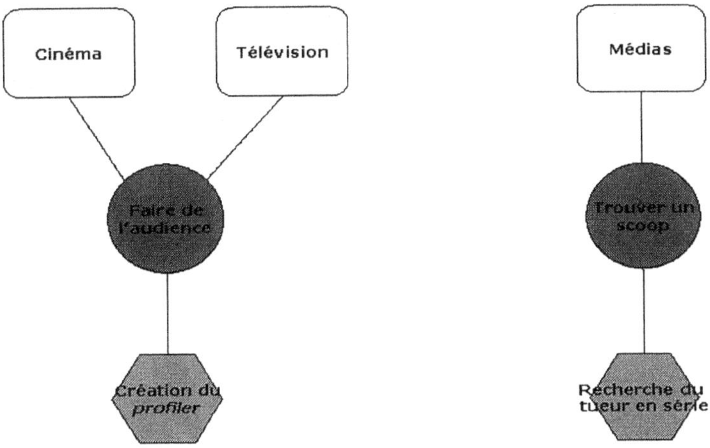

Fig. 2 Diffusion d'informations : fiction et médias

Par conséquent, la fiction et les médias dévoilent le nouveau couple criminel, profileur et tueur en série ; l'un dépendant de l'autre puisqu'ils se donnent du sens mutuellement. Et, malgré l'engouement du public pour ces personnages, les médias amorcent néanmoins au début des années 2000, un déclin dans l'usage du concept de tueur en série. Nous pensons que ce changement d'attitude s'explique par la combinaison de deux facteurs. D'abord, il y a un phénomène d'accoutumance sociale qui fait que ces personnages font moins vendre qu'au moment de leur découverte. En plus, l'approfondissement des travaux de l'unité des sciences du comportement a montré que les tueurs en série regroupent exclusivement, des homicidaires ayant commis au moins trois meurtres, séparés par des périodes d'accalmie.

En somme, nous voyons que la variable fictionnelle a servi de détonateur à l'exportation outre-atlantique de la technique inventée par l'académie du FBI.

2-2- Parties au procès pénal

Le deuxième groupe social pertinent interpellé par le profilage criminel, représente les justiciables qui ont fait l'expérience personnelle de la justice. Nous avons distingué deux formes de ce groupe très hétérogène mais qui va initier la controverse autour de la technique : il s'agit des victimes indirectes ou secondaires et des associations de victimes. Nous vous proposons quelques illustrations.

Stéphane Bourgoin reste sans aucun doute, l'une des personnalités phare dans cette phase de sensibilisation au profilage criminel. Suite à l'assassinat de sa compagne en 1976 par un tueur en série américain à l'époque où il réside comme journaliste aux États-Unis, il cherche à comprendre ce qui motive une personne à tuer et dépecer une victime inconnue. Très vite, il se heurte au problème qu'il y a peu de données sur ces auteurs. De retour en France, il entreprend d'auditionner autant de ces homicidaires sériels incarcérés que possible. Il recueille le récit de leur carrière meurtrière et transmet son savoir empirique dans de nombreux livres et documentaires. Pour lui, le profilage apparaît accessoire par rapport à la problématique de l'existence concrète de criminel fonctionnant sur un mode sériel.

Un autre parcours émane des parents des victimes de Guy Georges, dossier brûlant dont le dénouement ébranle la France en 1998. Certaines de ces victimes secondaires estiment que les enquêteurs ne leur communiquent pas suffisamment sur la progression de l'affaire les concernant. De ce fait, elles convient les médias à prendre part à leur lutte pour obtenir un statut actif dans la procédure pénale.

Dans ce cas, il s'avère que le fonctionnement du système judiciaire se voit pointé du doigt, à travers le tueur en série. La solution se situe dans une autre manière de rendre justice, dans laquelle toutes les techniques innovantes sont les bienvenues, y compris l'apport de la psychologie à l'enquête.

Mais souvent, ces victimes indirectes isolées finissent par rejoindre une association, pour faire entendre leur voix. C'est alors l'association de victimes (personne morale) qui agit dans l'intérêt de ses adhérents. Nous citons pour exemple, l'A.P.E.V. fondée en 1991. Cette association va mettre en avant plusieurs problèmes : l'accompagnement et le statut actif des victimes, le faible taux de résolution des disparitions d'enfants, l'insuffisance des méthodes déployées, l'absence de centralisation des informations sur les dossiers en cours...

Or, la méconnaissance des savoirs en science du comportement et l'absence de profileur officiellement reconnu en France, pousse l'A.P.E.V. à mener à partir de 1992, une campagne auprès du gouvernement et des organismes chargés des enquêtes, afin d'introduire un logiciel de données criminelles. Sa demande sera satisfaite avec le S.A.L.V.A.C., sur lequel nous reviendrons ultérieurement.

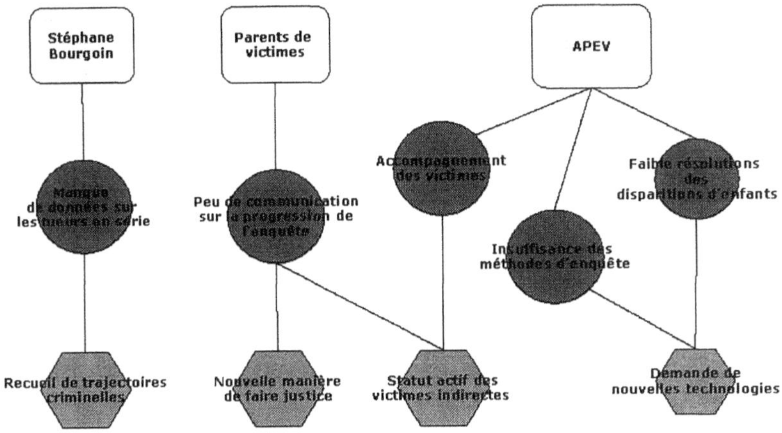

Fig.3 Parties défenderesses au procès : victimes indirectes et association de victimes

Nous décelons dans le mouvement des parties au procès, un passage du conflit individuel lié à une singularisation de la justice, vers un conflit de type social, par la reprise des revendications en association référente.

2-3- Indépendants à l'instruction

Le dernier groupe social pertinent dans cette phase de promotion ou de sensibilisation à la technique du profilage criminel rassemble des individus dont le but réside en l'ouverture des connaissances en science du comportement et à l'instruction du plus grand nombre. Il se présente sous trois formes : le centre de formation, l'école privée et l'enseignement public universitaire.

Ce groupe tente de combler le manque de données théoriques et/ou pratiques en profilage criminel. La solution apportée est identique : l'enseignement. Seules diffèrent la dénomination et la stratégie. Certains préfèrent l'expression d'analyste de profil spécifique ; d'autres optent pour le terme de profileur ou encore d'analyste sériel.

Avec les indépendants instructeurs, il y a une tendance de l'officieux vers l'officiel dans la reconnaissance des certificats ou diplômes décernés. Actuellement, le cycle de cours offert par l'Université de Rennes II est l'unique enseignement à recevoir l'aval du ministère de l'éducation nationale.

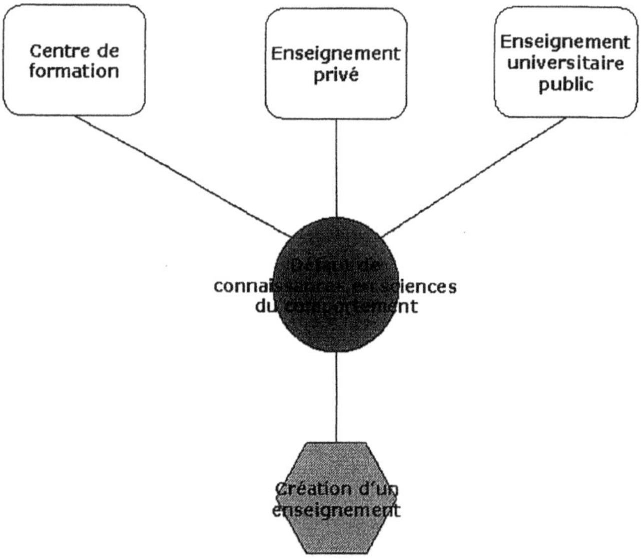

Fig.4 Enseignements en sciences du comportement

Cependant, parallèlement au développement de l'enseignement, de plus en plus d'experts judiciaires se mettent à exercer le profilage criminel dans leurs analyses de dossiers. Les uns critiquent la qualité du travail ou la manière de faire des autres. Donc, le conflit social se transforme en conflit socio-professionnel, en relation avec la concurrence. Ici, nous pouvons légitimement prétendre qu'un aspect économique gouverne les interactions entre ces nouveaux praticiens de la technique du profilage criminel.

3- Phase d'installation

La seconde période a trait au processus d'installation de la technique controversée. Elle concerne les organisations directement impliquées par l'utilisation de l'innovation sur le terrain. Nous avons limité notre recherche à la Police et à la Gendarmerie, car ces deux structures étatiques vont chacune expérimenter le profilage criminel dans l'enquête.

Mais, savoir que ces institutions s'intéressent à la technique ne suffit pas à présumer de sa réception. D'autres indicateurs nous permettront de soutenir que l'acceptation de la technique est quasiment acquise.

3-1- Organisations chargées de l'enquête

Dans l'histoire du profilage criminel dans la Police et la Gendarmerie, nous nous sommes interrogés sur ce qui fait qu'une forme de la technique "meurt" tandis qu'une autre "survit". Nous observerons que le bilan de leurs expériences semble radicalement opposé.

L'aventure de la technique du profilage criminel dans la Police commence par une tentative individuelle. Lors du double meurtre de jeunes femmes à Perpignan en 1996, un psychologue chargé de la gestion des ressources humaines, ouvre une réflexion sur l'apport de la psychologie à l'enquête. Il se documente sur les travaux en sciences du comportement et propose en 1998, le poste de psycho-criminologue travaillant sur les crimes de sang ; poste qu'il a l'intention d'occuper. Nommé par l'expression de conseiller d'aide à l'enquête, il devient officiellement l'un des pionniers dans cette profession naissante de "profileur".Or, en dépit de ses interventions, les affaires qui lui sont confiées ne se soldent pas par l'arrestation de l'auteur. Il finit par démissionner en 2001.

L'année suivante, une autre psychologue des ressources humaines se voit promue comme analyste comportementale dans la même brigade criminelle de Paris. Elle s'occupe en priorité des séries de viols, jusqu'en 2004, où elle est invitée à changer de service. Comment justifier de ces deux échecs dans l'expérimentation de la Police ?

L'argument majeur soutenu réside en une sorte d'incompatibilité ou d'inadéquation professionnelle entre d'une part le policier qui cherche la vérité objective dans l'infraction, et le psychologue qui évolue dans la sphère de la subjectivité d'autre part. En fait, il nous faut d'emblée souligner que le psychologue dans l'enquête ne se positionne plus en clinicien.

Par ailleurs, lors d'un travail précédent [2], nous avons montré qu'une même personne pouvait concilier les deux aspects de recherche (extra versus intra). La traversée de l'un à l'autre des pôles, du policier vers le psychologue et inversement, s'effectue via l'intervention d'un co-équipier. Donc, la solitude du psychologue dans la Police ne facilite guère son travail.

L'autre variable en jeu tient en l'individualité, du fait que chacun essaie sa méthode. Il serait plus approprié de dire qu'il existe autant de techniques de profilage que de praticiens l'exerçant. En somme, dans les deux tentatives, les effets escomptés en matière d'efficacité, c'est-à-dire, de lutte contre la baisse des crimes à caractère violent, ne se produisent pas. A notre sens, cette forme de profilage semble vouée à disparaître, à mourir.

La Gendarmerie, en revanche, met en place à partir de 2002 le groupe d'analyse comportementale, avec un système de binôme. La réunion d'un enquêteur expérimenté et d'un ancien universitaire en sciences humaines, emporte un succès relatif de telle sorte qu'à partir de 2003, de nouveaux binômes sont fixés à l'ordre du jour.

Deux principaux facteurs sont susceptibles d'expliquer la survivance de la technique mise en place par la Gendarmerie.

Tout d'abord, la structure militaire, très hiérarchisée, impose le port de l'uniforme en toute circonstance et, à tous les grades. Cet impératif marque d'office une appartenance à un corps professionnel, par le sacrifice des caractéristiques individuelles extrinsèques ; ce qui contribue à intégrer d'autant mieux l'analyste comportemental : il fait partie d'une unité, avant d'être distingué par sa fonction.

---

2. H. GUENOT, mémoire de licence en criminologie, Carte de visite : application de théories freudiennes à l'analyse de profil spécifique, UCL, 2003.

En outre, le choix de faire appel à des professionnels d'univers différents tend à nous faire penser que la Gendarmerie est en train de construire une technique scientifique, en combinant la théorie amenée par l'universitaire et l'empirie de l'enquêteur de terrain. Cette technique suivie par le binôme nécessite une période de maturation qui s'effectue par des adaptations successives aux dossiers présentés. L'objectif à terme est d'expérimenter un modèle de technique reproductible par les futurs tandems.

Mais, qu'il provienne de la Police ou de la Gendarmerie, l'analyste comportemental est confronté aux réticences de ses collègues. En réalité, comme tout spécialiste, il fait l'objet d'un déplacement d'obligation. Et, si l'enquêteur dispose de l'obligation de moyen, à savoir mettre en œuvre toutes les techniques disponibles et applicables à l'affaire en cours, pour l'analyste comportemental, une obligation de résultat s'y substitue. Beaucoup attendent de lui qu'il trouve le lien fondamental entre la victime et son auteur.

Ces nouveaux praticiens officiels vont également rentrer en concurrence avec les experts judiciaires. Donc, pour conclure le conflit socio-professionnel, les organisations chargées de l'enquête redéfinissent la controverse autour du profilage criminel, en termes de conflit juridico-professionnel, en avançant l'absence de cadre légal. Ainsi, le gouvernement sera sollicité dans l'optique de répondre à ce problème par une codification professionnelle. La question va porter à statuer sur les types de praticiens, habilités à exercer la technique innovante.

3-2- Acceptation implicite

La préoccupation du gouvernement, et notamment des ministères de la justice, de l'intérieur et de la défense, est de donner aux organisations de l'application des lois, de nouvelles technologies contre une délinquance de plus en plus équipée, dans une course à la technicisation. Après s'être heurté à plusieurs reprises aux dispositions de la loi de 1978, relative à l'informatique, aux fichiers et aux libertés, donc un conflit juridico-éthique, le ministère de la justice adopte le S.A.L. V.A.C. en 2003, un logiciel d'analyses criminelles.

Si le S.A.L.V.A.C. est une transposition du V.I.C.L.A.S. canadien avec 262 questions, celui-ci n'en comporte que 168, après le retrait des informations afférentes à la race, la culture, la religion... La mise en place du S.A.L.V.A.C., système commun à la Police et à la Gendarmerie, valide indirectement l'usage de la technique du profilage criminel, en rendant opérationnel le travail de comparaison ou de recherche de similitudes de ces nouveaux enquêteurs.

De plus, le conflit de nature juridico-professionnel trouve sa solution dans un rapport interministériel de 2003. Ce dernier porte dans son intitulé à la fois sur l'analyse criminelle et l'analyse comportementale. Rien que dans la lecture du titre, nous pouvons en déduire qu'il existe une relation privilégiée entre les deux domaines. Le groupe de travail à l'origine de cette étude propose de supprimer le terme de profileur, pour le remplacer par celui d'analyste comportemental, sans toutefois mentionner ses compétences. Cette recommandation réitère la volonté de se distancier de l'image véhiculée par la fiction.

Ensuite, après avoir passé en revue les différents statuts possibles de cet analyste comportemental, le rapport d'étude opte pour l'Officier de Police Judiciaire (O.P.J.). Cette proposition rejoint le courant européen en vigueur. La raison manifeste est que contrairement à l'expert judiciaire par exemple, l'O.P.J. a accès à toutes les pièces de l'enquête puisqu'il s'y trouve totalement immergé. Or, il n'est pas exclu qu'une rapide évaluation d'efficience, c'est-à-dire un rapport entre la qualité et le coût financier pour l'État ait fortement influencé de façon latente cette décision.

Et, malgré les efforts du gouvernement à se faire le relais de cette étude, il n'en demeure pas moins que les conclusions du rapport ne sont pas encore suivies d'effets législatifs. Si nous reprenons le mouvement de la controverse, nous voyons que d'une préoccupation touchant la base de la population, les conflits ont été progressivement ramenés vers le sommet, les dirigeants en matière de procédure pénale.

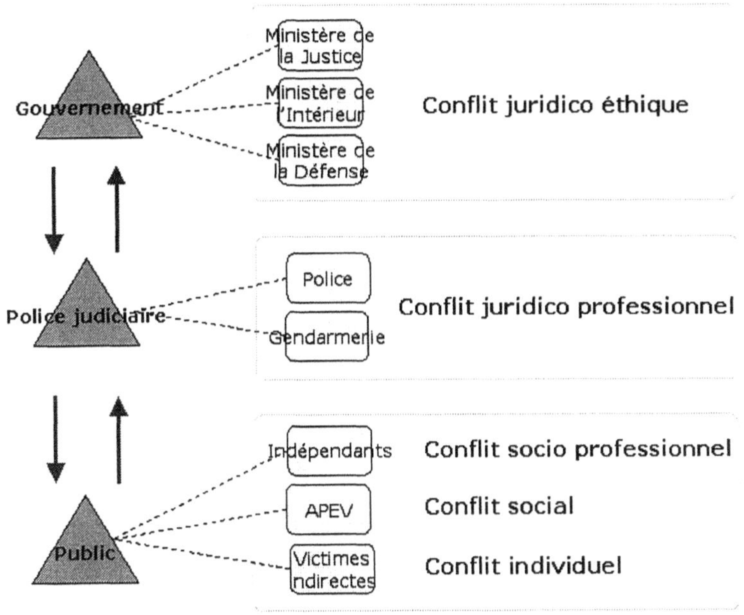

Fig.5 Mouvement général de la controverse

Or, nous savons par ailleurs que la remontée de la controverse vers les décideurs politiques concernant la technicisation des organisations d'enquête va avoir des répercussions en retour sur les pratiques de la police judicaire, puis dans le social, même si nous en ignorons encore la teneur. De la même façon, nos auteurs Trevor Pinch et Wiebe Bijker avaient noté que l'utilisation régulière de la bicyclette par les femmes bourgeoises a favorisé l'expansion du pantalon, plus adapté que la robe pour manier cet instrument.

Avant de conclure sur l'apport de notre travail dans plusieurs dimensions, nous tenons à préciser que des groupes sociaux pertinents n'ont pu, pour cause du temps imparti, faire l'objet d'analyses. Il aurait été intéressant de complexifier ce modèle multidirectionnel en ajoutant le groupe des magistrats instructeurs, des procureurs, des avocats pénalistes…

Que retenir de cette recherche ? Ici, Cette interrogation touche plusieurs disciplines.

Au niveau de la sociologie de la réception, nous avons tenté de démontrer que l'artéfact s'étend à toute chose dont la création dépend de l'intervention humaine et donc, il ne se cantonne pas seulement aux techniques palpables.

En matière de criminologie sociologique, nous avons pointé que les pratiques professionnelles se construisent socialement a priori et qu'elles produisent un impact retour, en modifiant l'ordre social qui la reçoit : il s'agit d'un système circulaire. Nous restons persuadés que l'usage à plus grande échelle de l'analyse comportementale entraînera une spécialisation, donc un morcellement irréversible des fonctions de police judiciaire.

Enfin, à un niveau de politique criminelle, nous avons vu que des solutions séduisantes pouvaient se raccrocher à des problèmes sur l'après-coup ; ce qui parait aller en sens inverse de la logique de nos auteurs. Pourtant, nous devons admettre que la technique du profilage criminel a commencé à intéresser en France alors même que ni le besoin ni la demande ne s'éprouvait encore à son sujet.

L'originalité de notre recherche réside dans des analyses à deux niveaux : manifeste et latent. La détermination des variables à l'œuvre peut servir dans l'ébauche de stratégies : certaines variables restent immuables alors que d'autres sont modifiables.

En filigrane, nous saisissons des déploiements d'intensités différentes, en matière de pouvoir de changement, car certains acteurs intervenant dans la controverse ne sont à même que de porter les discussions à un rang plus important. D'autres ont la faculté de reformuler le conflit en des termes plus avantageux pour eux et les derniers peuvent simplement clôturer les discussions par la voie rhétorique, en opposant un argument d'autorité, qui va s'imposer à tous les autres groupes. La question est alors de savoir qui a du pouvoir, comment il en use et surtout, pour le compte de qui. Ne perdons pas de vue qu'il y a des acteurs sociaux qui agissent pour des tiers, pour un autre, que pour leurs propres intérêts…

L'analyse criminelle ou l'empreinte psychologique : approches critiques de la recherche des traces et de l'identification des situations criminelles

Jean-François Abgrall

Lors de la découverte d'un corps, le transport sur les lieux de la police ou de la gendarmerie s'effectue automatiquement. L'intervention vise en fait à définir juridiquement une situation. S'agit-il d'une mort naturelle, d'une mort accidentelle, d'un suicide, d'un crime ?

La découverte d'une situation criminelle est immédiatement traduite en terme d'infractions, traduisant finalement cet acte anti-social, en définition juridique fermée. Ainsi, les enquêteurs sont saisis d'un homicide involontaire, d'un meurtre, d'un assassinat, autant d'actes composés d'éléments constitutifs strictement définis. La mission de la police judiciaire conditionne alors les comportements de ces acteurs qui s'attachent immédiatement à la caractérisation des faits. Pourtant, l'importance de l'interprétation de la situation par ces professionnels est capitale car elle scelle définitivement le cas.

1- L'appréhension d'une scène de crime par des Officiers de Police Judiciaire s'effectue selon des protocoles précis [1]. Ils mettent en œuvre un certain nombre de moyens dans des phases prédéterminées.

L'ensemble est ensuite doublé d'une analyse médico-légale effectuée sur le corps de la victime, parfois en situation, puis lors de l'autopsie.

Dans un second temps, place est faite aux investigations. Le recueil de témoignages, les perquisitions, les écoutes téléphoniques et autres surveillances sont effectués. Les investigations réalisées dans l'enquête sont immédiatement traduites en actes de procédure pénale que sont les procès verbaux. Des bases de données sont disponibles pour les enquêteurs. Elles contiennent les noms des criminels ou délinquants connus ainsi que les crimes ou délits commis sur le territoire national, qu'ils soient résolus ou non. Les cas sont classés, catégorisés en infractions strictement constituées. L'enquêteur se voit la possibilité de comparer des faits, des lieux, des personnes et des modes opératoires afin de recouper ses informations avec d'autres affaires, que l'informatique dit être de même nature... juridiquement parlant.

2- Quant à la définition de la scène de crime, les enquêteurs la considèrent comme l'endroit où a été commise l'agression, lieu où les actes de police technique et scientifique ont généralement été concentrés. Est-ce vraiment cela ?

Devant l'expression d'une culture criminologique sans cesse renouvelée, traduisant l'adaptation des criminels aux techniques d'enquête, les enquêteurs sont de plus en plus fréquemment dépourvus. En effet, l'approche policière entièrement tournée sur la recherche de la preuve matérielle trouve rapidement ses limites lorsque les criminels les en privent. L'absence de trace crée un vide déroutant, rendant

---

1. Article 14 du Code de Procédure Pénale « la police judiciaire est chargée de constater les infractions à la loi pénale, d'en rassembler les preuves et d'en rechercher les auteurs tant qu'une information n'est pas ouverte. Lorsqu'une information est ouverte, elle exécute les délégations des actions d'instructions et défère à leurs réquisitions. ». Article D.7 du Code de Procédure Pénale (Décret n° 96-74 du 25 janvier 1996) : « Les O.P.J. veillent à la préservation de l'état des lieux ainsi qu'à la conservation des traces et indices jusqu'à ce qu'il soit procédé aux opérations de police technique et scientifique ... ».

obsolètes les bases de données permettant tout rapprochement (exemples : cas de disparitions de personnes – incendies des lieux cambriolés – cadavres brûlés...). En conséquent, de nombreuses affaires restent dans l'impasse.

L'analyse criminelle, ou psychocriminologique, basée sur une approche pluridisciplinaire en sciences humaines prend alors, notamment dans ces cas, toute sa dimension.

3- L'appréhension d'un crime sous l'angle psycho-criminologique nécessite de revisiter bon nombre de notions criminalistiques classiques.

La scène de crime est présentée sous la forme d'un théâtre constitué de décors et de scènes. Le mode opératoire se traduit en action criminelle, composée d'actes criminels complexes et interactifs, car ils évoluent différemment selon l'espace, l'environnement direct ou proche, la victime, les témoins, l'état de l'agresseur(s).

L'analyse s'effectue volontairement en dehors des données statistiques disponibles, des classifications proposées... elle se veut unique pour chaque cas examiné.

L'action criminelle est étudiée dans son ensemble, sous la notion de processus. L'analyse psycho-criminologique ou analyse criminelle, que nous pratiquons, repose sur une modélisation basée sur la mise en évidence de séquences psychodynamiques, ou de temps psychiques, qui constituent des phases remarquables du déroulement de l'action criminelle. Ainsi, au travers de la révélation du sens de l'action criminelle, le scénario imaginaire de l'agresseur est mis à jour.

Dans notre cas, le mode opératoire se révèle à l'étude de l'ensemble de l'action criminelle. L'acte criminel visible sur la victime (ex-mode opératoire) est apprécié comme la phase d'un processus criminel traduisant le résultat d'une action et non exclusivement un objectif. Cette analyse peut mettre en relief un ensemble d'actes criminels sur une ou des victimes, phases d'un mode opératoire.

L'analyse criminelle s'effectue en amont de l'acte criminel et se poursuit au-delà en englobant l'ensemble des phases de l'action criminelle tendant à la réalisation du scénario imaginaire ; telles que peuvent l'être l'approche, l'agression, la mise en scène, la fuite, les stratégies...

La déconstruction du scénario imaginaire de l'agresseur en séquences, révèle les aménagements ou réaménagements quant à la situation réelle. Ces séquences psychodynamiques ou temps psychiques, s'évaluent en terme de bénéfice psychique et d'équilibre pour l'agresseur [2].

Ces variations sont des bouleversements du scénario qui reflètent systématiquement des choix, conscients ou non de l'auteur(s), quant au déroulement du processus.

Ces choix sont révélateurs d'expression(s) de la personnalité du ou des agresseurs. Ils permettent également de faire apparaître des états, des troubles, des comportements, des acquis, des croyances, des cultures… et conduisent parallèlement à mettre en relief l'acte vrai de l'acte présenté.

Exemple d'un cas, sur lequel nous avons procédé à une analyse criminelle et obtenu les confirmations après l'interpellation de l'auteur.

Une jeune femme est découverte chez elle morte, violée, étranglée puis poignardée post-mortem au visage, son appartement est cambriolé.

Après analyse :

A la déconstruction du scénario imaginaire, les séquences ont été clairement révélées. Il apparaît que le viol constituait l'acte vrai. Ce scénario n'avait été conçu que jusqu'au viol. Il n'y avait pas d'après. L'étranglement ne traduisait qu'une phase de réaménagement, post viol, conséquence d'une action non-maîtrisée et pensée. *Auteur : « Il fallait que je me sorte de là... »* (Acte techniquement maladroit, outils mortels et arme à portée de main non-utilisés par l'agresseur).

Le cambriolage était une mise en scène. Assez bien réalisée, cette séquence avait nécessité de la réflexion posant une notion de temporalité, de contrôle, l'ensemble des pièces ayant été fouillé sans laisser de trace. A ce stade, la victime n'avait pas encore été blessée au couteau. Seuls les actes de violences post-mortem, très intenses et très localisés, fixaient une séquence relative à l'état de l'agresseur, même si cela peut induire de la stratégie. L'auteur dit avoir bu de l'alcool trouvé sur place après le crime, puis expliquera que submergé par l'acte commis, il était partagé entre la peur d'être identifié et la haine de la victime car elle pouvait maintenant être la cause de sa

2. Professeur L.M. VILLERBU, Rennes 2.

perte. Le lien commun victime/auteur était une bibliothèque où il l'a remarquée et a interprété son type de lecture. Ce cas présente une action criminelle, composée d'actes criminels distincts, ponctuée de séquences psychodynamiques et temps psychiques absolument révélateurs de la personnalité de l'auteur.

La recherche de sens ne s'arrête pas uniquement au scénario imaginaire et aux phases remarquables. Une action criminelle se déroule sur un, voire un ensemble d'endroits, choisis ou imposés à l'auteur, dans lesquels il s'est exprimé.

Ces lieux vont généralement constituer l'espace privilégié recherché par l'agresseur pour la commission de son acte. Ces endroits revêtent un aspect particulier, car ils ont été estimés propices au passage à l'acte. Ces lieux deviennent ou reflètent des lieux d'expressions de positions existentielles de cet auteur. Ils ont été investis de manière unique par l'agresseur. En conséquence, l'analyse criminelle se base également sur un modèle d'approche environnementale [3].

L'intervention vise à révéler les sens des lieux au travers de différentes approches notamment : urbaine-fonctionnaliste et phénoménologique (détection des éléments du vécu du sujet, assignation d'une personne à un groupe.) Un questionnement spécifique et permanent tend également à faire apparaître les climats remarquables des lieux lors du déroulement de l'action criminelle. Le caractère spécifique des endroits est exploré, notamment au travers d'une étude chronotopologique, (étude des sens – des climats), qui permet de mettre en corrélation le sens de l'action criminelle et le, ou les lieux, où les faits se sont inscrits.

La révélation du climat est primordiale dans l'analyse psychocriminologique pour atteindre cette connaissance du sens. Elle pose le lien direct avec l'auteur qui, sciemment ou non, a recherché dans l'endroit, parfois une certaine fonctionnalité, mais surtout une ambiance, une atmosphère favorable pour la réalisation de son acte [4].

---

3. P. Le Bas, F. Balland, J. M. Le Masson (2003), Le criminel sériel : de la nécessité d'une nouvelle approche psychologique, in L. M. Villerbu, A. Ambrosi, B. Gaillard, P. Le Bas (2003), *Dangerosité et vulnérabilité en psychocriminologie*, L'Harmattan, Paris, pp. 103-156.

4. J. F. Abgrall. Mémoire Professionnel, D.E.S.S. Cliniques Criminologiques, 2001, Rennes 2.

Chaque cas est encore unique, certains agresseurs préférant les grands espaces, le soleil, la promiscuité… et d'autres totalement l'inverse.

Pour prendre le cas d'agresseurs sexuels, ce qui constitue la grande majorité des affaires d'homicides, le climat est déterminant. Il est l'expression d'une recherche forte, d'une attirance.

La modélisation de l'endroit et l'extraction de ses spécificités sont capitales pour la compréhension générale d'un processus criminel. Si, *les contraintes interactionnelles qui pèsent sur l'acteur, transforment ses activités en représentations* (E. Goffman), donc le rendent invisible puisque uniformisées, le climat révèle un lieu intime. Le lieu d'expression de position existentielle, en l'occurrence celui de la sexualité pour l'exemple présenté.

L'usage du lieu ou de ce type de lieu par l'auteur n'est en rien en lien avec l'usage commun. La représentation décrite s'efface de par l'appréhension que le personnage en fait, par conséquent par rapport aux comportements des autres[5]. Il arrive alors fréquemment qu'un agresseur soit remarquable dans ce décor, avant ou après un passage à l'acte.

Dès lors, des lieux qui sociologiquement sont différemment distingués vont pouvoir être rapprochés en raison de climats identiques. L'analyse criminelle, qui est une aide à l'enquête, permet de définir des lieux semblables et par conséquent des faits qui y ont été commis et qui en criminalistique ne pouvaient être reliés ; car intrinsèquement comparés sur des bases classiques de « modes opératoires », de « lieux identiques » ou de « même nature », de faits « juridiquement similaires », de « criminels en récidive ». Les lieux choisis pour la commission des actions criminelles sont des lieux d'expressions de positions existentielles de(s) l'agresseur(s).

Les notions de positions existentielles et de lieux d'expressions de positions existentielles sont également des bases de l'analyse psychocriminologique. La réalité du polymorphisme délinquantiel, comme de l'existence de parcours criminel passent par des phases d'apprentissage jusqu'à atteindre une expérience, en passant par des phases aléatoires, qui sont à l'origine de l'inefficacité de la détection de criminel sériel par les acteurs de la police judiciaire. L'analyse de

5. F. PAUL-LEVY, M. SEGAUD. Anthropologie de l'espace : « ...*Plus simplement, cela signifie que pour nous, l'espace se vit selon une structure apprise.* ». NORBERG-SCHULZ : Genuis Loci « *Au cours de sa vie, on recherche un certain type de lieux, peut-être parce qu'on y inscrit des souvenirs...* ».

séquences psychodynamiques ou temps psychiques révèle pourtant les stades de cette évolution délinquantielle ou criminelle.

Dans les cas de disparition(s) de personne(s), l'analyse criminelle prend une tout autre forme. A défaut de pouvoir reconstituer totalement un scénario imaginaire, ou une action criminelle, l'approche va se réaliser sur les quelques éléments accessibles afin de révéler les éventuels liens victime/auteur, victime/lieu(x)/auteur, et parfois, lieu(x)/auteur. L'analyse porte principalement sur la personnalité de la victime. Connaître son parcours de vie au plus près est absolument nécessaire. Systématiquement, ces données sont analysées au regard du lieu d'enlèvement, voire à l'endroit de découverte du corps, lorsqu'ils sont connus.

La personnalité de la victime est traduite au regard de ses positions existentielles [6], dont on s'attache à révéler l'ensemble des aspects. Articulées sur des axiomes autour d'une structure psychique, les positions existentielles révèlent les expressions d'une personnalité au travers de scènes distinctes de vie : travail – famille – amicales – sportives – conjugales – extra-conjugales – amicales2 – famille2 – etc....

La sexualité, ou les expressions de la sexualité, constituent une part importante des composantes de l'analyse de personnalité.

A chaque position existentielle correspond une attitude, un comportement, intimement lié au cadre et à la personnalité. Ces positions existentielles s'expriment dans des lieux distincts, d'où les lieux d'expression. Ces positions existentielles ne sont pas constantes, car elles disparaissent parfois, d'autres se font alors jour, compensant le manque ou améliorant une situation. L'ensemble est déterminé par la notion d'équilibre psychique. (Ex : perte de travail, naissance d'une position existentielle, loisirs – amis...). C'est pourquoi une analyse criminelle prend en considération l'ensemble du parcours de vie, évitant de se focaliser sur une situation figée. Les pertes et les « réinvestissements » de positions existentielles sont recherchés.

---

6. P. LE BAS, cours D.E.S.S. de Cliniques Criminologiques, 2000-2001, Université Rennes 2 ; J. F. ABGRALL, T.E.R D.E.S.S. de Cliniques Criminologiques, 2001, Université Rennes 2.

L'interaction victime/auteur se réalise au travers d'un lieu commun, parfois de relations communes, qui peut être un lieu d'expression d'une position existentielle de la victime, et/ou de l'auteur. La mise à jour des sens des lieux d'expression au regard de la victime est souvent révélatrice de la personnalité de son agresseur. En général, une disparition signifie : un lieu d'enlèvement, un lieu ou des lieux d'actes criminels, un lieu d'abandon du corps. Cela se retrouve dans certaines affaires de proxénétisme ou de pédophilie. La révélation des sens constitue une mine d'informations. Paradoxalement, comprendre les lieux permet parfois d'évacuer la victime du centre des recherches pour ne se concentrer que sur un auteur (cas où la victime n'a fait que traverser un lieu d'expression de position existentielle de son agresseur. Situation où elle ne représente pour l'agresseur qu'un élément aléatoire dans sa représentation, mais nécessaire pour l'exécution du scénario imaginaire).

En général, les endroits ont tous été choisis par l'agresseur, parfois après de longues réflexions. Ils constituent des choix identifiants car consciemment ou non, l'auteur met une part de lui-même. Ces endroits, s'ils ne sont pas directement un lieu d'expression de position existentielle de l'auteur, s'en approchent par la reproduction fidèle dans ce qu'ils représentent. Il s'agit de types d'endroits où le climat, le(s) sens du lieu, lui correspondent. Comme les lieux où il s'exprime et s'équilibre au quotidien.

Pour l'action criminelle, l'agresseur est en recherche d'un espace de sécurité, favorable à la commission de l'acte tel qu'il existe au scénario imaginaire. La notion de bénéfice psychique est généralement très présente à ce niveau, car très fréquemment c'est elle qui va déterminer le choix de l'agresseur. L'analyse psycho-criminologique tend à rapprocher les sens de ces lieux et les croise avec d'autres endroits, liés aux lieux d'expression de positions existentielles d'agresseurs identifiés, ou de lieux liés à des actions criminelles. Dès lors, la notion de parcours criminel se fait jour, soit quant aux lieux, soit quant aux faits, soit quant aux auteurs.

4- L'analyse criminelle ne se limite pas à l'interprétation du sens de l'acte, elle se poursuit au-delà, notamment lors d'expertises judiciaires où l'analyste criminel est autorisé à assister les enquêteurs dans l'ensemble des phases de l'enquête. Nous constatons que devant un manque d'éléments matériels, ceux-ci se trouvent assez vite démunis méthodologiquement. Il est surprenant de voir s'évaporer des informations quand les témoins évoquent : « Depuis le temps que cela devait arriver », ou « ce n'est pas quelqu'un d'ici, on se connaît tous ». Ce sont pourtant les premiers éléments relatifs à la détermination d'un climat. L'appréhension différente de l'action criminelle est souhaitable dans ces services, cela dès la phase de police technique et scientifique. Cela se réalise occasionnellement et conduit à des résultats. L'organisation d'un questionnement approprié des témoins, comme des personnes suspectées, est à mettre en place. Les stratégies d'audition actuellement appliquées sont trop souvent d'une autre époque, basées sur le rapport de force, ou mêlant le sentiment. Rien n'est réellement entrepris sur les personnalités qui doivent pourtant être au centre du discours. Quant à la pertinence des rapprochements, la notion de parcours criminel n'entre pas dans les outils à la disposition des services d'enquêtes judiciaires, ce qui implique de constamment renouveler l'analyse.

Conclusion

L'analyse psycho-criminologique, en révèle, au travers du sens de l'action criminelle, l'acte vrai. C'est-à-dire l'action envisagée par l'auteur, non obligatoirement réalisée d'ailleurs et qui constitue la base du scénario imaginaire, pose la notion d'empreinte psychologique. Les choix en permanence renouvelés de l'auteur au travers des séquences psychodynamiques et temps psychiques, lors de l'application du scénario imaginaire, sont particulièrement identifiants, car uniques. Ils renvoient à sa personnalité, révélée à travers ses positions existentielles et leurs lieux d'expression. Les actions de l'auteur sont traduites dans chaque phase de l'analyse criminelle, ce qui rend clairement visibles les actes de déviance, les états de trouble, de l'apparente représentation du crime tel que l'agresseur a souhaité le présenter.

Les réponses aux questionnements psycho-crimologiques conduisent à révéler des parcours criminels complexes que l'ensemble des outils de l'institution ne peut actuellement détecter.

Les homicides sexuels. États des lieux

Loïck M. Villerbu et Philippe Génuit

Introduction

Le choix n'a pas été de faire un état des lieux démographique des populations pour en estimer l'ampleur et les problèmes socio-politiques qui en découlent.

Il s'agit ici de produire une réflexion [1] sur un phénomène dont on commence à percevoir en quoi il a contribué à modifier nombre de nos représentations, de nos ancrages au quotidien, tant du point de vue professionnel scientifique que personnel.

1- L'énonciation du crime, questions épistémologiques

1-1- Que veut dire décrire un crime en recourant à la psychiatrie ?

Le manuel de classification des crimes de Douglas et al. renvoie son lecteur intéressé par les agressions ou crimes sexuels à deux chapitres : l'un traite des crimes où la présence de comportements sexuels apparaît déterminante, l'autre traite des agressions à caractère

---

1. En se référant à l'activité scientifique et professionnelle en France.

sexuel où une victime est mise en obligation et contrainte de participer à des activités dont le caractère sexuel est affirmé. La combinaison de ces 2 traits offre 4 types d'homicides sexuels d'un coté, 4 modes d'agressions ou crimes de l'autre.

Sur quels items significatifs s'inscrivent les descriptions mentionnées comme autant de traces (des choses vues) ou de pistes (leur interprétation) de *modus operandi* ? Quels sont les critères implicites de telles coordonnées ? Quelles confusions de registre, de rationalité est-on amené à faire quand se pose le problème de transposition de ces critères dans des finalités en marge de la création de cette classification, en dehors de la recherche détective elle-même ? C'est tout le problème du passage d'une analyse exploratoire, imputative à une analyse psychopathologique et à l'usage critiquable des catégories pseudo-nosographiques dans un but de description comportementale [2].

Le profil d'investigation est clair : il prend en compte les besoins d'une analyse détective, exploratrice, il vise à produire des modes d'anticipation des indices, à la manière dont opère le « Diagnostic and Statistical Manual of Mental Disorders » en produisant des comportements rangés par rang et fréquences d'occurrence. Des caractéristiques agressologiques et victimologiques sont alors inventoriées. Deux niveaux d'analyse criminelle sont impliqués. Au plan comportemental, on peut dire qu'ils sont les prémisses de l'analyse des situations sérielles criminelles ou encore analyse sérielle [3].

---

2. M. Benezech (1995), De quelques perspectives médico-psychologiques sur les homicides sexuels. Présentation de trois observations. *In Annales Médico-Psychologiques*, 153, n°8, pp. 501-511 ; Voir aussi (1992), Les tueurs en série, *In Forensic*, 1, 26-32 ; (1994) Des crimes fous commis par les fous et les autres, *In Forensic*, n° 5, pp. 41-44.

3. L. M. Villerbu (2002), Le polymorphisme délinquantiel et l'analyse sérielle, *Le Journal des psychologues*, mars, 2005, pp. 53-56 ; P. Le Bas, F. Balland, J. M. Le Masson (2003), Le criminel sériel, de la nécessité d'une nouvelle approche psychologique, *In* L. M. Villerbu, A. Ambrosi, B. Gaillard, P. Le Bas, *Dangerosité et Vulnérabilité en psycho-criminologie*, L'Harmattan, pp. 100-157 ; S. Harrati (2003), *La criminalité des femmes. La sérialité comme modèle d'études du processus acte*. Thèse de Psychologie, Psychopathologie et Criminologie, Toulouse-Rennes.

En posant la possibilité d'une homologie entre les traces et l'appareil mental du criminel, le modèle technique impliqué est tantôt celui de l'analyse projective [4] tantôt celui de l'analyse cognitive.

Puisque la scène est supposée « mise en scène », des organiseurs (mode de gestion) projectifs et cognitifs sont recherchés sur la base d'un état organisé, désorganisé, mixte et sadique. Qu'elle est l'entrée en force ici réalisée ? Que vient dire dans ces oppositions organisées/désorganisées la notion d'homicide à gestion mixte, la référence sadique ?

D'un point de vue critique et clinique, ce sont les raisons avancées qui sont alors tout à fait intéressantes. La désorganisation a des causes multiples mais renvoie plus à une faille dans une organisation anticipée ; faille expliquée par le nombre d'agresseurs, des évènements inattendus, la résistance de la victime, le peu d'expérience, une intoxication. On dira d'un meurtre qu'il est sadique quand il a pu être établi que des actes sexuels ont accompagné une fantasmagorie sadique. L'étude victimologique d'un meurtre sadique montre des éléments très proches de ce qui a été décrit pour une gestion organisée de l'homicide sexuel. Et on notera surtout qu'il y a vraisemblablement dans la mise en scène elle-même des éléments de composition qui tiennent à une identification partielle à la victime dans la mesure où la satisfaction de l'agresseur tient aux réponses de la victime, aux tortures et sévices imposés. La mise en scène est une composition.

Ainsi, se construisent des contextes criminels dont chaque élément amène à poser, par association raisonnée et empirique, des anticipations : un auteur virtuel dans un espace temps virtuel. Un *rapport d'homologie* s'élabore : de la morphologie des modes de gestion supposée l'on va tendre à produire une forme d'auteur en opérant par convergence et accumulation d'indices externes et internes. Une chronotopologie élabore des chroniques de lieux discriminés dans le temps de l'horloge tandis que des représentations, des esquisses de rapprochements entre faits et gestes imaginent des auteurs virtuels.

Description médico-légale, description scénique du crime servent de supports à une série de reconstructions - reconstitutions. La psycho-pathologie criminelle est interpellée dans sa capacité supposée à poser des interprétations sur la mort dans la mesure où celle-ci est

4. L. M. VILLERBU (1998), *Psychopathologie projective*, éd. A.R.C.P., Rennes, Laboratoire de Cliniques Psychologiques, Psychopathologie et Criminologie.

supposée soit attendue, soit accidentelle. Quand elle est censée être attendue, l'interprétation psychiatrique rencontre ces catégorisations sadiques ou délirantes ; lorsqu'elle est accidentelle la psychiatrie est obligée de faire référence à des catégories qui n'ont pas de critères assurés, soit qu'analogiquement au crime sadique, il s'agisse ici d'un faire-taire pour échapper au regard (achever la consommation sexuelle), à la justice (ne pas avoir de témoins) ou bien sur l'autre versant, qu'un accident se soit produit faute de contrôle suffisant de l'état de la victime (strangulation contrainte, jouée) ou de l'environnement (tomber sur un coin de table, de cheminée, de caniveau... réactions coléreuses à une résistance).

C'est l'opération interprétative consistant à faire se recouvrir des modes de gestion avec des modes d'interprétations psychiatriques qui est contestable, puisqu'une telle opération suppose un lien direct entre un comportement et une causalité univoque. Il ne s'agit plus alors d'un lien logique analogique, mais de l'usage d'une métaphore réifiante à la manière dont on va dire tel père tel fils, comme si cela était directement apparent.

C'est lorsqu'on passe des items définissant une trajectoire pénale, le modus operandi, l'impact de l'acte sur le meurtrier lui-même vers des considérations psychiatriques, qu'on voit le mieux que cette traduction sert plus la psychiatrie qu'elle ne donne de l'information au détective. C'est moins le contenu de la démarche bipolaire que la prescription d'une bipolarité qui est instructive dans la quête détective. La typologie d'une gestion meurtrière informe l'analyse détective bien plus que des considérations psychiatriques. Par contre, l'expert psychiatre peut quant à lui pour ses besoins diagnostiques trouver une information pertinente dans les contenus des typologies. Bien vraisemblablement, le recouvrement des deux analyses naît de distorsions cognitives dans la mesure où, à partir d'un vocabulaire appareillé, elle conclut à l'identité de choses.

Le travers fondamental consiste à vouloir passer de l'analyse d'une scène de crime, à la confection d'un portrait robot. Or, il n'y a de scène qu'à créer du contexte et des associations contextuelles et là, ce qui manque importe plus que ce qui est trop visible. C'est la vérification des associations contextuelles qui va poser l'identification et construire l'imputation. Un contexte est mis en expérience ou en observation. C'est cette expérimentation *in vivo* qui trace et dessine des esquisses, des chemins empruntés, et des rencontres qui ont laissé des traces pour s'ordonner éventuellement en témoignages. Nous redécouvrons ici, dans un contexte de gestion de l'enquête [5] ce qu'a pu être toute l'histoire de la criminalistique moderne, non plus centrée sur des traces du corps ou sur des allégations, mais dans l'espace mental du détective.

L'abîme est-il infranchissable ? Certainement, tant qu'il n'y aura pas de franchissement des obstacles corporatifs (outre des questions de secrets et de discrétion que l'on entend fort bien), tant qu'on ne considérera pas que la chose criminelle est susceptible de dire quelque chose de la nature anthropologique de l'homme et restera au rang de technicité un peu plus performante. Il y a une intelligibilité de la chose criminelle dont l'accès restera vraisemblablement interdit tant que les éléments informatifs ne tireront leur existence que d'une procédure d'instruction criminelle ou d'une procédure d'investigation psychiatrique. Enfin, cette distinction malades / non-malades a la vie dure dans la mesure où ce qu'elle donne à entendre (qu'il n'y a que deux catégories de criminels) est depuis la fin du XIXe siècle fort contestée [6]. Cette contestation s'est encore trouvée renforcée par les dernières études menées en France en 2002 sur l'état mental de la population incarcérée...

1-2- Un renouvellement des éléments structuraux du diagnostic psycho-pathologique

La personnalité et l'analyse clinique psychopathologique, institutionnelle de C. Balier ont fortement influencé en France le modèle actuel de la criminalité sexuelle, liée ou non à un homicide. En se désolidarisant du mode opératoire (*modus operandi*), il a contribué à poser une clinique phénoménologique et structurale. Dans une analyse détective, l'acte judiciarisé est circonscrit par la nomenclature juridique des infractions. L'acte d'analyse structurale inscrit tout phénomène dans une sériation et celle-ci est définie par le média de processus psychique. De l'énonciation ou de la construction du crime,

5. F. CHAUVAUD (2000), *Les experts du crime. La médecine légale en France au XIXe siècle*, Aubier Collection historique, Paris.

6. F. PACTET (1891), révèle dans sa thèse que nombre de condamnés sans correspondre totalement aux catégories définies par l'article 64 de l'ancien Code Pénal de 1810, sont des aliénés, travaux repris en 1895, en 1900 par H. Monod qui en chiffrait le % à 37,6. Travaux cités dans l'ouvrage précédent, p. 162, sq. On comprend l'importance des débats couverts par la conférence magistrale de Gilbert. Ballet en 1907, *L'expertise médico-légale et la question de la responsabilité*, Paris, L'Harmattan, 1999. M. RENNEVILLE (2003), *Crime et folie*, Fayard, Paris.

l'analyse structurale tend vers l'énonciation d'une psychopathologie criminelle. Une substitution s'opère, l'analyse du *modus operandi* laisse la place à celle du *modus vivendi* : modes d'être, modes d'expression de l'agi. Deux faits sont notables : le décentrement de l'énoncé judiciaire, la bi-axialisation de l'énoncé psychopathologique.

Le décentrement de l'énoncé judiciaire vers un énoncé psychopathologique donne lieu, en ce qui concerne les crimes et délits sexuels, à une analyse en terme de contingence et de prévalence. Contingence : un acte est rattaché de manière incidente et aléatoire à une structure psychopathologique. Prévalence : un acte se réfère et s'inscrit de manière persévérante à un fonctionnement psychique. Psychocriminologiquement, cela catégorise les crimes en crimes incidents et en crimes référents. On voit l'effet sur le pronostic : s'il est difficile d'émettre des pronostics sur ce qui est contingent, la raison peut être plus assurée dans le cas de la prévalence.

L'énoncé psychopathologique se donne en deux axes différenciant la perversion sexuelle et son scénario d'érotisation où les violences au service du sexuel, de la perversité sexuelle et son scénario de violence où le sexuel est au service de la violence.

Le *modus vivendi* de la perversité sexuelle dans sa face morbide implique une destructivité, une effraction de l'être, la maltraitance, la mort et, par là, l'homicide sont prévalents ; l'acte sexuel n'étant qu'un élément modulaire.

Le *modus vivendi* de la perversion sexuelle dans sa morbidité implique, par contre, un détournement de l'être et de ses biens (ce qu'il en est de toute propriété) où la violence n'est qu'un élément modulaire d'une mise en scène du sexuel (telle qu'on peut la rencontrer dans l'exhibitionnisme, l'échangisme et le fétichisme).

Un scénario d'érotisation renvoie à ce qu'il est convenu d'appeler la débauche au plan socio-moral. Il s'agit d'une atteinte à l'intimité qui, si elle est remarquable dans la pathologie de la perversion, se rencontre aussi sociétalement dans une autre forme de détournement d'alliance que sont les pratiques sexuelles tarifées, encore appelées pratiques prostitutionnelles.

Un scénario de violence renvoie à ce que nous appelons la maltraitance, mais aussi les actes de barbarie (plan socio-juridique). Violence essentielle, fondamentalement impliquée, qui, au plan psycho-pathologique s'énoncera tantôt en psychose ou en psychopathie.

Un tel scénario destructeur est une atteinte à la sphère publique. Cette atteinte à l'identité sociale (narcissisme et intégrité) remarquable, dans la perversité sexuelle et psychotique, se rencontre aussi sociétalement dans une autre forme de destructivité de filiation et de transmission dans la pratique du terrorisme.

On dira alors que le recours à l'acte, théorisé par exemple comme mécanisme de défense contre l'angoisse d'anéantissement, illustre bien la faillite existentielle. Le pulsionnel exprimé à l'excès vient compenser un défaut existentiel. Les conséquences d'une telle perspective déploient un espace de pensée encore renouvelé. Dans l'agir violent et meurtrier, nous sommes en mesure de différencier ce qui ressort d'un effet d'agressivité référé à la sphère existentielle de la possession et ce qui ressort d'un effet d'impulsivité lié à la sphère pulsionnelle de la passion. Cela aura des conséquences évidentes dans la conceptualisation de la démarche thérapeutique.

2- Des faits et des lois

La création de l'article 64 de l'ancien code pénal inaugurait et installait une autre représentation des rapports de l'homme à la loi et plus particulièrement, des rapports du fou et du criminel, du magistrat et du médecin, de la médecine et de l'art pénitentiaire. Désormais, des politiques criminelles allaient côtoyer des politiques de santé mentale et de propositions sociales. Une nouvelle histoire du crime et du criminel se développait. Elle a été scandée par des propositions de lois qui ont toutes donné lieu à détractions, critiques et exigences nouvelles. Force est pourtant de constater que le destin de ces lois a amené plus d'un changement institutionnel, ne serait-ce que pour en contourner la rigueur. L'année 1954 et la loi sur les alcooliques dangereux amènent des modes d'hospitalisation souvent impossibles [7] mais initiant, qui vont devenir quelque 20 ans plus tard des formes originales d'unités thérapeutiques dans une compréhension renouvelée de la position alcoolique chronique. Rappelons qu'elle fut initiée pour des alcooliques s'opposant à toute désintoxication volontaire et ne présentant pas de troubles mentaux, tels que ceux définis par la loi du 30 juin 1838. L'année 1970 allait proposer un régime autre que strictement pénal aux consommateurs de drogues obligeant à créer des uni-

7. P. Bailly Salin, La loi du 15 avril 1954 sur les alcooliques dangereux, son application, L'information Psychiatrique, septembre, N°7, pp. 629-633 : « la loi du 15 avril 1954 apporte au médecin la solution de certains problèmes difficiles à condition que son esprit général soit bien compris. D'après cette loi il n'est plus nécessaire d'attendre un delirium tremens, une cirrhose du foie ou une tentative criminelle pour intervenir » ; La revue du praticien, Tome XIV, n°4, février, pp. 443-447.

tés thérapeutiques. Dans les deux cas, la contention et la répression de la consommation, allaient recevoir une organisation médicale et psychologique. Une position, tant politique qu'éthique, répressive que médicale, reprenait les grandes orientations menées pour la lutte des maladies infectieuses telle que la tuberculose.

Une inquiétude sociale relayée politiquement, s'organisant en groupes de pressions divergents, est au centre de ces modifications. La loi inaugurale du 17 juin 1998, relative aux auteurs d'infractions sexuelles et de protection des mineurs, se pose dans un contexte analogue.

D'abord des thèses anciennes et récurrentes préconisaient des mesures de sûreté dans le champ pénal. Mais déjà en 1994, la commission d'étude pour la prévention de la récidive des criminels [8] déposait son rapport auprès du ministère de la Justice à propos du suivi des détenus en instance de libération considérés criminologiquement comme dangereux. Elle proposait une forme de tutelle susceptible de réduire les risques de récidive, un suivi post pénal, « tout condamné confondu », englobant à la fois des mesures de suivi médical et de contrôle social, « sans doute faut-il prévoir, écrivait le rapporteur, à coté du médecin, du psychologue ou de l'analyste choisi par l'ancien détenu, un spécialiste de la discipline officiellement chargé du contrôle des mesures présentes ».

Ensuite [9], une prise de conscience judiciaire, pénale mais aussi collective : l'apparition d'une délinquance encore mal connue, la délinquance sexuelle, amenée près des Cours par l'effort mené dans le corps social afin d'aider les victimes à se faire reconnaître, par le souci de faire entendre au plus grand nombre et notamment aux spécialistes, les ravages psychiques et sociaux subis activement par les enfants, adolescents et adultes de la part des membres de la famille (et non seulement du père ou beau-père) comme des étrangers à celle-ci, les « vols de destin », en quelque sorte. Quelques chiffres sont éloquents : entre 1984 et 1993, le nombre de condamnations pour viols sur mineurs par ascendants a été multiplié par six, les infractions de viols représentaient 67 % des arrêts criminels en 1998 contre 22 % en 1987. On dénombrait 3834 atteintes sexuelles jugées en 1998 pour 1854 en 1994. Ou encore, alors qu'en janvier 1980 les auteurs de viols ou d'attentats aux mœurs représentent 5,5% des condamnés, ils sont 25 % en janvier 2001.

---

8. Rapport Cartier, 1996.

9. P. FAUCHER (2002), La loi du 17 juin 1998 : implications pour le juge de l'application des peines, *In Les cahiers de l'AFIREM*, n° 39, pp. 7-18.

L'inquiétude, les préoccupations aggravées de faits divers (homicides sexuels, assassinats d'enfants, barbarie) vont se précipiter dans une volonté de réponse à la hauteur des angoisses collectives et des considérations politiques. En 1997, un projet de loi instituant une peine de suivi médico-social est avancé. Plus soucieux de soin que de contrôle social, revisitant tout particulièrement la mesure d'obligation de soin, le projet de loi devient en juin 1998 la peine de suivi socio-judiciaire. C'est en août 1999 qu'est publié le premier décret d'application. Le dispositif sanitaire est complet en 2001. Du crime de luxure, comme variété comportementale de l'espèce humaine dans une perspective socio et psycho-morale, on va passer délibérément à la notion d'un quasi-crime contre l'humanité, tandis que s'affirme l'idée de meurtre psychique par médiation ou procuration. La chose psychique fait désormais partie du patrimoine non matériel, que la souffrance qui en témoigne se dise en inconscient ou en apprentissage cognitif, libido ou émotion.

Des soins autrement contraints sont ainsi créés [10] et, avec eux, le problème renouvelé du consentement que le psychiatre avait déjà rencontré lors des traitements psychiatriques hospitaliers [11]. La question n'est pas nouvelle, ce sont les interlocuteurs qui se sont déplacés et viennent prendre place autour, sinon au cœur, du dialogue singulier, essentiel mais aussi écran, médecin - malade : pour un sujet dont les conduites font limites aux modes d'exercices et de savoir d'une médecine interprétée par des considérations tant éthiques que disciplinaires [12], corporatistes que déontologiques [13]. Consentement et secret médical sont alors et ensemble l'objet de visites répétées.

---

10. B. Lavielle (1999), Surveiller et soigner les agresseurs sexuels : un des défis posés par la loi du 17 juin 1998, *In Revue de Sciences criminelles*, janvier, pp. 35-48 ; G. Du Mesnil Du Buisson (1999), Le juge de l'application des peines, entre le coupable et sa victime, dans le cadre du suivi socio judiciaire des délinquants sexuels, *In Chronique*, Dalloz, pp. 496-502 ; X. Lameyre (2001), Pour une éthique des peines pénalement obligées, *In Revue des Sciences criminelles*, juillet, pp. 521-536.

11. J. J. Kress (1994), Psychose et consentement au soin, Session du 2e Salon international de Psychiatrie et Système Nerveux central, Paris, Recueil des abstracts, pp. 78-79.

12. D. Zagury (2000), Vérité et croyance, L'injonction de soins, *In Champ psychosomatique*.

13. L. M. Villerbu, A. Ambrosi, B. Gaillard, P. Le Bas (2003), *Dangerosité et vulnérabilité en psychocriminologie*, L'Harmattan, Paris.

3- Des faits et des changements de procédures : analyse sérielle et refondations légales

La naissance des meurtriers réitérants et ou itinérants, tels qu'on les connaît aujourd'hui, est liée à plusieurs séries de phénomènes et de changements de pensée. Elle touche à la fois à la procédure, à son histoire et à la capacité de mentaliser une certaine discontinuité dans une grande variabilité spatiale.

A partir de 1832, la loi autorise un jury à se pencher sur la personnalité d'un accusé. En 1905, les circulaires les amènent à s'interroger sur des questions très précises dans la mesure où le pouvoir de l'expert se trouve renforcé [14]. La question de la preuve se prescrit dans d'autres conditions, mais de la médecine légale à la psycho-dynamique criminelle, ce que l'on entend par psycho-criminologie, il va falloir attendre longtemps, et en particulier que les Sciences Humaines cliniques comme la sociologie, la psychologie et la linguistique, se systématisent en un discours expérimentable et posent des jalons propres à concevoir ce que peuvent être l'expertise de la preuve, celle d'une histoire singulière organisée en une histoire intérieure de vie, et que le fait criminel ne soit ni une somme d'aléas indéterminés, ni le produit d'une surdétermination sociale ou biologique : que l'accident réponde à une construction et que s'y trouvent saisies les opportunités conduisant au crime.

Ce sera le long chemin du suspect au coupable [15], de l'infracteur virtuel à sa confusion, dans une réalité sociale par le biais d'une réalité psychique : cette dernière était en quelque sorte la dernière née. C'est qu'avant que ne se constitue une figure plus ou moins monstrueuse et morale de l'altérité dans une figure du crime au cours de procès, l'instruction policière en élabore de multiples, sur des bases pragmatiques et procédurières. Ce sont les fondements pragmatiques qui, en premier chef, intéressent le chercheur en sciences humaines cliniques. Comment se schématise une recherche entre procédures, inventions, vérifications, médias et gestion des ressources humaines ? Comment la construction de l'infraction élabore un infracteur, un auteur virtuel et comment celui-ci contribue à imputer à un individu la possibilité d'en être l'acteur ? Cette gestion d'une crise de la pensée entre auteur virtuel et acteur réel, à travers un processus d'imputation sollicitant de

---

14. F. CHAUVAUD, *op. cit.* pp. 86 sq.

15. R. LEY (1987), *Du suspect au coupable, le travail de la police judiciaire*, Paris Méridiens ; J. KLINKSIECK, M. BERLIERE (1995), L'institution policière sous la troisième république, Thèse, Université de Bourgogne.

manière particulière les négations et dénégations, s'illustre au mieux dans l'invention des criminels réitérants/itinérants.

Il a fallu construire contre l'évidence [16] et son emprise pour donner naissance à une nouvelle analyse à la fois judiciaire et psychologique. Quatre obstacles au moins sont repérables de l'un et l'autre côté :

Contre la discontinuité, élaborer la continuité. Penser un champ psychologique dans lequel les activités ne sont pas ponctuelles, ne se succèdent pas au hasard des opportunités et surtout ne répondent plus à la logique de l'utilité et du profit pour soi. Penser une rationalité au-delà de l'utilitaire ou du comportement de profit dont le modèle est : « cherchez à savoir à qui profite le crime ». Dépasser de fait une variété de contextes pour élaborer une variation de situations contextualisées, ordonnées autour d'une ligne de force qui ne s'impose plus d'emblée.

Contrer l'idée d'une parfaite morphologie entre un acte qui paraît fou, tant se trouvent dépassées les limites de l'interdit qu'on ne peut même pas imaginer qu'elles fournissent la base de la jouissance, et un individu fou tel que le donnent les images d'Épinal. Penser un criminel comme un homme qui connaît les conventions et sait les adapter, dont les comportements criminels existent chez lui à côté d'autres comportements, sans interférence et sans qu'il n'en souffre ni pour lui ni pour la victime, c'est-à-dire qu'il puisse demeurer à côté d'un acte dont il a à apprivoiser la réitération par avance.

Contre la règle juridictionnelle et géographique, qui n'admettait pas de lien a priori entre deux affaires et ne pouvait pas en voir dans la mesure où les praticiens de la recherche détective étaient également soumis à demeure, poser de droit le lien entre procédures et se référer à une technologie de rapprochements des faits.

Dépasser la logique de procédure, d'instruction et de qualification qui prenant un acte l'un après l'autre, l'un sans l'autre, à partir du moment où ils n'apparaissaient pas unis dans le temps d'une péripétie contrôlée ou raisonnée, ne pouvait concevoir une suite criminelle tant hiérarchique que dynamique. Suite qui va inaugurer avec l'ère de l'informatisation [17] de nouvelles recherches criminelles, tant psycho-dynamiques que praxéologiques, contraindre à penser autrement les

16. R. RESSLER (1993), *Chasseurs de tueurs*, tr. fr. Presse de la Cité, Paris.

17. S.A.L.V.A.C. et V.I.C.A.P.

moyens et techniques d'investigation, les modes de formation [18]. La construction de la preuve se passe de la religion des aveux, ou encore celle-ci en représenterait une forme archaïque de toute puissance individuelle alors que la première consacre l'effort du groupe et de la collectivité scientifique, passage de l'aveu comme preuve à l'aveu, comme orientation d'enquêtes. Depuis le « besoin d'avouer » identifié par les cliniciens, les retours d'aveux auxquels sont familiers les praticiens de l'instruction, une forme probabilisée de réfutation est en voie de construction dans la mesure où plus aucune trace ne se donne d'emblée dans la réitération itinérante ou non : elle passe par un psycho-diagnostic des *modus operandi* et des *modus vivendi*, des essais d'auto-décriminalisation. Une représentation opératoire de l'espace psychique apparaît désormais nécessaire dans la praxis détective.

4- Des études de cas : la mort et l'angoisse

La destructivité se lit ou s'interprète sur deux registres. Le fait de pouvoir soutenir une telle destructivité dans la réitération et de vivre à côté ou parallèlement à ce qui a été posé sans appropriation, sans que cela fasse de l'être, du territoire, de la relation ou du temps, s'analyse selon les registres psychotiques, pervers et psychopathiques (que cela aille pour ce dernier de l'identification psychiatrique classique aux troubles de la personnalité *as if* de l'imposture, ou du narcissico-pervers, des analyses précédentes en termes de prévalence et de contingence) dans un contexte généralisant où la notion de narcissisme est actuellement dominante. La contamination des champs théorico-pratiques a cela comme inconvénient que si l'on a le même mot pour dire, la signification est différente [19]. Un terrain d'entente a minima peut sans doute être recherché dans la présence de l'angoisse et de la mort dans l'une et l'autre des structures : ce qu'il en est de ces deux vecteurs, en quelque sorte dans la construction structurale.

---

18. Par exemple le Groupe d'Analyse Comportementale (G.A.C.) de la Gendarmerie Nationale. Voir également L. M. VILLERBU, *op. cit, Journal des Psychologues.*

19. La nosographie psychanalytique et notamment lacanienne use de références dont le choix premier est bien de dire autrement autre chose si on compare les vocables utilisés dans l'un et l'autre des systèmes : ainsi ce qui va se dire en psychose et encore plus pour ce qui s'identifie en psychopathie dont la possibilité théorique n'existe pas.

Peu de travaux ont encore été publiés sur le rôle des médias et de la presse dans la construction des faits. Il existe peu de biographies commentées et susceptibles de servir à une didactique de la sérialité [20]. Les travaux de Claude Balier, de Daniel Zagury [21] , psychiatres et psychanalystes, expert pour ce dernier, réalisés sur des bases psychopathologiques et d'expériences assurées, sont actuellement les plus déterminants en langue française.

D'autres auteurs se sont lancés dans des extrapolations sur lesquelles on doit dire qu'il manque dramatiquement une quelconque expérience de terrain. Il s'agit d'un problème général de passage d'expérience (professionnalisation par imprégnation ou en formation continue et par le biais de tiers) mais aussi de décantation : le moment où le spectaculaire d'une violence pornographique recule pour laisser place à une rationalité critique.

Pour illustrer nos constructions précédentes, nous prendrons quatre exemples susceptibles d'illustrer, en fin de compte, la différence entre *modus operandi* et *modus vivendi* : le choix des sources conditionne les analyses psychopathologiques et criminologiques. L'hétérogénéité des sources, tant dans leur contenu que dans le mode de recueil, est illustrative. Si le modus operandi, comme nous l'avons dit, a quelque opérativité encore à renforcer dans l'analyse détective, il n'a pas la pertinence d'une analyse psycho-criminologique du modus vivendi dans une analyse sérielle qui reste encore à élaborer [22].

---

20. Les histoires de cas proposées par Stéphane BOURGOIN sont une bonne initiation à cette littérature. Également, Y. STEFANOVITCH (1993) *Un assassin au dessus de tout soupçon*, J'ai lu, Coll. Crimes et enquêtes, Paris. On peut également se confronter aux travaux de L. NEGRIER DORMONT et R. NOSSINTCHOUK, J.P. BOUCHARD, C. CHERKI NICKLES et M. DUBEC.

21. D. ZAGURY (1997), *Le tueur en série*, In A. GARAPON, D. SALAS, *La justice et le mal*, pp.19-49, éd. O. Jacob, Paris ; *Entre psychose et perversion narcissique*. Une clinique de l'horreur : les tueurs en série, *In L'Evolution Psychiatrique*, 61-1, pp. 87-112. (2001) ; Du malaise psychopathique dans la civilisation du tueur en série, *In L'Evolution psychiatrique*, 66, p. 587-601. (2002) ; Les serials tueurs sont-ils des tueurs sadiques ? *In Revue Française de Psychanalyse*, n° 4, pp. 1195-1213.

22. L. M. VILLERBU (2003), Psychopathie, comportements antisociaux et évaluation des risques ; Pascal LE BAS (2003), Profilage et évaluation des risques. Communications au 2ème Congrès International Francophone Les Auteurs d'agression sexuelles, Bruxelles. A paraître, les Cahiers de Cliniques Criminologiques, éd. A.R.C.P., Rennes, Institut de Criminologie et Sciences Humaines.

4-1- Bernard

Sentence et faits : Bernard a été condamné à la réclusion criminelle à perpétuité pour viol par ascendant, tortures et actes de barbarie ayant entraîné la mort. Son épouse aura une peine de 15 ans de réclusion. Dans les faits, la qualification, l'incrimination juridique de viol, est constituée par l'introduction d'un manche à balai dans l'anus de sa fille âgée de deux ans. La violence du geste a, a posteriori, entraîné la mort de l'enfant.

Contexte historique : Bernard est fils unique. Il a vécu son enfance de façon recluse sous la tyrannie d'un père et la présence d'une mère faisant alliance, sinon asservissement, avec son mari. Il sera contraint d'abandonner ses études pour reprendre le métier de son père. C'était un enfant et un adolescent décrit comme inhibé, renfermé. Il n'aura pas, avant sa mise en ménage, d'autres expériences sexuelles ou amoureuses. C'est dans ce cadre conjugal qu'il s'opposera pour la première fois dramatiquement à son père. La conséquence est qu'il sera chassé, banni, exclu de la famille par ce dernier. Les rapports de couple se détériorent avec la grossesse de l'épouse. La maternité accroît les dissensions. Des actes violents sont posés par lui, jusqu'à présent timoré et peu expressif. Le couple se montre rapidement maltraitant envers l'enfant. La brutalité est aussi présente entre eux qu'avec l'enfant. L'enfant sera retiré par l'A.S.E. Un suivi médico-psycho-social est proposé et accepté. Les obligations seront suivies. Les conflits conjugaux s'apaisent. Sans doute est-il intéressant de préciser que l'épouse est une enfant placée antérieurement par l'A.S.E. L'idéologie familiale de l'institution de placement pousse à une recomposition familiale, l'enfant est donc rendu à ses parents alors même que ni Bernard ni sa femme ne se sentaient aptes à le reprendre à la maison. C'est ce qu'ils diront par la suite.

Contexte existentiel proche : le climat familial va de nouveau se détériorer, les actes de maltraitance reprennent. C'est dans ce contexte que se déroule l'acte criminel. Ce jour-là, la conjointe de Bernard s'absente longuement du domicile. Il a la charge de l'enfant, il s'en occupe de façon distraite et distante quand il s'aperçoit qu'elle a fait ses besoins et notamment déféqué sur la moquette du salon. Il est pris d'une telle rage qu'il frappe l'enfant et dans cette colère la sodomise avec un manche à balai : telle est du moins la chronologie qui sera reconstituée et permet de poser les bases d'un modus vivendi. Cette violence suscite chez lui une excitation qui l'amène à aller se masturber dans les toilettes. C'est à ce moment que rentre sa femme. Ils auront une violente dispute et peu de temps après, devant l'état de leur fille, il l'amène à l'hôpital où elle décèdera. Les soignants feront un avertissement au Parquet, les parents seront mis en examen et incarcérés.

Incarcéré, Bernard cherchera, avec véhémence, l'assentiment de sa compagne pour une union officielle, elle décidera de la rupture. Dans les entretiens thérapeutiques, Bernard évoquera, à plusieurs reprises, son acte criminel. L e propos est toujours le même : « Je n'ai pas supporté le sale de sa merde... je ne supporte pas ce qui est sale... je l'ai puni par là où elle avait péché, avec l'instrument de la propreté ».

Questions diagnostiques : Crime sadique organisé ou crime inorganisé ? Une attitude sadique ne fait pas le sadisme, et la non préméditation est apparente. En tous les cas, on voit mieux ici comment se distinguent les scénarii d'érotisation et les scénarii de violence, ainsi que le caractère incident du sexuel par rapport à l'inhérence de la destructivité mortifère. Le recours à l'agir, au moins est-ce l'hypothèse que nous reprenons, se développant en tant que défense contre une menace d'anéantissement : une mort réelle contre une mort psychique.

4-2- Alain

Sentence et faits : Alain, 30 ans, a été jugé et condamné par une cour d'assises française à la réclusion criminelle à perpétuité assortie d'une peine incompressible de 30 ans pour homicide volontaire, viol aggravé, actes de tortures et barbarie. A savoir, pénétration anale par un bout de bois, coups et strangulation ayant entraînés la mort. Les faits se sont déroulés dans un petit bois en bordure de ville où il avait son domicile familial. Il était à cette époque marié et père de deux enfants.

Il était alcoolisé lors des faits. Cette alcoolisation était liée au climat anxieux dû, en parti au moins, à un examen qu'il devait passer et dont la réussite pouvait améliorer son niveau de vie. Il est issu d'une famille ouvrière, la fratrie était nombreuse. Selon ses dires, il aurait été sexuellement agressé par un grand frère quand il avait une dizaine d'années.

Contexte historique : On saura peu de chose sur son histoire, tant il sera muré dans un silence entretenu sur lequel il ne reviendra que très longtemps après la sentence. Il avait déjà été condamné pour agressions sexuelles et viol. Adolescent, il aurait purgé une courte peine en centre de détention pour mineurs. La problématique des violences sexualisées n'ayant pas alors la résonance sociétale et juridique actuelle. Quelques années plus tard, il fut jugé et condamné pour le viol d'une jeune femme à 10 ans d'emprisonnement. Durant cette incarcération, il ne rencontra pas de psychothérapeute. Une double raison peut être à cela : il n'était pas demandeur d'un travail psychologique et, à cette époque, l'offre thérapeutique était restreinte en milieu carcéral français, à la portion congrue.

A sa sortie de prison, il se maria, s'éloigna de son lieu de résidence originaire. Trois enfants naîtront. Les échos qui ont pu parvenir de son exercice parental n'ont pas laissé suspecter une défaillance violente ou négligente de celui-ci. Les rapports conjugaux ont pu être définis comme étant stables. Ils commençaient, visiblement, à se détériorer à l'occasion de la situation amenée par l'examen.

Contexte existentiel proche : évitant de se rendre à la séance d'examen, après s'être alcoolisé, il va prendre un chemin détourné passant par le petit bois où il va rencontrer la victime, une jeune fille de 11 ans. Il va d'abord la suivre, avant d'enclencher sa violence meurtrière ; laquelle, on le saura, sera liée à une problématique d'impuissance sexuelle lorsque son regard croisera le sien. Alain, du fait de ses condamnations précédentes, était fiché par la police. Il sera appréhendé et confondu par les indices laissés et sera incarcéré après avoir avoué ses actes lors de la garde à vue. A son arrivée en maison d'arrêt, il est rapidement pris en charge par le service psychiatrique pénitentiaire, par mesure de protection. Il va se rétracter devant le juge d'instruction et aura, envers les soignants, une position de négateur tout en participant à leur proposition de suivi thérapeutique institutionnel. Les analyses cliniques de cette période, et notamment un travail projectif par l'utilisation thérapeutique du Make A Picture Story (MAPS), vont révéler derrière un discours défensif, une vulnérabilité psychique persécutive envers l'entourage familial et le genre féminin.

Questions diagnostiques : le procès réalisé et l'arrêt de la Cour d'Appel confirmé par le rejet d'un pourvoi en cassation, Alain va investir la rencontre thérapeutique et dévoiler les *modus operandi et vivendi.* Cela se fera à l'occasion de la lecture accompagnée des expertises psychologiques, stratégie de soins incluse dans le protocole thérapeutique. Il apparaîtra alors clairement que la jouissance s'obtenait par une destructivité agie sur un tiers et que cette condition a priori est portée, à l'occasion, par la rupture d'un système interpersonnel d'échange intime : lorsqu'il est mis en demeure et au défi de démontrer, dans la réalité ce qu'il s'efforce de faire croire à l'autre. L'agir violent et destructeur d'apparence organisée ne se mettait en acte que dans des conditions d'effraction où le regard et l'inquiétude de l'autre déclenchaient les conditions d'un vacillement. La catégorisation de tortures et actes de barbarie peuvent faire penser à une sadisation de la jouissance, ils ne participent cependant pas, ici, d'un scénario circonscrit au sadisme en tant que tel.

4-3- Henri Vidal

Sentence et faits : il a trente-neuf ans lorsqu'il décède au bagne de Guyane, 4 ans après sa condamnation au tout début du XIXe siècle (1901). La peine de mort avait été commuée en travaux forcés à perpétuité. Parmi le peu d'ouvrages disponibles, si l'on excepte quelques témoignages en français, il faut citer celui des historiens P. Artières et D. Kalifa qui, en partant du traitement original des archives Lacassagne, réalisent une réelle expertise des textes concernant Henri Vidal, dit le tueur de femmes.

Contexte historique : second enfant, il est chétif et malingre, il n'était pas prévu qu'il vive. Il avait un père syphilitique, peut-être alcoolique, en tous les cas fort coureur. Il est né trois mois après la mort de celui-ci, dont il est dit qu'il avait été fort traumatisé par l'incendie d'un hôtel. Ce père était orphelin. Ils étaient 4 dans sa fratrie, 2 sont morts de la poitrine. La mère de Henri avait (peut-être) une ascendance épileptique côté père, le milieu était tuberculeux et les morts l'entouraient, sœur et frère. Henri a fait des convulsions, était encore énurétique à l'adolescence, il avait peu d'amis. On le raconte fugueur. On sait qu'à 15 ans, alors qu'il est en pension, il fait une fièvre typhoïde qui va le laisser très démuni et qui va l'orienter très différemment de ses rêves. Il voulait faire St Cyr, il se retrouve avec des troubles de la mémoire et des asthénies répétées. De retour à la maison maternelle, un hôtel, il sera homme à tout faire, au salaire toujours insuffisant et fera à maintes reprises l'observation très revendiquante que sa mère tire profit de lui, en même temps, qu'elle idéalise son aîné et l'empêche d'avoir les relations qu'il désire, notamment avec son grand-père. Lui-même qui se voit de caractère plutôt aimable, doux et timide est vécu comme sournois, tandis que le frère, Léopold, est vigoureux, intelligent, exubérant et actif. C'est vers 18/20 ans qu'il commence ses allers et venues, des départs peuvent être manqués pour des souhaits de travailler ailleurs. Il commet des vols, cambriolages et des filouteries. Il a un accident dont il sera amnésique. Il s'éprend d'une jeune fille qui met fin à ses rêves, en choisissant d'être en maison close, il en aurait conçu un chagrin violent.

Sa vie professionnelle est ponctuée d'échecs, d'affaires douteuses en escroqueries bien qu'il n'en soit pas toujours l'instigateur. Il va en Afrique à deux reprises et seconde son frère. Il crée en France un commerce qu'il ne pourra pas tenir. On le décrit tantôt autoritaire, colérique et brutal avec les subordonnés, parfois les femmes, aimable avec le public, capable de se poser aussi en justicier ou de tirer indûment profit de sa situation. Il s'inventera de la famille, des accidents, des compétences et sera confondu. Un fil rouge traverse toutes ces péripéties, il vit toujours aux dépens d'un tiers, toute autonomie est échec. Il s'accroche à un tiers sur lequel il tente de prendre du pouvoir sinon de tirer profit, matériel ou psychologique.

Contexte existentiel proche : des troubles du comportement et du caractère apparaissent plus manifestement, des tentatives de suicide ont déjà ponctué sa vie. On le trouve gesticulant, soliloquant. Il envisage une union avec une jeune femme, Célerine, qui avait été gouvernante chez sa mère, mais pour cela, il faut de l'argent, celle-ci anticipant de se voir manger le bien qu'elle a. Union inconcevable pour sa mère, pense-t-il, il rumine, a des troubles somatiques, pense au suicide puis un jour se réveille en colère, avec des idées de vengeance qui ne vont pas le quitter. Avec une conviction qui va progressivement prendre de l'ampleur jusqu'à devenir un motif historique vital : ce sont les femmes qui l'ont perdu, il doit les supprimer. Ce motif est parallèle à son besoin d'argent ; celui-ci est conçu comme le seul sauveur.

Commence alors une quête prédatrice où peuvent se confondre agression féminine et profit financier. Les jeunes femmes prostituées sont les cibles privilégiées. Il échoue avec Florence, il reste deux heures avec elle sans avoir de rapport sexuel. Le 25 novembre, il rencontre Jeanne, 21 ans. Son intention, dit-il, avait été de la voler, mais ses cris déclenchent les coups de couteau qu'il lui assène. Selon la victime, elle aurait été frappée dès qu'elle a ouvert la porte de son appartement. Elle vivra. Les 6/7 décembre, il se réveille envahi de nouveau par la situation qu'il ne peut dénouer avec Célerine. La tuer est une solution qu'il repousse et il agresse Louise tandis qu'elle allume la lampe de sa chambre. Elle ne devra la vie qu'à l'épaisseur de son corset. Il a gardé son couteau, il lui prend l'envie d'aller ailleurs et de partir. Il va chez sa mère à qui il demande de l'argent sans l'obtenir. Celle-ci lui dit tout net, « tu n'es pas chez toi ici ». Du moins, c'est ce qu'il dit avoir entendu. Il a encore des idées suicidaires. Le 11 décembre, après une rebuffade subie par une femme, il choisit Antonia, 27 ans. Il a, avec elle, une relation sexuelle non satisfaisante, il part après la nuit passée près d'elle, projetant une sortie commune. Au cours de celle-ci, sur un chemin de traverse, il la frappe de coups de couteau et vole ses bijoux. Le 23 décembre, il retrouve par hasard Gertrude, 20 ans, qui refuse de sortir avec lui. Il la retrouve dans le train avec les mêmes sentiments, la frappe. Les coups sont si forts que la tête est prête de se détacher du tronc. Il fera tomber le corps du train ; lui-même en sautera et il cherchera à le cacher mais n'ira pas plus loin que de le déplacer. Il rentre chez lui, sa tenue témoigne des actes réalisés.

Le 28 décembre, il commet un vol dans un hôtel. Ce sera la fin. Appréhendé, il parlera de ses crimes non sans avoir nombre de positions et de justifications décriminalisantes. Il fera de lui-même un personnage à travers une autobiographie au cours de laquelle rien de ce qui s'apparente à une quelconque culpabilité psychique n'apparaîtrait, tandis que la responsabilité des évènements est située dans l'environnement. Il revendiquera être un assassin et non un voleur. Il livre l'existence d'une fiancée connue depuis 4 ans plus tôt avec laquelle il va correspondre.

Questions diagnostiques : Il se dira défaillant à la vue du sang au point de ne pas pouvoir tuer lui-même les bêtes qu'il vendait. On dira de lui que l'exaspération de vanité a été la principale impulsion criminelle, on dira aussi qu'il était d'une grande naïveté le concernant. Ni obsessionnel, ni compulsif, ni épileptique, ni alcoolique, ni aliéné mental, les experts le verront génitalement frigide et peu affectif avec des attitudes variantes selon ses interlocuteurs, témoignant de ses capacités mimétiques [23].

4-4- Patrice Allègre

Patrice Allègre a mobilisé au cours de son procès en 2002 les médias français. Il est encore, à ce jour, le lieu d'une production énigmatique mettant en scène une image critique du monde judiciaire. Nous nous référons à ce qui a été présenté par les experts psychologues et psychiatres, au cours de la tenue de son procès, tant pour ce qui concerne son histoire de vie et dans celle-ci, les trajectoires si

23. R. MELOY (2000), tr. fr. *Les psychopathes, essai de psychopathologie dynamique*, Paris, Frisons Roche.

spécifiques relevées, que ce qui a trait à ses activités criminelles dont le *modus operandi* va progressivement apparaître.

Contexte historique : intelligent, de bon raisonnement mais de performances limitées par suite de désinvestissement des activités scolaires, capable d'organisation et doté d'un rapport efficace à la réalité, il va être décrit dans un rapport à ses parents essentiellement conflictuel ; un père précocement violent, aux pratiques punitives multiples et permanentes et envers lequel la haine et les souhaits de destruction sont toujours aussi massifs. La vie sexuelle des parents sera omniprésente, étalée sans pudeur, tandis que le père (violent conjugal) comme la mère (suicidaire) multiplient les rencontres extra-conjugales et que la relation à la fratrie s'affirme d'emblée sous la forme de contrainte, ses sœurs l'auraient régulièrement attaché. Ses troubles de comportement apparaissent précocement au point que ses instituteurs le décrivent comme infernal. Une seule figure émerge positivement, la grand-mère.

Placé en foyer, il en garde des souvenirs pénibles et toujours actuels. Adolescent, il commence à consommer des toxiques (alcool). L'agressivité est forte, coups et blessures, bagarres, agressions avec armes. Impulsif et susceptible, on dira de lui qu'il a une façon hédoniste d'appréhender sa vie. Les produits toxiques vont progressivement prendre une dimension envahissante. Il en sait les effets : il se sent plus vigilant, plus agressif, plus impulsif. Un expert mentionnera la possibilité d'avoir été l'objet d'un viol à 14 ans, sous l'emprise de produits toxiques. Si l'on systématise les représentations père et mère, un climat particulier émerge. Il se sait un enfant non-désiré, objet obligé du couple formé alors par les parents. On a noté l'ambivalence ou clivage à l'égard de la mère au point qu'elle puisse être aussi idolâtrée (et donc aussi objet de haine et de honte) à certains moments, conçue aussi comme une victime de son mari (avec en corrélat attendu le meurtre du père en accord incitatif avec la mère) que le père condense des effets de haine toute aussi positive, dans une position incestueuse vraisemblablement précoce. Une mère, dont il est dit qu'elle avait des amants dont l'âge avoisinait celui de Patrice, un père constamment objet d'attaques destructrices, en retour à ce qui lui était infligé, image entièrement négative, trop négative et qui laisse supposer des identifications (comme la violence, les alcoolisations, les menaces de mort à l'endroit de sa femme infidèle...). On sait aussi que ce même père, policier, a pu le protéger de certaines des conséquences des actes délinquants qu'il avait pu poser [24].

Sur sa vie sexuelle et sa construction, on évoquera une violence érotisée depuis la petite enfance, une précocité des expériences de masturbation.

Contexte existentiel proche : quant aux évènements facilitateurs, un expert note que le premier acte criminel judiciarisé débute l'année où Patrice Allègre devient père et qu'il est confronté à un acte de paternité. La vie cachée de P. Allègre est trop dense, et donne lieu à trop de sous-entendus pour que puisse se dégager une orientation particulière. C'est un homme qui, comme Alain, mais dans un autre cadre, laisse percevoir une toute autre vie.

Questions de diagnostics : les experts successifs ont parlé de psychopathie avec des aménagements caractériels notamment pervers : évolution dysharmonique de la personnalité, structuration psychopathique, mécanisme pervers sans perversion identifiable mais des scénarii de type pervers cependant. Déséquilibre prononcé évoluant vers une pathologie sociale, quelques prédispositions perverses ; psychopathe pervers ; organisation perverse narcissique avec ses corrélats de besoin d'emprise, d'évitement de tout affect dépressif s'affirmant dans une conviction de toute puissance et de contrôle, psychopathe. Toute référence psychotique est évacuée.

Le mode de présence : une façon de parler détachée, sans affect, il n'arrive pas à se raconter ni à entrer dans le dialogue, humeur neutre, froide, plaquée, syntone. Lors de l'expertise, il paraît apaisé, non dépressif. Il n'est pas réticent à l'examen sauf à s'exprimer sur sa vie. Il est calme et coopérant. Plusieurs experts mentionnent les bons rapports durant le temps de l'expertise, le souci témoigné d'obtenir de la part de ceux-ci la clé compréhensive de ses comportements criminels.

Un *modus operandi* : une ambiance festive, un choix de partenaires (elles ne sont pas des femmes de passage, il les connaît, un expert remarquera qu'elles sont toutes brunes à la différence de sa mère, blonde), une consommation d'alcool et autres toxiques et un déclencheur de scénario criminel, la recherche du refus seul susceptible de laisser émerger les violences envahissantes et recherchées, et

24. On retrouve là les liens ambigus que Heaulmes entretenait avec son père, mentionné par les experts et bien mis en évidence par J. F. ABGRALL (2002), *Dans la tête du tueur*, Albin Michel, Paris.

qui font objet de résistance à une perte angoissante, cauchemardesque (horreur et jouissance, mort et excitation) de réalité psychique. Ce qui déclenche le moment à l'acte [25], la mise en acte, c'est le refus de la victime. Le refus a valeur d'excitation : c'est dans celui-ci qu'il reconnaît ou identifie imaginairement la position idéale, la position de plus grande proximité avec lui-même. Le refus est dès lors un objet recherché, renouvelé (c'est la répétition des étranglements sur une même victime), il doit être produit pour l'émergence d'une néo-réalité dévastatrice qui semble être le moyen d'accès unique à des consommations sexuelles ultérieures, en quelque sorte quand l'inconscience de la victime est consommée, mais non sa mort, en quoi les experts écarteront l'hypothèse d'une nécrophilie. De là, l'utilisation de substituts possibles au pénis, l'accès à cette néo-réalité par le biais facilitateur de produits toxiques. Ainsi dira-t-on que le sexuel est secondaire dans le scénario appris.

C'est parce qu'on ne voit pas que c'est le refus qui est recherché (*modus vivendi*) que l'on se trouve devant l'impression que les commencements des actions dévastatrices ont un caractère impulsif dont une frustration rendrait compte. Si l'on ne peut pas affirmer une gestion planifiée des agressions (et on évoque dans ce cas une gestion mixte versus gestion organisée, on tente de nouveau de faire se recouvrir une analyse détective et une analyse psychopathologique sans tenir en tension les paramètres d'une analyse psycho-criminologique), c'est bien parce qu'il y reste une part d'incertitude, une marge non anticipée dont le trait pertinent est d'être auto-excitante. C'est peut-être se mettre en danger d'être surpris mais c'est surtout, une nouvelle fois, affirmer une toute puissance dans une temporalité en dehors du temps des hommes.

Par rapport aux sentiments associés, dans la mesure où toute empathie avec une personne vivante a disparu, ce n'est pas sur ce versant émotionnel que les critères sont à rechercher : pas de haine en terme de représentation, plutôt de l'indifférence au destin qui sera celle de la victime. Il écrit et réécrit une scène virtuelle dont les éléments et le cheminement sont et doivent rester aux limites du spéculaire (c'est la juste différence entre ce qui serait pervers, la jouissance de la représentation elle-même et psychopathique, une représentation étayage). En ce sens, il supportera difficilement que quiconque s'introduise dans

25. Pour différencier les repères structuraux de l'acte dans l'agir criminel voir L. M. VILLERBU (2000), *In Evolution Psychiatrique*, *op. cit* ; P. DENIS (1992), Emprise et théorie des pulsions, *In Revue Française de Psychanalyse*, LVI, pp. 1295-1421.

une quelconque forme compréhensive de ce qui se joue (il n'aura pas la force persuasive d'un pervers qui sait à priori, mais il pourra en acquérir l'usage par compensation). Il ne tient son être et sa forme que de la permanence intouchable, intangible du scénario dans lequel se sont trouvés identifiés les places et les rôles accordés imaginairement aux imagos maternelles et paternelles, c'est-à-dire à un lui-même aux prises avec celles-ci. Le rodage d'un tel scénario, son apprentissage et son optimalisation ont alors fonction de distanciation extrême des éléments historiques initiaux porteurs des premiers gestes où il apparaît bien attendu qu'il a fallu pour cela commencer bien avant le premier acte judiciarisé et que la judiciarisation ne clôt pas l'ensemble de tous les actes criminels.

5- Le renouvellement de la question thérapeutique : des situations vulnérantes et une créativité socio et psycho-pénale en conséquence

Les troubles psychiques définis comme des troubles de la personnalité ont toujours posé problème aux psychiatres comme aux thérapeutes. Ce sont eux qui traversent la philosophie et l'éthique de G. Ballet en 1907, ce sont aussi eux dont le sort reste incertain dans le travail très récent de Annie Birraux [26] en psychopathologie infantile.

Il est en des agresseurs et meurtriers à caractère sexuel ce qu'il en avait été des alcooliques chroniques et des toxicomanes. Les premiers faisaient bande à part dans les structures asilaires ou psychiatriques comme les auteurs d'agressions et meurtriers ne posaient pas vraiment de problèmes relationnels, pour un grand nombre.

Introduire du soin veut dire quoi ? Sans doute est-ce un excès du registre médical confondu avec la référence somatique, ou du registre mental confondu avec la référence neurologique qui crée cette difficulté à concevoir que le propre du psychothérapeute est *la chose psychique* dont les manifestations les plus assurées sont la souffrance psychique ou son absolue négation. Fait-on autre chose que de mettre au travail la chose psychique ? Nos propositions visent-elles autre chose que de mettre en scène des moyens plus ou moins adéquats de construire de la chose psychique, laquelle n'a nulle cité sans la référence transférentielle ?

---

26. Annie Birraux (2001), *Psychopathologie de l'enfant*, Paris, Presse Editions, pp.124-126.

Ontique et déontologie, éthique et morale sont à ce sujet convoquées et structurent des registres bien différents de propositions parce que désormais la saisie se fait par un autre bout ! Le problème de la responsabilité est au premier plan, non pas comme on voudrait le faire croire, la responsabilité pénale mais la responsabilité psychique, celle qui ne s'évalue qu'à l'aune de la vulnérabilité essentielle des personnes et de situations, dans le contexte d'un souci de soi, d'autrui. Cette problématique au premier plan vient dissocier un abord fondamentaliste qui avait fait de la culpabilité, un axiome, l'entrée a priori dans des espaces de changement ou de subversion.

Alors que le travail de groupe tend à disparaître des structures hospitalières, qu'il est mis en difficulté dans l'éducation spécialisée et surveillée, il arrive en force dans le dernier des mondes fermés tout autant par répression que par protection.

Cette dissociation responsabilité - culpabilité est suivie d'autres, parentalité – conjugalité, masculin - féminin. Le rapport au père qui structurait l'essentiel de nos déterminations en vient à basculer dans une analyse toujours plus vive de la position maternelle. On découvre les violences maternelles là où l'on savait déjà la femme castratrice, et dans la position maternelle parentale, les ravages portés par le féminin de la femme dans ses activités sexuelles agressives criminogènes, à l'égal des positions masculines.

La théorisation du recours à l'acte dans les propos psychodynamiques renouvelés de C. Balier pose l'agir violent comme pendant à un défaut de mentalisation. En ce sens, il y a une homologie structurale entre les cadres conceptuels psychanalytiques et les cadres conceptuels cognitivistes : ce qui est conçu comme rationalité et appliqué aux agirs se condense essentiellement au plan de la représentation. L'élaboration mentale est essentiellement portée sur le plan de la représentation. Certes, cette homologie s'identifie différemment : le cognitivisme repère et formalise en terme de distorsion, ce que le champ psychanalytique repère et formalise en terme de défaut de mentalisation. Rapportons encore que l'analyse contextuelle varie : l'une érige le transfert, l'autre le code. Cependant, les deux perspectives, si l'on prend en compte les travaux de M. Foucault, voire E. Goffman, s'inscrivent dans des pratiques socio-normatives. Le normatif vient chercher à compenser la faille existentielle, autrement dit, le défaut de lien social, voire le contrat.

De fait, si l'on ne réduit pas la rationalité au seul champ de la représentation (mentalisation, signifiant, cognition) et si l'on s'appuie sur l'intérêt de repérer dérives et compensations, on peut postuler un renouvellement non seulement diagnostic, pronostic mais aussi thérapeutique. Ce qui ressort d'un autre processus que la communication peut se compenser dans l'action. Si l'énonciation renvoie à la conceptualisation, la communication renvoie à la contractualisation. Un défaut de contractualisation ne peut se confondre avec un défaut de conceptualisation. Sans doute est-ce dans ces autres plages de réflexion que les concepts tels que ceux de résilience ou d'alexythymie prennent un autre sens.

On peut en tirer certaines conséquences :

l'acte violent meurtrier, fut-il sexuel, se réfère à un défaut de mentalisation relationnelle. Le sexuel est incident à une prévalence destructrice.

l'acte pulsionnel, fut-il meurtrier, non énoncé comme effet d'un trouble relationnel vient psychodynamiquement compenser à l'excès un défaut de mentalisation existentielle. Le manque de mentalisation existentielle, ce que l'on nomme le trouble relationnel dans la pensée cognitive, s'exprime non seulement dans l'acte mais dans les écarts conventionnels des énoncés de distorsion.

l'essentiel des dispositifs normatifs de changements que nous connaissons s'est élaboré tantôt sur le registre relationnel, tantôt sur le registre pulsionnel. La méconnaissance de ces superpositions fabrique les polémiques idéologiques et les guerres fratricides. Les stratégies pédagogiques, thérapeutiques et juridiques se saisissent de ces fonctionnements diffractés [27] en plusieurs niveaux de rationalités (relationnel, échange et responsabilité d'une part, pulsionnel, économie désirante, culpabilité...) en proposant un cadre de contraintes (biais socio-normatif) suscitant du contrat, c'est-à-dire de l'appropriation et de l'obligation : que cette tension fasse référence au savoir, au soin ou à la peine.

En France, cette pratique de soins se situant dans l'interférence du champ juridique et du champ médical a été le fait de thérapeutes exerçant en milieu carcéral. Cette praxis s'est construite sur deux contrepoints : d'un coté l'orthodoxie psychothérapeutique définissant du soin impossible dans un milieu contraint où la demande ne pouvait être considérée « idéologiquement » authentique, de l'autre l'exercice expertal et ses possibles dérives d'enkystement de la désignation du

27. J. GAGNEPAIN (1991), *Du vouloir dire, Traité d'épistémologie des sciences humaines*, Livre et Communication, Paris.

sujet dans des nomenclatures référées à celle du droit [28]. En caricaturant ces propos, nous pourrions dire que la psychothérapie en milieu carcéral s'est positionnée en se situant face à deux extrêmes : ni hypostase de l'écoute (qui déconsidère toute thérapie), ni hypertrophie du témoignage (qui transforme toute parole en un récit formel). L'apport de C. Balier a été déterminant. D'une part, il a décentré l'analyse de l'acte vers l'acteur, en passant du *modus operandi* vers le *modus vivendi*, d'autre part, en optant pour une politique d'offre incisive et non intrusive : le dévoilement est une confrontation avant d'être l'objet d'une expression (de l'inconscient) [29]. Il s'agit de susciter des espaces d'offres en allant au-devant d'une demande non pas informulable en soi mais non formulable faute de rencontre décisive [30]. En ce sens, C. Balier se décentre de la mythologie de l'attente privée en tenant compte du contexte et des personnes, tout comme D. Zagury ou M. Dubec dans le champ expertal se décentrent d'un collage imaginaire à la demande d'un juge pour exiger de ne voir dans l'offre qui est faite à l'expert que le cadre d'une intervention qui se donne en dernière instance aux jurés eux-mêmes.

L'option thérapeutique choisie est issue d'une position critique engagée à la fois dans le transfert et dans le contre-transfert. Elle tient compte de la conjonction de deux registres incontournables : celui de la rencontre et du contrat d'une part, celui de la pulsion et de la décision d'autre part. Aucune demande ne se réduit à s'adresser à une personne, elle est aussi souhait et intention qui ne peuvent exister qu'à travers l'acceptation ou le refus du destinataire. Au jeu de l'offre et de la demande, se joint celui du souhait et de la demande.

Cette offre a été théorisée en terme de relation d'étayage, de pare-excitation permettant un travail de mentalisation reposant sur un contexte juridique et socio-normatif afin d'aller au plus près de la construction clinique faite auprès des auteurs d'agression à caractère sexuel : une angoisse extrême de la relation/rencontre et une panique à l'auto-perception/représentation des pulsions.

---

28. D. ZAGURY (2002), Clinique du sadisme, *In Revue Française de psychanalyse*, 4, pp. 1195-123.

29. C'est une position similaire que l'on retrouve dans la clinique de B. PIHET en Belgique.

30. L. M VILLERBU (2003), De l'offre et de la demande dans le traitement de l'indifférence au destin d'autrui, *In Dangerosité et Vulnérabilité*, L'Harmattan, Paris.

Dans le jeu de l'offre, une adresse est faite par le thérapeute qui accepte l'artificialité d'une demande contrainte en usant des articles de loi relevant de l'incitation aux soins, injonctions et obligations. Cette acceptation donne corps aux analyses psychopathologiques des agressions et aux spéculatives historiques à travers lesquelles l'agresseur tente une théorie de son acte dans ses discours de légitimation. Discours de légitimation dont nous voyons mieux, dans une analyse diachronique, qu'ils sont ou ont été des formes en miroir de nos propres positions théoriques. Deux formes co-existent actuellement : l'une s'étaye sur une représentation des pulsions « j'ai eu une pulsion, c'était plus fort que moi », l'autre s'étaye sur une présentation narcissique « c'est comme si c'était quelqu'un d'autre, j'ai été victime quand j'étais enfant, comme s'il y avait deux personnes en moi ....»

Avec l'impulsion de l'Association A.R.T.A.S.S. comme avec les développements dynamiques de Roland Coutanceau, une clinique thérapeutique revisitée, réélaborée sur le lien social [31], considérée dans ses dimensions relationnelles et pulsionnelles s'est donc trouvée proposée, empruntant de près ou de loin certains de ses stratagèmes à la clinique, maintes fois auscultée, développée par les chercheurs et praticiens de l'Institut P. Pinel. De nouveaux dispositifs sont en quelque sorte, auto-autorisés, mettant au travail psychique, les dialectiques de la singularité et de la communauté, les artifices des cadres thérapeutiques à référence groupale ou individuelle [32]. La réinterrogation de la responsabilité dans sa dimension anthropologique, psychopathologique et psycho-biologique [33] a permis des avancées conceptuelles, cliniques, heuristiques [34].

---

31. Ce renouveau de l'analyse tient pour beaucoup en ce qui concerne les auteurs de cet article à la reprise des études phénoménologiques de L. BINSWANGER, et aux études menées par J. GAGNEPAIN dans le Théorie de la Médiation.

32. P. GENUIT (1997), Aux marges du Palais, La prison un cadre paradoxal, *Le Journal des psychologues*, n° 151, p.38-43 ; (2000) La reprise d'expertise, stratagème thérapeutique, *In Le Journal des psychologues*, n° 181, pp. 32-36 ; (1998) avec P. PIGNOL et L. M. VILLERBU, Le MAPS comme média d'évaluation et d'accompagnement thérapeutique dans le clinique des auteurs d'agressions sexuelles, Publication A.R.T.A.S.S ; A. C. MERRIEN (1997), Analogie de deux méthodes projectives, le MAPS et un atelier d'écriture, Mémoire DEA Sciences Humaines, Rennes.

33. Les travaux de B. CORDIER, médecin chef au CH de Suresnes, voir aussi Florence Thibault, Bernard Cordier (2001) Psychotropes et chimiothérapie hormonale des auteurs d'agression sexuelle : modalités,

Des constructions institutionnelles ont été menées : selon le modèle des Centres Médico-Psychologiques issu de la sectorisation psychiatrique (Rennes, Rouen), ou intégrées dans le service public de la psychiatrie générale (Poitiers, sous la direction de B. Méry en filiation de J. L. Senon), en Consultation externe (PARI à Grenoble avec André Ciavaldini, Garenne-Colombes avec R. Coutanceau).

Des stratagèmes d'intervention se sont dès lors avérés possibles, outre les méthodes classiques d'entretiens cliniques et thérapeutiques : les groupes [35], les médias projectifs [36], les ateliers d'écriture, les questionnaires [37], la prise en compte de la constellation familiale [38], la réalité temporo-spatiale de la prison [39], l'analyse systématisée des contre-transferts latéraux et des relations d'emprises [40], les formations [41]...

A ce terme, deux constats s'imposent en France. D'une part, une créativité réelle des services ayant à prendre en compte la psychopathologie inhérente aux actes d'agressions sexualisées, créativités

---

indications, objectifs, difficultés et limites, pp. 282-295, *In Psychopathologie et traitements actuels des auteurs d'agression sexuelle*, John Libbey, Eurotext.

34. L. M. VILLERBU (2001), Responsabilité et culpabilité dans l'accompagnement psycho-pénal des auteurs d'agressions sexuelles. Conférence 1er Congrès international Francophone sur les Auteurs d'agressions sexuelles, Québec. Et, L. M VILLERBU, P. LE BAS (2003), L'accompagnement psycho-pénal des auteurs d'agressions à caractère sexuel. Rapport de recherches pour l'Administration Pénitentiaire, Rennes.

35. S. BARON LAFORET (1999), Traitements des auteurs d'agression sexuelle en milieu carcéral, B. SAVIN (2000), Entretiens thérapeutiques familiaux, in Balier, *Op. Cit.* pp.181-191.

36. P. PIGNOL, P. GENUIT, L. M. VILLERBU (1998), Le MAPS (Make A Picture Story), dispositif projectif et guidance projective dans l'analyse et le traitement des auteurs d'agressions sexuelles, conférence A.R.T.A.S.S. A. MAURION, C. LEGENDRE (1994), Création et prison, *Champs pénitentiaires*, Les éditions de l'atelier, Paris.

37. Questionnaire d'Investigation Clinique Pour les Auteurs d'Agressions Sexuelles, Q.I.C.P.A.A.S., A. CIAVALDINI, *Op. Cit.*

38. P. C. RACAMIER (1997), *Le génie des origines*. Et, B. SAVIN et LIANCOURT à Varces, M SUARD au C.D. de Caen.

39. X. LAMEYRE, *La poiesis judiciaire* ; C'est en particulier le travail institutionnel par S. BARON LAFORET, médecin au SMPR de Fresnes, par Evry Archer médecin à Loos.

40. C. BALIER et B. SAVIN au S.M.P.R. de Varces. C. BALIER, (1988), *Psychanalyse des comportements violents*, pp. 216-271, PUF, Paris.

41. Travaux menés par l'A.R.T.A.S.S.

tant institutionnelles que thérapeutiques et une carence de représentation, de systématisation de cette créativité, une absence de visibilité des travaux entrepris dans l'espace carcéral et extra-carcéral. D'autre part, une absence de visibilité et de démonstration concernant l'hétérogénéité des auteurs d'agressions sexualisées [42], et tout particulièrement celle qui relève des homicides sexuels comparativement aux autres. En un mot, un mal bien français : l'absence d'évaluation assortie aux projets, absence allant sans doute de pair avec la survalorisation de compétences généralistes, l'extrême difficulté à passer d'un champ de compétences à un autre, et dans notre secteur l'absence de criminologues multi-spécialistes témoignant de l'entrée [43] des Sciences Humaines Cliniques et Sociales appliquées dans une inquiétude bien contemporaine.

---

42. Que ce soit dans la qualification des actes et dans l'identification détective ou dans l'émergence de personnes jusqu'à présent peu émergentes dans la criminalité sexuelle, les adolescents et les femmes. Leur incrimination témoigne d'un renouvellement des analyses anthropologiques et non seulement judiciaires.

43. On doit reconnaître que l'Association Française de Criminologie a, sous la présidence de Pierre Tournier, contribué à un rapprochement disciplinaire que l'on n'avait pas encore connu ; les travaux, notamment pénitentiaires, sont désormais insérés dans un cadre dont les entrées ne sont plus mono-disciplinaires.

Viol en réunion : vers une méthodologie expertale

Astrid Hirschelmann-Ambrosi

Le phénomène des tournantes ne cesse d'attirer les médias, comme si l'adolescence connaissait une criminalité de prédilection. Devenant un phénomène de culture, d'une aire de temps particulière ou encore d'une certaine société, les crimes qui associent la sexualité et l'adolescence semblent ignorer les aspects psychopathologiques et criminodynamiques qui les fondent, au moins en partie.

Tout commence avec les événements d'actualité dont les médias débordent : « *neuf mineurs âgés de 14 à 17 ans ont été mis en examen le 13 février 2002, à Roubaix, pour viols en réunion sur une collégienne de 13 ans (de septembre 2001 à janvier 2002), et trois d'entre eux sont également accusés de proxénétisme aggravé et complicité. Cinq des jeunes mis en examen ont été incarcérés, les autres remis en liberté sous contrôle judiciaire* ».

Ou encore : « *en janvier 2002, à Villefranche-sur-Saône, deux garçons de 15 et 16 ans ont été écroués, ils violaient une adolescente à l'intérieur même du collège. L'adolescente, âgée de 14 ans, faisait l'objet depuis plusieurs mois de véritables tortures, morales ou physiques qui allaient s'aggravant au fil des semaines. L'un des agresseurs avait fait l'objet d'un renvoi, mais revenait régulièrement dans son ancien établissement scolaire, notamment pendant les récréations. Le procureur a expliqué, le jeudi 31 janvier 2002, que les jeunes n'éprouvaient pas de remords et n'avaient nulle conscience de la gravité de leurs actes.* ». Il s'agit ici d'extraits d'informations données sur le site Internet de France 5 le 17 décembre 2004.

Sur ce même site, nous apprenons qu' « *une 'tournante' est un viol collectif. Un 'jeune' entraîne sa copine dans une cave et en fait 'profiter' toute sa bande. On les appelle les 'tournantes', mais les jeunes des cités les appellent plus volontiers 'plans pétasses'* ».

Selon les représentions sociales doxologiques (issues du sens commun), le viol commis par un groupe porte forcément les stigmates socio-culturels d'un phénomène de cité, qui est le fruit d'une mauvaise éducation par des parents rendus coupables de leurs conditions d'existence (instabilité de l'emploi, voire trop de travail ou encore problèmes de conjugalité qui entraînent des négligences affectives et éducatives) et qui se répercutent sur des « jeunes » qui n'ont pas d'âge et qui souffrent d'ennui existentiel, de manque de repère et d'absence de projection dans l'avenir. On ne peut s'empêcher de penser que ce phénomène devient plus largement le porte-parole d'un souci politique et sociétal qui est propre à l'air du temps où les maîtres-mots sont : violence, sexualité et absence de moralité devenant les symptômes d'un mal-être général et attaquants du lien social dans son essence même d'échange, de structuration des personnalités comme, plus globalement, de l'humanisme et de la civilité dans le monde.

Les sites internet pullulent de ces projections quand ils dénoncent : « *L'éducation... voilà le maître-mot et le problème latent de cette histoire. (...) Quel gouffre sépare ces jeunes de leurs parents pour en arriver à de tels actes ? (...) Le constat n'est pas de reprocher des carences éducatives peut-être à l'origine des faits mais force est de constater que quelque chose ne va pas et que la responsabilité parentale pourrait sûrement dans ce cas précis être mise à l'épreuve. (...) Le sexe et la violence s'affichent en permanence dans notre société, que ce soit à la télé ou dans les jeux vidéo, ils deviennent des modes d'expression pour la jeunesse d'aujourd'hui. (...) Que deviennent nos enfants ? Les considérons-nous encore comme des enfants ?* ». (*V.* Le Magazine de Social-Annonces.com, 17.12.2004).

Le vide de sens n'autorise pour autant pas le doute et devient le réceptacle de conjectures hasardeuses sensées apporter des significations et du contrôle là où ils échappent foncièrement, grâce à la censure pénale qui donne corps et réalité aux « viols en réunion ».

Afin de parer aux raccourcis interprétatifs dangereux X. Lameyre [1] (2001) propose une lecture clinique du droit pénal appliqué aux infractions sexuelles qui cherche à définir l'objet d'étude moyennant une déconstruction conceptuelle et théorique.

Le droit distingue l'infraction : le viol, et la circonstance aggravante : en réunion. Le viol, classé dans les crimes, fait partie des infractions sexuelles simples passibles d'une peine de suivi socio-judiciaire référencées dans les articles 2, 3 et 4 de la loi 98-468 du 17 juin 1998. Il est défini selon l'article 222-223 du code pénal comme un *acte de pénétration sexuelle, de quelque nature que ce soit, commis sur la personne d'autrui par violence, menace ou surprise.* La notion de « réunion » est quant à elle référencée parmi les circonstances aggravantes, et se trouve définie de la sorte : *plusieurs personnes agissant en qualité d'auteur ou de complice.*

A juste titre, les sites féministes comme « Les Pénélopes » dénoncent qu'à force de parler du viol collectif, en réunion ou des tournantes, « *le violeur est subsumé dans le viol* » et on fait de ce type d'acte « *un crime sans auteur* », tant le phénomène l'emporte sur la dynamique à l'origine du couple pénal qui ignore à la fois les positions individuelles : auteur – victime et la spécificité du lien. Sans parler de l'effet groupe qui est là encore une association particulière de plusieurs individualités qui rencontrent ou créent une opportunité devenant source de vulnérabilité et finalement de dangerosité.

L'exposé des expertises psychologiques pénales suivantes veut attirer l'attention sur cette interaction particulière entre individus qui prennent, sous influence de plusieurs facteurs situationnels et psychologiques, les positions d'agresseur ou de victime, et cela de manière plus ou moins active ou passive.

Il paraissait important d'attirer l'attention sur le fait que le viol en réunion ne concerne pas seulement le problème de Cité, mais se déroule plus largement dans nos villes et campagnes. Les exemples choisis témoignent du fait qu'il ne s'agit pas toujours de bandes organisés, mais d'une dynamique de groupe qui se crée dans l'opportunité, sous régie de certaines personnes, qu'elles soient agresseurs ou victimes d'ailleurs.

---

1. X. Lameyre (2001), « Des infractions sexuelles : le mot du droit pénal français pour dire ces maux », *In Psychopathologie et traitement actuel des auteurs d'agression sexuelle*, Paris, John Libbey Eurotext.

Compte tenu du thème du Colloque qui porte sur la « sérialité criminologique », il est intéressant d'observer que la question de la série se situe dans les cas que nous allons exposer, notamment dans le premier, indifféremment chez la victime et chez l'agresseur, ce qui confère au crime un caractère particulièrement tragique étant donné que le cumul de vécus et d'expériences de victimité se solde par le suicide de la jeune victime, quelques mois après les faits.

Autant la série peut être pensée dans la répétition d'un même type d'acte que dans celle de différents types d'actes, mais qui répondent à un même fonctionnement psychique (polymorphisme délinquantiel) avec cette particularité que le temps qui sépare les différents « épisodes », est plus ou moins long. On peut également penser la série dans une même situation criminogène comme un phénomène accélérateur de l'acte, donc dans un seul temps. L'accumulation d'un même type d'acte dans une même situation, comme la multiplication de rapports sexuels ou d'agressions devant les yeux de tout le monde, et c'est ce qui fait groupe, peut susciter une adhésion tacite des membres et former un *crescendo* dans un même mouvement dont le viol se trouve au paroxysme.

L'analyse psycho-criminologique que nous proposons des affaires de viols en réunion choisies, s'effectue plus précisément par l'intermédiaire de la position d'un des agresseurs.

1- Premier exemple : l'expertise psychologique de Henri

1-1- Rappel des faits

Henri, né en 1982 à S., rapporte avoir eu une relation sexuelle avec Margot lors d'une fête entre amis organisée chez lui, une soirée en avril 2001. Il précise que ce rapport sexuel a eu lieu dans la nuit après une sortie en discothèque. Pendant le rapport sexuel, il était également en compagnie de Michel qui, selon ses dires, aurait eu un rapport avec elle, en sa présence et juste avant lui. Henri indique que Margot était « à moitié endormie » et complètement a-réactive, suite à une alcoolisation massive. A la question si la victime a pu être consentante compte tenu de son état de conscience, Henri rétorque qu'elle lui avait proposé en début de soirée de « faire l'amour avec elle ». Durant la soirée, Margot aurait fait des propositions sexuelles à d'autres garçons et, selon l'impression de Henri, aurait eu des rapports sexuels. Henri est mis en examen pour *viol en réunion.*

Un peu plus tard dans la même nuit, un autre ami, Frédéric, aurait traîné Margot, toujours inconsciente, par les pieds, pour la déposer nue devant la porte de la maison. Henri précise qu'il l'a ramenée à l'intérieur avec Michel pour la rhabiller. Ensuite, avec Anne, une autre amie présente lors de la soirée, ils ont essayé de raccompagner Margot pour finalement l'abandonner en bordure de forêt, sous prétexte que son amie Dominique n'était pas chez elle pour l'accueillir. Des personnes seraient arrivées à ce moment-là tout en s'inquiétant de l'état de Margot, puis, pris de peur, Henri et ses amis seraient partis et rentrés chez eux, sans se préoccuper du devenir de Margot, d'où la mise en examen de Henri pour *non-assistance à personne en danger.*

1-2- Présentation générale

Henri est un adolescent grand, simple dans son apparence, plutôt timide, mais tout à fait coopérant. On ne le sent pas submergé d'angoisse, même s'il laisse apparaître une légère appréhension liée à la nouveauté et l'enjeu de la rencontre. Il répond spontanément à toutes les questions avec un discours franc qui peine néanmoins au niveau de l'analyse et de son auto-analyse. Henri se montre notamment peu critique à l'égard des événements de sa vie. En ce qui concerne les faits, Henri répond avec franchise mais aussi avec distance, comme s'il n'était finalement que peu concerné. Les affects à l'égard de la victime sont de ce fait assez neutres.

1-3- Récit de vie – Analyse psychologique

Henri est l'enfant cadet du couple Jean-Jacques (vendeur de voitures, chez Ford) et Évelyne (éducatrice). Il a une sœur aînée qui est employée de banque et avec laquelle il dit bien s'entendre. Ses parents ont divorcé il y a environ une dizaine d'années, « parce qu'ils ne s'entendaient plus ; ils s'engueulaient souvent ». Henri est incapable de fournir d'autres explications mais ne se dit pas particulièrement affecté par cette rupture étant donné qu'il continue à entretenir de bons rapports avec chacun d'eux. Il dira de sa mère qu'elle est « gentille » et de son père qu'il est « cool », mais ne poussera pas davantage l'analyse de leurs relations. Chacun des parents a refait sa vie.

En ce qui concerne sa scolarité, Henri quitte l'école à 14 ans et demi avec un niveau 5ème. Il précise ne s'être jamais plu à l'école. Il redouble le CM1 à cause de problèmes d'apprentissage de la lecture, ainsi que sa 5ème. Toujours intéressé par le sport, notamment le foot, il s'inscrit en sport-études. Il avance : « j'ai toujours plus aimé la java que le boulot ».

Actuellement, il est engagé dans le projet professionnel de finir son apprentissage en menuiserie pour passer le CAP. Il a auparavant travaillé en intérim dans une usine d'aluminium. Il se plaint de l'employeur qui n'aurait pas été « terrible ». On constate que Henri investit difficilement son travail et sa formation. L'intérêt utilitaire prime sur une réelle motivation et engagement. Il reste relativement immature face à ses projets qui sont secondaires par rapport à ses relations avec ses amis et l'envie de sortir. Le côté relationnel et la recherche de compagnie semblent d'autant plus importants que cela lui offre une base identificatoire comme souvent entre adolescents.

En même temps, du point de vue relationnel, Henri semble nouer des contacts plutôt superficiels et circonstanciels. Le fait de sortir en groupe, l'amène à s'effacer en tant qu'individu. On sent qu'il suit beaucoup le mouvement général, sans réellement prendre d'initiative propre, ce qui fait preuve d'une relative immaturité du côté des échanges sociaux.

Au niveau de ses relations amoureuses, Henri dit avoir eu son premier rapport sexuel à 15/16 ans, mais ne s'étend pas sur le sujet. Il a eu, depuis, 3 à 4 copines et aurait été amoureux une fois. Sa plus longue liaison a duré 8 mois. On ne constate rien d'anormal du côté de sa sexualité ou de ses fantasmes et attirances en la matière.

Sur le plan des antécédents somatiques, Henri n'a jamais eu de maladie grave, ni d'accident, ayant pu faire irruption dans sa vie et lui conférant une direction particulière.

En revanche, Henri fait part d'une consommation occasionnelle de drogues comme le shit et l'ecstasy, notamment lorsqu'il sort avec ses amis, sans pour autant déclarer une dépendance psychologique. Par ailleurs, il précise être impliqué dans « une histoire de trafic de stupéfiants ».

Cultivant peu d'intérêts personnels en dehors de son travail et de ses amis, Henri a plutôt tendance à suivre les autres, voire à se laisser influencer. La prise d'initiative est faible. On constate peu d'idéalisations ou de passions, contrairement à la majorité des adolescents, ce qui explique que Henri montre peu d'entrain pour construire son avenir, qui du coup devient plus incertain et dépendant des circonstances et possibilités du moment. Ce manque d'investissement est sous-tendu par des traits anxieux et dépressifs qui lui procurent des troubles de sommeil, notamment en rapport avec le jugement qui l'attend.

1-4- A propos des faits – Analyse psychologique

Henri se montre assez peu prolixe, ce qui ne change pas pour le récit des faits. Le ton est assez neutre, même s'il se montre affecté par le décès de Margot. Son discours laisse peu de place aux affects, c'est la rationalisation et la description qui priment.

La description des faits correspond à ses précédentes dépositions. Il déclare qu'après leur sortie en discothèque, Margot était montée se coucher, mais Henri a retenu l'invitation de Margot, d'avant leur sortie, de « coucher avec elle ». Il est donc monté avec Michel dans la chambre, « c'est Michel qui a commencé. Elle nous a demandé de coucher avec elle » (à ce moment là encore, selon ses dires). « Michel m'a aidé à la déshabiller, j'ai eu une érection, je l'ai pénétré (...), j'ai pris un préservatif ». D'après Henri, Margot « était consentante, parce que 15 jours après, elle m'a redemandé de coucher avec elle ». Henri fait abstraction de l'état dans lequel se trouvait Margot au moment des faits. Constatant bien qu'elle était « dans le coma » et qu'il « avait bu aussi », à aucun moment il n'a cerné la gravité de la situation. Visiblement porté par ses pulsions et envies sexuelles, Henri n'était capable que de peu de considération pour sa victime, qui encore dans l'après-coup reste peu analysée et connue par lui.

Il dira d'elle : « *c'est une fille de couleur, originaire des DOM-TOM. Elle s'est suicidée en juillet 2002 (...) par prise de médicaments. Je ne l'ai vue qu'une fois ou deux. (...) Elle était spéciale, elle couchait avec plein de mecs ; ça ne me dérangeait pas, je n'avais pas de copine* ». Henri ne manifeste que peu d'empathie et suit là encore le mouvement général qui lui sert de légitimation. Étant donné que Margot avait fréquemment des rapports sexuels avec différents garçons, Henri ne se montrait plus critique ou réflexif, quant à la volonté de Margot, qui du coup est chosifiée et regardée comme un objet.

Henri ne fait part d'aucun affect précédent, accompagnant ou suivant l'acte, tout comme il ne manifeste aucun sentiment de responsabilité ou de culpabilité, les actions des autres couvrant les siennes. Le seul moment où Henri déclare avoir pris position et initiative, c'est lorsque Frédéric a traîné Margot par les pieds pour l'abandonner toute nue devant la porte. En revanche, la seconde fois, lorsque le groupe l'abandonne dehors, un sentiment de gêne et le vécu pénible de la situation a probablement suscité un sentiment de désarroi, d'impuissance avec une réaction de fuite. La gravité de la situation a été complètement déniée par le groupe, ce qui a en même temps protégé et justifié l'inactivité de chacun.

Encore avec le recul, Henri a du mal à se positionner en tant qu'individu responsable devant les faits, étant donné qu'il classe les actions des uns est des autres impliqués dans la soirée, par ordre de gravité. Il peut alors considérer que ces actions sont relativement moins graves que celles de Frédéric par exemple. En revanche, sa mise en examen et sa peine de prison de quatre mois, suscitent chez lui malaise et angoisse, voire l'amènent à interroger sa position, interrogation qui demeure néanmoins relative. Le jugement est alors attendu avec appréhension et vécu comme une décision qu'il subit, sans pouvoir changer le cours des choses. On retrouve sa position passive devant les situations importantes de sa vie. L'attente du jugement fait que Henri ne peut élaborer aucun projet d'avenir qui le satisfasse, comme s'il était dépossédé de ses droits mais aussi de ses envies.

Actuellement, il dit pour autant pouvoir compter sur le soutien de sa famille.

1-5- Personnalité - Commentaires

Les réponses de Henri lors de la passation du test projectif de la personnalité de Rorschach sont extrêmement pauvres en matériel imaginaire. Son attitude est fuyante, il s'implique peu dans le test, peut-être par peur d'être évalué, mais aussi par manque d'analyse et d'imagination. Le contenu affectif est occulté, mais perçu. En revanche, l'accès aux affects plus profonds en lien avec l'investissement des figures parentales est quasi-impossible, comme si le support identificatoire et émotionnel faisait défaut. Les capacités intellectuelles se situent dans la moyenne normale faible. On ne note pas de présence de conflit interne, ni d'élément en lien avec les faits. Autrement dit, aucun contenu à connotation fantasmatique sexuelle n'est énoncé, les planches susceptibles de la susciter sont évitées.

1-6- Conclusions de l'expertise

L'examen psychologique de Henri ne met pas en évidence de structure pathologique de la personnalité. En revanche, plusieurs traits de sa personnalité attirent l'attention, tels que des traits anxio-dépressifs anciens, exacerbés par la crainte du jugement, et une personnalité passive et dépendante. Se laissant facilement influencer et entraîner par ses pairs, faute d'assises identificatoires suffisamment rassurantes et structurantes, Henri a du mal à élaborer un projet personnel motivant.

Présentant des facultés intellectuelles normales moyennes, Henri ne présente pas de déficiences ou troubles notoires. Il est néanmoins à souligner qu'il s'inscrit peu dans l'échange avec autrui. Adoptant plutôt une attitude d'attente, il suit volontiers le mouvement général, sans avoir à développer d'initiative propre. Il fait part de peu de créativité et de motivation dans ses projets de vie. Il vit dans le présent avec des plaisirs que le moment lui offre. Les faits semblent s'inscrire dans une dynamique de groupe qui dépasse le sentiment de responsabilité de Henri.

En effet, Henri dit avoir profité de la proposition de sa victime et de l'ambiance générale qui se dégradait au point où aucun membre du groupe ne semble avoir été capable de contrôler la situation. Sans avoir à prendre d'initiative réelle, Henri s'est laissé porter, non sans satisfaire ses propres pulsions. Il paraît évident qu'en dehors de cette dynamique de groupe, Henri ne présente pas le profil d'un agresseur, et encore moins celui d'un agresseur sexuel, mais son manque d'empathie et d'analyse critique de ses agirs et de la volonté de l'autre, l'ont néanmoins conduit à abuser de l'autre, de surcroît, parce que Margot a été en situation de fragilité et de faiblesse.

Si Henri fait preuve d'un jugement moral tout à fait intact, on relève un manque d'auto-analyse et d'intérêt pour autrui. Le fait qu'il ne construise que des contacts superficiels de circonstance, et manifeste une difficulté à construire de manière active sa vie, rend le pronostic frileux. Une prise en charge psychothérapeutique est à conseiller pour différentes raisons. La présence de traits anxieux et dépressifs de longue date mérite une attention qui doit permettre à Henri de développer des projets professionnels et notamment personnels qui l'inscrivent davantage dans l'échange et dans la responsabilisation.

2- Deuxième exemple : le cas de Julien

2-1- Rappel des faits

Julien, né en 1980 à C. rapporte avoir contraint, lors d'une soirée en avril 2002, Audrey à avoir un rapport sexuel avec lui. Les faits se sont produits lors d'une soirée organisée chez lui, en présence de sa propre sœur, de la sœur de la victime, ainsi que des amis. Audrey aurait été l'objet de moqueries et de violences, en l'espèce de nourriture qui lui a été jetée, de découpage et déchirement de ses vêtements et de cheveux coupés, et ce de la part de tout le groupe. Ce dernier a également contraint Audrey à prendre une douche sous les regards de tous. A cette occasion, elle aurait subi une première pénétration vaginale avec un doigt. Dans ses dépositions, Audrey affirme qu'il s'agissait de Julien. Or, ce dernier nie formellement cet acte et dénonce Samuel comme en étant l'auteur.

En revanche, il avoue sa participation aux violences administrées à Audrey et peut dire que le rapport sexuel n'était pas réellement consenti par elle : « quand je lui ai fait l'amour, un coup elle disait oui, un coup non ». Les conséquences de ses actes sont d'autant plus difficiles à accepter que « c'est sa sœur qui a porté plainte au bout de 10 mois ». Cela l'autorise à croire qu'Audrey n'a pas développé de séquelles.

2-2- Présentation générale

Julien accepte l'entrevue sans afficher ni surprise, ni curiosité. Son attitude générale est marquée par l'indifférence qui peut céder la place à des accès de colère, sous forme de rancœur, exprimée à l'égard des personnes qu'il considère comme étant responsables de son arrestation et de son incarcération.

Il répond spontanément à toutes les questions et se montre franc, au point qu'il n'anticipe ni contrôle l'image qu'il renvoie de lui, lorsqu'il exclame, en s'adressant à N., la sœur d'Audrey : « je vais lui faire sauter la tête ! ».

On ne relève pas de tendance manipulatrice, au sens d'une minimisation de l'acte, mais une alternance au niveau de l'expression brute des pulsions, tendant vers la dépression ou vers son opposé, la colère, s'exprimant dans la violence verbale ou physique.

L'analyse des faits comme des éléments de sa vie reste superficielle, tout en étant réaliste, mais manichéenne.

2-3- Récit de vie – Analyse psychologique

Julien est le second enfant d'une fratrie de quatre, parmi lesquels comptent M. issu d'un premier mariage de sa mère, (par conséquent il est son demi-frère), L. et J.

Sa mère, femme au foyer, et son père, maçon, « sont séparés depuis 1992 ou 1995 », selon les dires de Julien. De sa vie de famille, il retient surtout l'alcoolisme de son père, ainsi que son « comportement agressif ». Ce dernier aurait eu tendance à proférer des « menaces », comme « je vais te frapper » à l'égard de toute la famille. S'il n'a « jamais frappé », le climat aurait été néanmoins « violent ».

L'entente avec sa mère est décrite comme bonne. La relation avec son père est distante.

Concernant sa vie scolaire et relationnelle, Julien se décrit plutôt comme quelqu'un de solitaire. Il n'a jamais réellement aimé aller à l'école. En raison « de problèmes d'apprentissage », Julien redouble la 5ème ou la 6ème et quitte l'école définitivement à l'âge de 16 ans avec un niveau 5ème. Jusqu'à l'âge de 12 ans, il aurait vécu en foyer. Il commence une formation de carreleur et obtient son CAP. Concernant sa scolarité, il ne relève pas d'incident particulier. On constate surtout le peu d'investissement et une absence de réflexion concernant son avenir. Aucun domaine ne semble être préféré, ni idéalisé en terme de projection ou identification possible. Cette absence de toute idéalisation amorce un vide existentiel caractérisé par un manque de référent fort.

Il n'évoque pas de meilleur ami et semble plutôt nouer des relations superficielles. Il n'a pas d'occupation privilégiée, si ce n'est la musique, notamment le rap et le funk qu'il aime bien écouter. Le reste du temps, il dit aimer « rester tranquille avec sa petite amie, P. ».

Il aurait eu d'autres histoires amoureuses, parmi lesquelles J. en 1999 avec laquelle il est resté pendant 3 ans, et épisodiquement N., la sœur d'Audrey : « je suis sorti 2, 3 mois avec, puis je l'ai virée ». Son premier rapport sexuel remonte à ses 18 ans. Si l'investissement affectif paraît authentique, Julien a connu des périodes d'alcoolisation massive : « du whisky et des alcools forts dès le matin » qui ont rythmé ses journées et qui comblent le vide de sa vie, tout en l'empêchant de construire des relations stables et gratifiantes. Son comportement addictif ne se limitait pas aux prises d'alcool, mais comprenait aussi occasionnellement la prise de cannabis.

Si à cette période Julien n'a pas bénéficié d'un suivi médical régulier, il affirme avoir pris un traitement pour « calmer ses nerfs » à cause de son addiction à l'alcool.

Avec cette période coïncident également des antécédents judiciaires. En 1998, il a commis un vol avec coups et blessures : « avec Philippe, on est rentré chez quelqu'un qu'on connaissait : V. ; on se faisait à manger chez lui, il m'a mis dehors …et a pris 18 mois ferme ». Plus tard, il s'est fait arrêter sans papier et pour conduite sous emprise de l'alcool.

Parmi des événements marquants, Julien cite un accident de voiture qui a eu lieu en 1999 : « un copain roulait trop vite, on allait en discothèque, une amie est décédée ; j'ai été blessé et hospitalisé ».

Concernant les éléments tragiques ou douloureux de sa vie, Julien n'exprime que peu d'affects et ne verbalise pas son vécu. En revanche, il fait part d'angoisses et de problèmes de sommeil liés à des ruminations fréquentes.

2-4- A propos des faits – Analyse psychologique

A aucun moment, Julien ne fuit les questions concernant les faits. La franchise qui caractérise la description du déroulement des faits est à la hauteur de celle avec laquelle il exprime ses sentiments, et plus particulièrement ses ressentiments à l'égard de N., la sœur d'Audrey, par laquelle il se sent trahi et qui signe la raison de toutes ses angoisses, liées à l'appréhension du jugement ou de son avenir tout court.

Si Julien ne cherche pas à se déresponsabiliser dans le récit des faits, il ne témoigne néanmoins d'aucune empathie pour la victime, et ne fait pas preuve d'analyse critique de sa propre position ou de la gravité de ses agirs.

Il laisse sous-entendre que si les faits ont pu survenir, c'est parce qu'il « est influençable », ce qui signifie que la dynamique de groupe était certainement un élément facilitateur. Julien affiche par là le besoin de se faire valoir au regard des autres tout en assouvissant ses propres pulsions.

En effet, Julien avait bien pris conscience de la fragilité d'Audrey étant donné qu'il évoque spontanément qu'elle a été violée quand elle était toute petite, qu'elle « n'a pas toutes ses capacités » et qu'elle « est mongole à moitié ». Mais il n'analyse aucunement le lien entre cette fragilité perçue et les agissements qu'il lui imposait. C'est comme si la première, au lieu de présenter un frein, lui donnait au contraire une légitimité particulière, d'où aussi l'absence de sentiment de culpabilité.

Julien est davantage préoccupé par la sanction qui le frappera, qu'il ne conteste pas, mais qui ne l'amène pour l'instant pas à s'auto-analyser au sens d'un auto-amendement.

Au contraire, la réaction suscitée est avant tout un sentiment de rancune et de vengeance, ou encore de trahison formulé à l'égard de N. Ayant hébergé cette dernière chez sa mère, parce qu'elle « était à la rue », il accepte encore moins qu'elle ait pu porter plainte à son encontre. S'y rajoute le fait que N. aurait signifié au groupe vouloir se venger de sa sœur pour des raisons personnelles. Par conséquent,

Julien ne se positionne qu'en tant qu'acteur des instigations et confère les droits d'auteur à N.

A l'heure actuelle, Julien dit beaucoup angoisser par rapport aux conséquences juridiques. « Je dors mal, ça me trotte dans la tête ; normalement je ne vais en avoir que pour 18 mois ». Cependant, il ne réfléchit pas au retentissement de ses penchants et de ses actes à long terme. Autrement dit, malgré une reconnaissance totale des faits, Julien a du mal à se responsabiliser face à ses actes et face à autrui au sens d'une prise en considération de la volonté de l'autre.

2-5- Personnalité – Commentaires

Julien présente, outre son franc-parler, une froideur affective ou encore une indifférence pour son prochain qui crée de la distance relationnelle et un manque d'intérêt pour l'autre, surtout sur le plan des affects. Si Julien éprouve le besoin de s'entourer de personnes de son âge, il ne noue que des relations superficielles, malgré une certaine authenticité dans les rapports, notamment sur le registre amoureux.

Julien fait montre de capacités intellectuelles se situant dans la moyenne inférieure. Ces dernières lui permettent une bonne analyse des réalités objectives, ainsi que de bonnes capacités d'adaptation, ce qui ressort notamment au travers du protocole du test projectif de Rorschach. En revanche, l'imaginaire est pauvre et ne tolère que les réalités simples. Les contenus affectifs sont là encore pauvres et témoignent d'un vide existentiel qui peut susciter des angoisses à caractère dépressif.

2-6- Conclusions de l'expertise

L'examen psychologique de Julien ne révèle pas de pathologie mentale. Parmi les traits de personnalité prédominants, comptent une relative intolérance aux frustrations, la franchise et la froideur affective. L'existence de Julien est marquée par une incapacité à se projeter dans un avenir heureux ou gratifiant, ce qui crée une impression de vide accompagnée de tendances dépressives, particulièrement exacerbées par l'angoisse du jugement pénal.

Julien n'a pas bénéficié de repères identificatoires parentaux stables. Il a surtout souffert du climat violent qui régnait à la maison et n'a pas pu de ce fait s'identifier positivement à son père. Sa mère semble trop effacée pour contrebalancer ce manque. Il en résulte un mode relationnel marqué par une absence d'investissement affectif et un réel intérêt pour autrui. Julien est davantage centré sur lui-même et la recherche de plaisirs immédiats. Si le niveau intellectuel se situe dans la moyenne inférieure, il a du mal à parvenir à une analyse plus fine et critique de lui-même et des situations auxquelles il est confronté. On ne repère pas de centre d'intérêt particulier, d'où l'impression que Julien vit dans un présent qui est souvent marqué par l'ennui et qui occasionne des prises d'alcool massives et régulières auxquelles s'adjoint le recours à des drogues douces.

Les faits sont survenus dans un contexte de groupe, même si Julien dit avoir agi seul. Le regard d'autrui semble avoir de l'importance. Il fait surtout part d'un sentiment de légitimité devant l'insistance de la sœur de la victime, N., et la fragilité perçue chez Audrey, faisant d'elle une « victime facile ». En dehors de cet effet de groupe, on ne remarque pas de circonstances, ni de préoccupations particulières chez Julien, si ce n'est son goût de l'opportunisme lorsqu'il se trouve face à des situations scabreuses, et son fonctionnement psychique peu scrupuleux.

Julien affiche une souffrance psychologique, liée à sa situation d'incarcération et son appréhension du jugement, toutefois fondamentalement associée à un vide existentiel qui semble le priver de projets de vie. Sa quête est motivée par la recherche d'une certaine tranquillité qui ne repose sur aucune représentation concrète.

Ces deux cas très différents dans la dynamique psycho-criminologique montrent que le viol en réunion se présente comme une alliance de plusieurs personnes autour et par le sexuel qui semble en être la finalité plus ou moins consciemment recherchée. Si la recherche de plaisir est manifeste, elle ne s'accomplit pas forcément dans le rapport sexuel, mais peut trouver son expression dans la domination de la victime, le pouvoir ressenti par les regards et la complicité plus ou moins active des autres membres du groupe ou encore les fantasmes précédents ou consécutifs à l'acte. Le groupe semble davantage constituer le cadre dans lequel les projections, curiosités, attirances et problématiques personnelles des uns et des autres trouvent une occasion d'expression. Les cas présentés montrent aussi le caractère initiatique à la sexualité du viol en réunion pour les différents agresseurs. En ce sens, l'effet groupe présente un aspect rassurant, puisqu'il évite la relation duelle, nettement plus engageante et créatrice d'angoisses, notamment face à la performance attendue.

La victime est perçue comme provocatrice, séductrice ou manipulable, mais suscite généralement des pulsions sadiques, érotisées, dans le sens d'une association entre la violence et la libido (cf. la différence entre la violence fondamentale et l'agressivité, élaborée par J. Bergeret, 1984 [2]).

Afin de conceptualiser notre démarche et pour illustrer la particularité de l'analyse psycho-criminologique que nous venons d'effectuer, nous proposons le schéma suivant :

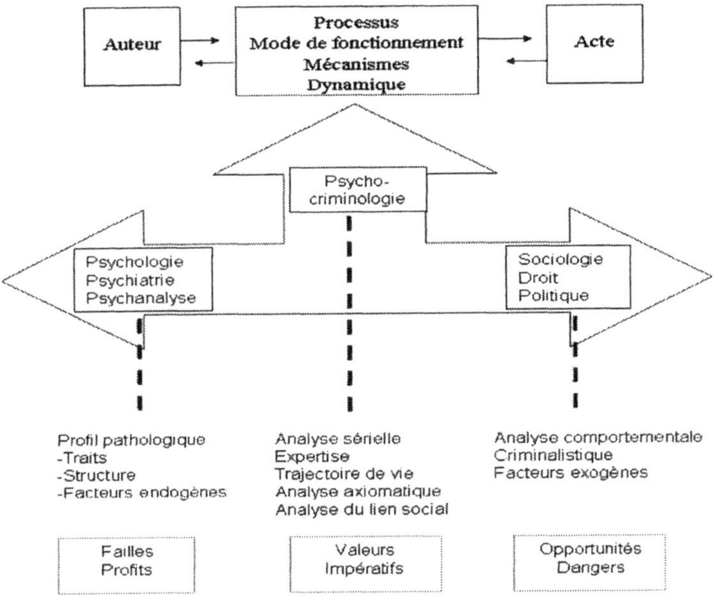

Le passage à l'acte délinquantiel de quelque type qu'il soit, renvoie au lien entre un auteur et un acte. L'impossibilité d'établir un lien de cause à effet direct, nous amène, et l'histoire de la criminologie le démontre, à étudier la fameuse « boite noire » entre les deux, remplie d'interrogations sur les processus (conscients / inconscients) sous-jacents, le mode de fonctionnement psychologique, les mécanismes criminologiques et la dynamique criminogène.

La psychologie, la psychanalyse et la psychiatrie se sont plus particulièrement intéressées au profil psychopathologique de l'auteur à travers une étude de sa personnalité, en termes de traits ou de struc-

2. J. BERGERET (1984), *La violence fondamentale*, Paris, Dunod.

ture et ont apporté à la criminologie des taxonomies sur les facteurs endogènes impliqués dans le crime. C'est en ce sens que le passage à l'acte est pensé sous l'aspect des failles ou carences structurelles ou celui plus économique du profit et de la finalité psychologique.

La sociologie, le droit et la politique ont apporté à la criminologie des connaissances en matière d'analyse comportementale, de technicité criminalistique et ont attiré le regard sur les facteurs exogènes impliqués dans le crime qui est traité dans son effectivité et selon les traces et dommages produits. Ces approches raisonnent essentiellement sur le passage à l'acte en termes d'opportunités et dangers, ce qui est non sans évoquer la question de la responsabilité, non seulement celle attribuée à l'auteur, mais aussi celle qui incombe à la société, à l'origine comme à la suite de l'acte. On peut alors comprendre les réactions médiatiques aux viols en réunion qui dénoncent la mauvaise éducation, les négligences parentales comme sociétales, l'appât des jeux vidéo et les médias eux-mêmes. Le conflit des responsabilités sous-tend forcément le sentiment de culpabilité qui passe des uns aux autres comme une patate chaude aux fausses aires politiques que l'on se refile.

L'approche psycho-criminologique enfin, conjugue ces différents aspects dans l'expertise ou la thérapeutique des événements de vie, véritable carte géographique de la trajectoire psychologique avec des séquences, régie par des axiomes ou encore valeurs et impératifs de vie qui tantôt contribuent à construire ou à maintenir et tantôt à attaquer le lien social. Ce dernier peut être agressé de toutes les manières imaginables, et le sexuel en fait partie.

C'est cette dernière approche que nous avons privilégiée dans nos études de cas. Partant du constat qu'il n'existe pas de profil pathologique spécifique de l'auteur d'agression sexuelle, mais plusieurs qui sont souvent la résultante de facteurs organisés en série ou en séquences avec une dynamique particulière, nous avons été sensible à la manière dont ces dernières jouent sur les fixations, régressions et maturations psychologiques, mais aussi sur la précipitation dans l'agir.

A cette problématique interne de la personnalité et son association avec celle de l'autre ou des autres qui crée la particularité du lien, s'ajoute en plus, nous l'avons vu dans les deux exemples exposés, l'opportunité qui suscite le danger. Autrement dit, le danger résulte de plus et d'autre chose que de l'addition de facteurs propres de la ou des personnalités. Il en résulte un adoucissement des impératifs moraux sur le moment qui s'aménage en une réduction du sentiment de responsabilité ensuite. Le nombre de personnes impliquées aide à mieux le partager, d'où l'évitement de la relation duelle qui nécessiterait des défenses bien plus radicales et plus coûteuses pour la personnalité et son état psychologique. Sans parler du désir, qui étant lui aussi partagé, s'érige en légitimation et permet d'évincer la question de celui de la victime laquelle finit par être réifiée.

Nous pouvons constater que nous sommes loin d'un phénomène de mode, social ou médiatique, mais plus proche des tréfonds humains de tout un chacun qui trouvent résonance et alliance malheureuse.

3- Recherche bibliographique relative au viol en réunion réalisée par Anne Winter

3-1- Références Francophones

BALIER C. (1996), *Psychanalyse des comportements sexuels violents*, Collection Fil Rouge, Presses Universitaires de France, Paris.

BALIER C. (1998), La violence à la lumière des processus adolescents, *In Adolescence*, 16, 1, pp. 117-126.

BALIER C. (2001), Psychothérapie psychodynamique des auteurs d'agressions sexuelles, *In* « Psychopathologie et traitements actuels des auteurs d'agressions sexuelles », *Conférences de consensus*, F.F.P., Paris, John Libbey Eurotext.

BARTES H. N., OSTAPTZEFF G. (1992), *Criminologie clinique*, Paris, Masson.

BENGHOZI P. (1999), *Adolescence et sexualité : lien et maillage réseau*, Paris, l'Harmattan.

BOLYA B. (2005), *La profanation des vagins*, Paris, Le serpent à plumes.

BONNETAUD J., PETIBON C., TSIN B. (2000), Suivi en milieu ouvert des adolescents abuseurs sexuels, *In* CIAVALDINI A., BALIER C. (2000), *Agressions sexuelles : pathologies, suivis thérapeutiques et cadre judiciaire*, Paris, Masson.

CARRA C. (2001), *Délinquance juvénile et quartiers sensibles*, Paris, l'Harmattan.

C.N.O.M. (2000), *Le praticien face aux violences sexuelles*, Cahors, Presse de l'Imprimerie France Quercy.

CORNET J. P., GIOVANNANGELI D., MORMONT C. (2003), *Les délinquants sexuels : théories, évaluation et traitements*, Paris, Frison-roche.

COSLIN P., (1996) Les adolescents devant les déviances, Paris, P.U.F..

CRESPY P. (1965), L'aspect sociologique du viol commis en réunion, *In Revue de Sciences criminelles et de Droit pénal comparé*, 838.

DELAGE M. (2001), Existe-t-il une histoire particulière chez les agresseurs sexuels ? Quel est le rôle de ce facteur ? *In Psychopathologie et traitements actuels des auteurs d'agressions sexuelles*, Conférences de consensus, F.F.P., Paris, John Libbey Eurotext.

GUEGUEN N. (2002), *Psychologie de la manipulation et de la soumission*, Paris, Dunod.

HAMON F. (1999), *Délinquance sexuelle et crimes sexuels*, Paris, Masson.

HANDMAN M.-E. (2003), Femmes violentées, femmes violentes, *In Gradhiva*, 33, pp. 73-76.

HENRY M., LAURENT G. (1974), *Les adolescents criminels et la justice*, Collection Enquêtes et Recherches, Éditions Cujas.

HUERRE P. (2001), Existe-t-il des caractéristiques cliniques et psychopathologiques des auteurs de viols et d'agressions sexuelles en réunion ? *In Psychopathologie et traitements actuels des auteurs d'agressions sexuelles*, Conférences de consensus, F.F.P., Paris, John Libbey Eurotext.

KELLENS G. (1995), *Qu'as-tu fait de ton frère ?* Bruxelles, Mardaga.

LOPEZ G., FILIZZOLA G. (1996), *Le viol*, Que sais-je ? N° 2753, Presses Universitaires de France, Paris.

MUCCHIELLI L. (2005), *le scandale des tournantes*, Paris, La Découverte.

MUCCHIELLI L. (2005), « la violence dans les banlieues est une révolte contre « une société injuste et raciste » », in *Le Monde*, 12.11.01.

PARROT P., G UITTON R. (1963), Étude clinique des complots, *In Revue de neuro-psychiatrie infantile*, 11, 385.

ROBERT P., LAMBERT T., FAUGERON C. (1974), *Image du viol collectif et reconstruction d'objet*, Paris, Masson.

SELOSSE J. (1996), Les délinquances des adolescents, In VILLERBU L.M., PAIN J., (1997), *Adolescence, violences et déviances* (1952-1995), Vigneux, Matrice.

VIGARELLO G., (2000), *Histoire du viol : XVIème siècle au XX siècle*, Paris, Seuil.

3-2- Références Étrangères

BLANCHARD W. H. (1959), The group Process in gang rape, *In The journal of social psychology*, 1959, 49, pp. 259-266.

GWARTNEY-GIBBS P., STOCKARD, J. (1989), Courtship aggression and mixed-sex peer groups, *In* Pirog-Good M.A., Stets J.E. (Eds.), *Violence in dating relationships: Emerging social issues*, New York, NY, Praeger, pp. 185-204.

HARTMAN (1964), Ueber juvenile Gruppennotzuchdelikte, Monatsschrift für Kriminologie und strafrechtreform.

Analyse sérielle des trajectoires existentielles et des Pratiques Sexuelles Tarifées (PST)

Laurence Mousset-Libeau

Introduction

Ce travail inaugure une mise en perspective nouvelle de la prostitution, par l'évocation de la notion de « pratiques sexuelles tarifées » (PST) et la proposition d'une analyse sérielle des parcours de vie des femmes qui ont eu recours à ces pratiques à un moment ou l'autre de leur vie.

La prostitution n'est pas une, elle est plurielle, et parmi ses différentes modalités les formes les plus stigmatisées de prostitution de rue – notamment par l'intermédiaire d'organisations appelées « réseaux » – interpellent l'opinion publique. A l'inverse de cette approche médiatisée, les PST restent discrètes, elles englobent des pratiques diversifiées dans leur fréquence (occasionnelle ou régulière), leur mise en visibilité (espace public, commercial ou privé), leurs modalités (pécuniaire ou troc/échange) [1].

1. L. MOUSSET-LIBEAU, L.M. VILLERBU (2003), « Les frontières des pratiques prostitutionnelles chez les femmes : des enjeux pour la recherche

Par ailleurs, malgré l'importance de la prise en compte des interactions entre prostitution et violences faites aux femmes, il nous semble nécessaire de proposer un décentrage en termes de représentations, lequel vient questionner les différents modèles de pensée qui construisent les discours humanistes, idéologiques ou militants sur ce sujet. Nous posons l'hypothèse que les théories psychopathologiques[2], anthropologiques [3], sociologiques [4] ainsi que les modes de régulation qu'elles véhiculent sont incomplètes. Bien que les relations d'emprise et d'abus de pouvoir des groupes dominants sur les groupes minoritaires soient une réalité. Nous soulignons que cet argument risque de créer des amalgames [5] tels que ceux que l'on observe dans les interprétations causales hâtives entre précarité et/ou toxicomanie et prostitution.

Un autre élément, tout aussi essentiel, consiste à placer l'argent au cœur du maintien dans les PST en tant que dépendance : « l'argent facile », qui serait un obstacle majeur à la réinsertion sociale par le travail. L'argent est alors mis en scène comme support exclusivement marchand, le prix d'une prestation sexuelle. Mais de notre point de vue, l'argent est, dans le contexte des PST, probablement plus qu'un simple échange marchand. L'argent est beaucoup plus que cela souligne Deutsch : « *L'argent pacifie par son pouvoir de compléter symboliquement les imperfections, les manques de chacun, c'est-à-dire de compenser les différences. Il symbolise l'idée de complétude de*

---

clinique », *2ème Congrès International sur l'Agression Sexuelle*, Bruxelles, 7-9 mai.

2. K. ABRAHAM, (1921), « Manifestations du complexe de castration chez la femme », Œuvres complètes II, 1915-1925, Paris, Payot, 1965, pp. 116-141, *In* PHETERSON G., *Le prisme de la prostitution*, L'Harmattan, 2001, p.78 ; DUBOL V. (1996), « La prostitution comme expérience de vie effet - mère », Thèse de doctorat de psychologie fondamentale et de psychanalyse, Paris VII ; Trinquart J. (2002), « La décorporalisation dans la pratique prostitutionnelle : un obstacle majeur à l'accès aux soins », Thèse de doctorat de médecine générale.

3. M. COSTES-PEPLINSKI (2001), *Nature, culture, guerre et prostitution*, L'Harmattan, p.50.

4. G. PHETERSON (2001), *Le prisme de la prostitution*, L'Harmattan, p.78 ; S. GUILLOT (1998), Le surendettement : clinique et psychopathologie de la dette, *In Psychologies et Criminologies*, n° 21, éditions ARCP, p. 57 ; TABET P. (1987), Du don au tarif. Les relations sexuelles impliquant une compensation, *In Les Temps modernes*, 490, mai, pp. 1-53.

5. BADINTER E. (2003), *Fausse route*, éd. Odile Jacob, p.23.

chacun, son caractère irréductible à l'autre et sa dépendance à l'autre. » [6]. Et à propos de la prostitution, V. Dubol souligne que l'argent a également une autre fonction symbolique, celle de séparer : « *Cet argent donne aussi la garantie d'une séparation, une coupure qui permet un rapproché sexuel libéré de l'angoisse et de toute dépendance à autrui. Ainsi l'argent participe bien d'une fonction de retenir et expulser l'autre réel* » [7].

Ce qui nous attache dans le travail mené autour des parcours de vie de femmes ayant eu recours aux PST, c'est la compréhension du sens de ces pratiques dans l'enchaînement des événements de vie, non pas d'une manière causale, mais comme un passage à l'acte qui constitue une tentative de sortie active d'un conflit psychique et social. Il s'agit donc de considérer que les PST peuvent contribuer à un étayage psychique qui permet à la femme d'équilibrer une position existentielle inconsciente, singulière, une position axiomatique [8]. Cette proposition nous permet de mettre en perspective les PST avec d'autres attaques du lien social visant également cet équilibre.

1- Proposition d'un modèle d'inscription personnelle dans les PST à partir d'entretiens cliniques

Cette étude [9] est développée auprès de femmes en détention. Toutes les femmes rencontrées ont été volontaires, elles ont été informées de l'intérêt général de l'étude et leurs dossiers sont rendus anonymes dans le temps et dans l'espace. Les entretiens semi-directifs visent à collecter tout événement de vie « manquant » et « marquant » de la femme, dans une progression par tranche d'âge depuis la naissance. Ils se sont déroulés individuellement auprès de 12 femmes parmi lesquelles 3 n'ont pas exprimé explicitement le fait qu'elles ont eu recours à des pratiques sexuelles tarifées à un moment ou l'autre de leur vie et une autre a souhaité que son témoignage ne soit pas repris sous une forme individualisée.

---

6. E. Deutsch (1998), « L'argent nommé désir et sang », Communications, 1989, 50, 81-93, in Guillot S., *Op. Cit.*, p.56.

7. V. Dubol (2004), « La prostitution entre orifices du corps et mots, une expérience de subjectivation ».

8. L. M. Villerbu (2003) (Direction) et al, *Dangerosité et vulnérabilité en psychocriminologie*, L'Harmattan, Paris.

9. Recherches à la demande respective de la Direction Régionale aux Droits des Femmes et à l'Égalité (D.R.D.F.E. - Bretagne) en 2000, puis de la D.R.D.F.E. - Bretagne et de la D.D.A.S.S. en 2003.

A un premier niveau d'observation et pour chacune des femmes rencontrées il ressort que le début des pratiques sexuelles tarifées semble coïncider soit avec une précarité financière, soit avec une rupture ou un bouleversement (séparation, deuil, agression sexuelle, naissance), soit avec une toxicomanie qui peut créer un contexte de difficulté financière. D'une manière générale, le parcours de vie est jalonné de ruptures de lien social, absentéisme scolaire, échec scolaire, errances affectives, somatisations, psychiatrisations parfois précoces, demandes d'émancipation, grossesses non désirées et souvent précoces, absence de parcours professionnel... Par ailleurs, le discours des femmes révèle la présence d'une mère vécue sur un registre de cruauté, posant des actes de discrimination affective envers la fratrie et d'un père vécu comme absent, non protecteur, soumis.

Si les mères, telles qu'évoquées dans le discours des femmes rencontrées, sont effectivement cruelles et posent des actes de maltraitance physique, psychologique et/ou sexuelle, ce qui donne sens au discours c'est l'image, la représentation, l'empreinte qui est laissée par la relation à la mère dans la construction psychique de ces femmes. Cette image négative est renforcée par le rôle social attendu de ces mères qui sont toutes « femmes au foyer » et devraient se comporter en mères attentives mais se montrent défaillantes au plan affectif et éducatif envers leurs enfants. Les femmes rencontrées ne parviennent pas à trouver une distance juste vis-à-vis de leurs mères, soit parce qu'il y a eu abandon, et le rejet des filles devenues femmes envers leurs mères est massif, soit parce que cette identification est dominée par une relation d'emprise maternelle, et que le sujet se construit sur une fusion pathologique et une dépendance mortifère. Délaissées par une mère abandonnique et/ou victimes de l'emprise d'une mère qui les a disqualifiées, ces femmes vont trouver une autre *famille* à travers les PST, une famille essentiellement féminine. Initiées, le plus souvent dans des bars à hôtesse, par des femmes plus âgées symbolisant la mère protectrice, travaillant avec d'autres femmes considérées comme des sœurs ou des amies, les femmes intègrent un univers dans lequel la *loi* des PST se respecte, les règles consensuelles (places, tarifs, bonnes pratiques, discrétion, invisibilité, respect des contacts) sont opérantes et ont pour effet de poser du cadre, de créer du lien social.

Pour certaines femmes, leur père est décrit comme leur *Dieu*, il représente pour d'autres l'image du *mari idéal*. Ces positionnements de nature incestuelle participent à la construction d'un profil idéalisé de l'imago paternelle. Le recours à des représentations sociales puissantes qui attribuent des rôles et places aux hommes et aux femmes dans la société, contribue à légitimer la position du père. Ainsi, les femmes évoquent la présence d'un père courageux et bon époux car il est « *travailleur et donne toute sa paye.*» Alors, qu'il fut absent, qu'il n'ait pas porté la Loi, qu'il fut alcoolique et parfois violent n'est pas la question, le père absent l'a été par nécessité sociale, il a fait son devoir. Dans un tel contexte, les pères sont légitimés dans leur défaillance éducative, poussés en cela par une épouse ou une conjointe qui les disqualifie comme elle disqualifie sa propre fille ou belle-fille. Dans ces représentations, la fille rejoint son père en tant que victimes associées de la cruauté maternelle se plaignant rarement de mauvais traitements du père. Progressivement idéalisé, le père devient l'*alter-ego* de leur souffrance. Ce n'est donc pas que le père n'est pas cruel, certains sans doute le sont, mais ces pères-là ne peuvent pas être tout à fait mauvais.

Un conflit psychique et social est donc perceptible chez ces femmes, lequel repose sur un double enjeu psychique : se venger de la mère vécue comme cruelle et conquérir le père vécu comme absent. Il s'agit d'un enjeu qui met au travail le couple du don et de la dette. La femme à qui l'on « doit », cherche à se débarrasser de sa propre dette par convocation agressive de l'homme (le client symbolisant le père), dans une perspective où ce qui est dû est du côté de l'autre, à travers un processus agressif de racket qui vise à « faire payer ». Dans le même temps, des « témoins » sont convoqués dans la scène prostitutionnelle, au titre du 4ème personnage [10], dont la fonction est de légitimer la demande de réparation.

Celle-ci permet également de produire du discours cohérent sur la place positive des PST aux yeux de la société civile.

Ce modèle est général et permet d'approcher autrement la dynamique du parcours de vie psychique de la femme. En résumé, un modèle d'inscription personnelle dans les PST est proposé à partir de 5 hypothèses :

Hypothèse 1 : Les PST permettent une saisie active et agressive d'un conflit psychique et social antérieur, lié aux dérégulations affectives et sociales de la triangulation familiale.

---

10. L. ISRAËL, Préface *In Études de psychologie sexuelle*, E. HAVELOCK (1965), Le livre précieux, Paris, pp. 11-37 ; O. DOUVILLE (1991), *La naissance de la psychanalyse*, P.U.F., Paris, pp.179-183.

Hypothèse 2 : Cette agressivité s'est élaborée dans la rivalité avec la mère vécue sur un registre de cruauté. Les PST procèdent donc d'une tentative de sortie active de la passivité face à la cruauté maternelle.

Hypothèse 3 : Les PST reposent sur le principe du « racket ». Il s'agit pour la femme de prendre de façon agressive ce que le père n'a pas donné, ce qu'il n'a pas protégé : la vulnérabilité de sa fille face à l'image de sa mère. La femme tente ainsi d'annuler le don pour laisser place à la dette du père, symbolisé par le client racketté.

Hypothèse 4 : Ce conflit psychique et social prédispose les femmes à défendre une position de légitimation forte (utilité sociale, psychologique, sanitaire) par angoisse de se perdre et de ne pas trouver d'autre substitut satisfaisant. Des « témoins » sont alors convoqués dans la scène prostitutionnelle, dont la fonction est de légitimer la demande de réparation.

Hypothèse 5 : Les PST ne sont que l'expression visible d'une « position axiomatique » au même titre que les somatisations, psychiatrisations, ruptures sociales, affectives, parcours délinquantiels, qui constituent un parcours sériel où les événements présentent des similitudes.

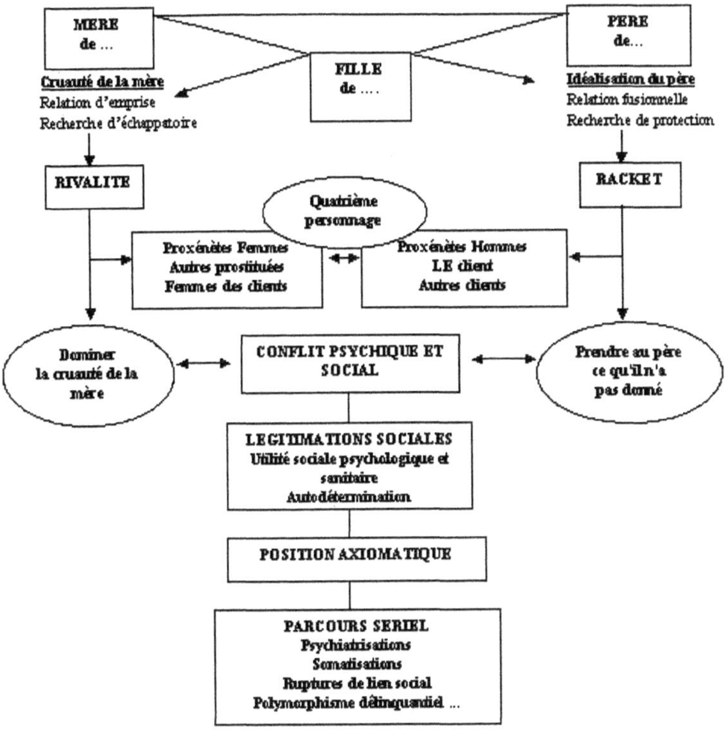

2- Position axiomatique, analyse sérielle et PST

Ce parcours doit également être interprété dans le cadre de l'analyse sérielle afin de comprendre de quelle manière les PST s'inscrivent comme attaque du lien social au même titre que d'autres phénomènes de rupture visant à restaurer une position axiomatique fragilisée.

Pour Loïck M. Villerbu [11], la position axiomatique du sujet se construit dans un compromis entre le Moi et le Surmoi, entre toute-puissance et interdits intériorisés. Elle se traduit par une injonction interne implicite, une auto-prescription de nature inconsciente et qui fait force de loi pour l'individu.

11. L. M. VILLERBU (2003) (Direction) et all., *Dangerosité et vulnérabilité en psychocriminologie*, L'Harmattan, Paris.

Cette position axiomatique est en interaction avec l'environnement, elle nécessite pour le sujet de maintenir un équilibre entre des idéalités positives et négatives, des bénéfices personnels et une économie psychique.

Cet équilibre inconscient appelé « axiome » est constamment recherché par le sujet qui ne peut se soustraire à cette injonction malgré les modifications de son environnement. Ainsi, lorsque le déséquilibre est tel que le sujet ne trouve plus les bénéfices escomptés, sa réorganisation psychique devient vitale, laquelle s'exprime sur l'environnement, à travers des ruptures du lien social dans le champ familial, affectif, professionnel, sexuel, somatique, psychiatrique, délinquantiel...

Ces attaques des cadres institutionnels ont pour fonction le rétablissement de l'équilibre axiomatique, et non pas la modification de l'injonction, de l'axiome. Le parcours de vie peut alors être analysé en termes de « similitudes », c'est-à-dire en tant qu'actes en série posés comme des réajustements actifs, dans différents champs sociaux. Cette perspective permet alors d'intégrer le parcours de vie non pas de manière causale mais de manière sérielle, incluant les PST.

3- Cas clinique : les événements de vie tels que décrits par Mme C.

Nous allons pour ce faire analyser le parcours de Mme C. Bien qu'étant âgée de 43 ans lors de notre rencontre, le parcours de vie hors-détention de Mme C. ne compte que 23 années. Elle est incarcérée depuis ses 23 ans. Cette femme évoque un secret dans sa petite enfance dont elle ne garde cependant aucun souvenir jusqu'à ses 5 ans. A ses diverses questions sa sœur lui répond « *Ce n'est pas à moi de te le dire c'est à maman* » et sa mère lui dit « *Tu étais jolie et souriante et tu avais la rougeole. Le reste ne te regarde pas* ». Mme C. débute sa vie avec la conviction qu'on lui cache un secret la concernant et à 6 ans elle présente un eczéma généralisé. A 8 ans, elle est victime d'un viol commis sur le lieu de vacances par un voisin âgé de 50 ans. Puis, quand elle a 10 ans, elle est violée par un cousin âgé de 19 ans. Puis elle subit les attouchements de son beau-frère entre ses 11 ans et ses 15 ans sans que sa mère et l'une de ses sœurs, pourtant témoins de ces agissements, n'interviennent.

Un premier événement est évoqué comme marquant pour Mme C. Lorsqu'elle avait 8 ans, son père lui offre un baigneur que l'une de ses sœurs détruit. Se plaignant à sa mère, elle reçoit une gifle tandis que sa sœur n'est pas réprimandée. Mme C. dit « *De toute façon ce n'était pas la peine de parler à ma mère, elle ne comprenait jamais rien, elle était énervée, elle disait toujours que c'était de ma faute alors je me demandais si c'était toujours de ma faute* ». A l'époque, son souhait est de devenir infirmière, une idée que sa mère rejette en la jugeant incapable de faire de telles études et encore moins de s'occuper de quiconque puisqu'elle n'a pas su éviter la destruction de son baigneur. Débutent également des épisodes d'absentéisme scolaire et de fugues qui vont s'échelonner jusqu'à ses 15 ans et qui vont s'arrêter lorsque son ami est incarcéré mais de manière concomitante lorsque les attouchements de son beau-frère cessent.

Le père de Mme C. est alcoolique, il travaille de nuit et n'a pas son mot à dire à la maison. Il est hospitalisé en psychiatrie à la demande d'un tiers (son épouse) lorsque Mme C. a 11 ans, période à laquelle ses règles surviennent. Effrayée et pleurant elle alerte sa mère qui la gifle en lui disant « *maintenant tu sais ce qu'est une femme* ». Lorsque Mme C. a 13 ans l'une de ses sœurs, celle qui la soutenait, quitte la maison ainsi que son père qui demande le divorce. C'est à ce moment que Mme C. dit commencer à fréquenter les garçons et rencontre son futur mari âgé de 16 ans. Elle redémarre alors une période d'absentéisme scolaire, ses résultats sont déjà médiocres, puis elle fugue plus longuement et à plusieurs reprises l'année de ses 14 ans malgré les coups qu'elle reçoit en retour par sa mère. C'est à cette époque qu'elle contracte une MST par son ami qui deviendra plus tard son mari et qui fréquente régulièrement des femmes qui se prostituent. Elle dit que son ami exige qu'elle se comporte comme l'une de ces femmes : « *Il voulait que je me couche avec les collants et la mini-jupe. Il me cognait dès que je n'étais pas habillée en " pute" et il couchait avec mes autre sœurs* ». C'est le début des pratiques sexuelles tarifées que Mme C. accepte contre l'argent et le minimum de protection qu'elle peut obtenir de son ami.

De cette relation naît une première fille (F1) alors que Mme C. est âgée de 16 ans ½ et vit depuis quelques mois chez sa mère - du fait de l'incarcération de son ami - dans un climat qui semble s'être apaisé : « *Pendant 8 mois je n'ai pas été frappée, ma mère récupérait tout l'argent des primes pour la naissance d'un enfant et mon ami m'envoyait de l'argent qu'elle volait dans mon linge* ». Après la naissance du bébé, le conflit avec sa mère reprend avec une tentative de rapt d'enfant par sa mère : *Le souhait de ma mère était que je sois fille - mère mais je n'étais pas d'accord, ma fille avait un père. Pendant 3 mois je ne pouvais pas accéder à ma petite, c'était ma mère et ma sœur qui la lavaient et l'habillaient. En fait ma mère a toujours voulu que ma fille soit ma sœur* ». A la suite de la naissance de sa fille, elle perd le travail qu'elle avait (femme de ménage), le couple se marie, l'enfant est baptisé et ce jour-là, la mère de Mme C. l'enferme dans sa chambre en la giflant alors que celle-ci se plaint des caresses échangées entre son mari et l'une de ses sœurs.

L'année de ses 17 ans, Mme C. est de nouveau enceinte, non pas de son mari, mais d'un autre homme, algérien qu'elle a rencontré sur le parking de son immeuble. Elle accouche seule et à son domicile l'année de ses 18 ans d'une seconde fille (F2), son mari rentrant tardivement et en état alcoolique. Cette naissance fait émerger un nouveau conflit dans le couple, le mari disant que cette fille (F2) est de lui mais que la première (F1) est « une bâtarde » qu'il renie. Les violences conjugales, déjà présentes, s'amplifient et finalement le mari de Mme C. la met à la porte avec « sa bâtarde » l'année suivante. Il vit donc avec sa seconde fille qu'il confie très rapidement à la mère de Mme C.

Mme C. va à Paris avec sa fille chez l'une de ses sœurs qui se prostitue et l'année de ses 19 ans elle subit une agression sexuelle avec violence par deux hommes qu'elle dit ne pas connaître. Elle fait par ailleurs de nombreuses rencontres au cours de PST et se voit proposer de tourner dans des films pornographiques, ce qu'elle dit avoir refusé. Elle rencontre la même année un homme d'Afrique du nord qui tient un restaurant routier et le nouveau couple s'installe dans un hôtel près d'un garage automobile. Elle a alors des pratiques sexuelles tarifées organisées autour de la fréquentation masculine drainée par le garage. Elle est connue dans le quartier, travaille sous un nom de code comme sa sœur lui a appris. Mais du point de vue de Mme C. lors de l'entretien, ce n'est pas de la prostitution, elle dit avoir surtout de nombreux amants.

Cette situation perdure pendant quelques mois puis elle fait la rencontre d'un autre homme, également originaire d'Afrique du nord, et passe avec lui un contrat d'hébergement contre des prestations sexuelles. Elle reprend également contact avec sa mère l'année de ses 20 ans, pour avoir des nouvelles de sa première fille. Mais cette dernière est hospitalisée au prétexte d'une morsure de chien au visage, une histoire à laquelle Mme C. ne croit pas, car elle est convaincue que c'est sa propre mère qui a blessé sa fille. Dans le même temps, Mme C. est enceinte de son compagnon d'hébergement et fait une fausse-couche à 4 mois et demi de grossesse. Celle-ci serait due à une tentative de suicide par absorption d'alcool et de psychotropes. Mme C. conserve le fœtus, un garçon, et se rend à l'hôpital, où elle apprend que le fœtus serait décédé depuis 1 mois. Cette situation alerte le milieu médical et il semblerait qu'à la suite de cet événement les 2 filles de Mme C. aient été placées en famille d'accueil. Des plaintes auraient également émané de la mère de Mme C., qualifiant sa fille comme étant dans l'incapacité d'élever des enfants.

Mme C. est de nouveau enceinte, elle accouche à 21 ans d'une troisième fille (F3) qui est placée. Elle vit toujours avec le même homme mais retourne régulièrement chez son père. La même année, elle est de nouveau enceinte mais fait une fausse-couche. L'année de ses 22 ans, le père de Mme C. décède et ensuite elle récupère la garde de ses deux filles aînées. Elle vit avec ses filles et son compagnon et continue à avoir de nombreux amants. L'année suivante, elle a alors 23 ans, elle accouche d'un quatrième enfant, un garçon, qui décède à 1 mois de la mort subite du nourrisson.

Des actes de violence sexuelle et physique sont alors commis par le couple sur sa fille (F2), lesquels entraîneront le décès de celle-ci et l'incarcération du couple. En détention, Mme C. fait de nombreuses tentatives de suicide, son comportement est provocateur, tant dans ses propos que dans sa tenue. Elle reçoit régulièrement des mandats contre des courriers à caractère pornographique. Elle rencontre finalement un détenu, lui-même condamné pour meurtres, et se dit enfin heureuse.

4- Analyse sérielle du parcours de vie de Mme C.

Le parcours de vie de Mme C. présente de nombreuses attaques du lien social dans le domaine médical, scolaire, professionnel, affectif, géographique... des ruptures qui se succèdent alternativement dans l'un ou l'autre champ, selon les contextes qui s'offrent à elle, et qui visent à stabiliser une position axiomatique fragilisée. Parmi ces ruptures, le début marqué de ses pratiques sexuelles tarifées en région parisienne pourrait être daté à partir du moment où son mari la met à la porte et où elle rejoint sa sœur qui l'initie à la prostitution. Le manque d'argent qu'une telle situation provoque pourrait également expliquer ces pratiques, de même que les actes de violence sexuelle qu'elle a subis à plusieurs reprises. Toutefois, sans évacuer radicalement ces composantes essentielles, il apparaît qu'une vulnérabilité antérieure s'est construite par le fait que son mari l'a contrainte à des relations apparentées à des pratiques de prostitution et que sa mère la maintient également dans une posture de même nature. Mme C. précise sur ce sujet particulier : *« J'ai parlé de la prostitution de ma mère parce qu'elle ne nous considérait (elle et ses sœurs) que quand on lui donnait de l'argent, sinon on était des "putes"* ». Sans doute pourrions-nous évoquer une attitude qui s'apparenterait à du proxénétisme de la part de la mère. Par ailleurs, nous retrouvons de manière forte l'existence d'un conflit psychique et social basé sur l'inadéquation de la dyade parentale avec une mère vécue dans un registre de cruauté et un père idéalisé, considéré comme une victime associée.

Nous pouvons formuler l'hypothèse de l'installation d'un premier niveau de cristallisation de la position axiomatique de Mme C., centrée sur son incapacité à être « une bonne mère » dès l'âge de 8 ans, lors de la scène de destruction du baigneur offert par son père. Cette scène renforce chez cette femme l'incapacité de sa propre mère à prendre soin de ses enfants et alimente ses propres doutes sur sa compétence maternelle future. Et parmi les différents champs de rupture sociale, celui de la maternité chez Mme C. est tout à fait chaotique, mortifère et conduit au meurtre de l'une de ses filles. L'événement du baigneur renforce également ses croyances profondes, car sa propre naissance lui est insupportable : « *Moi j'ai toujours haï ma naissance parce que je suis née en octobre et que toutes les années il m'arrive une tuile. Elle (sa mère) aurait au moins pu passer cette grossesse, ne pas me garder parce que quand elle me frappait en fait elle voulait me tuer et elle aurait dû le faire, peut-être que je n'aurais pas eu toute cette souffrance* » [12].

A cette position axiomatique, il nous faut ajouter un contexte familial incestuel, dans lequel les places et les rôles sont flous. Son mari est amant de certaines de ses sœurs, sa mère veut sa petite-fille pour fille, Mme C. subit des attouchements de son beau-frère et de l'un de ses cousins... sans que ni sa mère, ni sa sœur ne posent d'interdit, rendant la position de sa mère incertaine et non protectrice.

Mais il nous faut également remonter encore plus en avant, autour du « secret » de sa petite enfance, que Mme C. évoque à plusieurs reprises, et qu'elle place du côté d'une relation particulière entre elle et son père. Cette représentation symbolique ou réelle est de nature incestueuse, elle traverse tout le parcours de vie de cette femme qui a

---

12. Les dates récurrentes, créatrices de croyance, citées par Mme C. lors des entretiens sont situées en octobre : date de sa naissance ; date à laquelle son mari la met à la porte du domicile conjugal ; tentative de suicide suivie d'une fausse-couche ; naissance de sa troisième fille ; décès de son père ; meurtre de sa fille et incarcération ; jugement et condamnation.

toujours associé sa place de victime à celle de son père qu'elle décrit comme son Dieu, et dont elle dit : « *Ma vraie rupture dans ma vie c'est la mort de mon père (...). Maintenant je vis, j'ai trouvé un homme comme mon père. C'est ce que je voulais et ma mère, maintenant qu'elle est décédée ne peut plus tout détruire* ».

Au regard de ces différents éléments, il semble qu'une double injonction ait envahi le parcours de vie de Mme C. : « *Je suis incapable d'être une bonne mère mais mon père m'a aimée en secret* ». Cette double injonction la met dans une position de grande vulnérabilité tant dans ses relations avec ses enfants qu'avec les hommes. Et loin de réussir à échapper à l'influence maternelle, Mme C. reproduit la cruauté de sa mère envers ses propres enfants. Elle ne sera pas une « bonne mère » tandis que, une fois sa mère décédée, elle trouve en un homme meurtrier, un substitut paternel idéalisé. Mère ou épouse mais pas les deux dans le même espace-temps.

Les pratiques sexuelles tarifées viennent s'inscrire dans ce parcours où Mme C. alterne les grossesses, les fausses couches, les naissances, les séjours à son propre domicile, les hébergements chez son père ou chez sa mère, les tentatives de suicide, les traitements par des psychotropes, l'hébergement sous contrat, les pratiques sexuelles tarifées... Tous ces éléments de vie se rejoignent et expriment de manière différente l'expression centrale de l'axiome, sous la forme de passages à l'acte similaires, non pas dans leurs modalités mais en tant qu'expression d'une position existentielle forte, une position axiomatique qui fait injonction psychique.

En conclusion

Les modèles sociologiques, anthropologiques et psychologiques ont une grande place dans la compréhension des pratiques sexuelles tarifées, car ils permettent d'interpeller les cadres culturels fondamentaux qui contribuent à l'exercice de pressions consensuelles. Ils forgent notamment les rapports entre les hommes et les femmes, les modèles éducatifs, juridiques, sociaux et les représentations individuelles qui en sont issues.

C'est à la lumière de ces modèles par exemple que se dessine au fil des époques la place attribuée à l'enfant, à la femme, à l'homme, aux groupes minoritaires dans une dimension sociale. Ces places oscillent entre idéalisations et confrontations : de l'homme qui porte avec équité la valeur symbolique de la Loi, à l'homme patriarcal qui s'arroge le pouvoir par la Loi ; de la femme émancipée qui a acquis sa propre intégrité et place sociale, à la femme dominée par l'abus de pouvoir de l'homme ; des groupes minoritaires intégrés aux groupes minoritaires relégués ; sans oublier le rôle social particulier dédié à la femme qui doit répondre à l'ultime idéalisation sociale du *prendre soin* en tant que mère.

En considérant que les PST soulignent la vulnérabilité du sujet, qu'elles constituent une attaque du cadre dans une recherche d'équilibrage d'une position axiomatique déstabilisée, alors il est possible d'envisager autrement ces pratiques et de modifier à la fois le regard social et le regard des professionnels confrontés à des situations ambiguës et parfois difficiles à circonscrire. Loin d'être satellisables, les PST devraient être considérées comme signifiantes au même titre que l'alcoolisation, la toxicomanie, la psychiatrisation, les somatisations, l'errance, la délinquance... Dans une telle perspective, la prévention ne devrait pas se réduire à des propositions de sauvetage sanitaire et social (désintoxiquer, soigner, former à un métier, réinsérer).

De nombreux axes de réflexion et de prévention s'ouvrent alors. Ces préconisations sont larges, elles traversent l'ensemble des institutions, et la plupart des professionnels sont déjà sensibilisés à celles-ci, notamment parce qu'elles sont en partie développées autour du thème général de la maltraitance des enfants [13] ou des violences conjugales. Mais, et ce détail n'est pas mineur, il faut considérer que la maltraitance faite à enfant n'est pas seulement le fruit des actes de domination de l'homme ou du père, et que l'idéal de la mère « qui prend soin » doit également être éprouvé dans ces dispositions.

La mise au travail de cette étude, menée sous la forme de journées de formation [14] en direction de professionnels de différents secteurs médico-sociaux, permet de conclure sur une autre préconisation tout aussi fondamentale. Il s'agit de la nécessité d'accompagner les professionnels pour qu'ils puissent s'autoriser à s'entretenir autrement avec les femmes, qu'ils transforment des questions qu'ils jugent actuellement *trop intimes* en questions qu'ils vivront comme *pertinentes et éthiques* parce que celles-ci pourront s'inscrire dans une politique

---

13. L. MOUSSET-LIBEAU (2004), *La prévention de la maltraitance des enfants*, L'Harmattan, Paris.

14. Formations organisées par la DDASS en Ille-et-Vilaine, dispensées par l'Institut de Criminologie et Sciences Humaines, Université Rennes 2 Haute - Bretagne.

préventive globale et à tous les niveaux de valorisation et de restauration des liens sociaux, et pas seulement dans une position de qualification de « prostitution » qui peut placer tant le professionnel que la femme dans un registre de stigmatisation sans issue.

Bibliographie

BADINTER E., *Fausse route*, Paris, Odile Jacob, 2003.

COSTES-PEPLINSKI M., Nature Culture Guerre et Prostitution, Paris, L'Harmattan, 2002.

DEUTSCH E., « L'argent nommé désir et sang », Communications, 50, 81-93, 1989.

DOUVILLE O., *La naissance de la psychanalyse*, PUF, Paris, 1991.

DUBOL V., « La Prostitution comme symptôme ou mise en acte d'un fantasme ? », *LIR Prostitution*, FNARS n°66, 1992.

DUBOL V., *La prostitution comme expérience de vie « effet - mère »*, thèse de psychopathologie, dir. Bourguignon O., Paris XII, 1996.

DUBOL V., « La prostitution, entre orifices du corps et mots, une expérience de subjectivation ? » in *Adolescence* n° 45, 2003.

DURBAN P., *La psychologie des prostituées*, Maloine, 1969.

GORI R., « S'acquitter », *Cliniques Méditerranéennes*, 33/34, 13-35, 1992.

GUILLOT S., « Le surendettement : clinique et psychopathologie de la dette », *In Psychologies et Criminologies*, n° 21, éd. ARCP, p.38, 1998.

ISRAËL L., Préface *In* « Études de psychologie sexuelle », Havelock Ellis, *Le livre précieux*, Paris, 1965.

LABARRE N., « D'une explication de la prostitution à une compréhension des prostituées : défaillance de la relation à l'Autre », Mémoire de maîtrise de psychologie, Université Rennes 2 Haute Bretagne, 200.

MOUSSET-LIBEAU L., VILLERBU L.M., « État des lieux du phénomène prostitutionnel en Ille-et-Vilaine », Étude de la D.R.D.F.E. Bretagne, 2000.

MOUSSET-LIBEAU L, Programme de prévention primaire en milieu scolaire des violences, Évaluation de l'estime de soi des élèves, Rapport remis à l'Inspection Académique d'Ille-et-Vilaine, 2002.

MOUSSET-LIBEAU L., *La prévention de la maltraitance des enfants*, L'Harmattan, Paris, 2004.

MOUSSET-LIBEAU L., VILLERBU L.M., « Les frontières des pratiques prostitutionnelles chez les femmes : des enjeux pour la recherche clinique », *2ème Congrès International sur l'Agression sexuelle*, Bruxelles, 7-9 mai 2003.

PHETERSON G., *Le prisme de la prostitution*, Paris, L'Harmattan, 2001.

SOLE, J., *L'âge d'or de la prostitution de 1870 à nos jours*, Paris, Plon, 1993.

PRYEN S., *Stigmate et métier : une approche sociologique*, Rennes, P.U.R., 1995.

TABET P., « Du don au tarif. Les relations sexuelles impliquant une compensation », *Les temps modernes*, 490, mai, 1-53, 1987.

TABET P., « Étude sur les rapports sexuels contre compensation », *Rapport présenté à la Division des Droits de l'Homme et de la paix*, Unesco, mai, 1988.

TRINQUART J., « La décorporalisation dans la pratique prostitutionnelle : un obstacle majeur à l'accès aux soins », *thèse de doctorat de médecine générale*, 2002.

VILLERBU Loïck M., « Le désarroi des services sociaux et des formations sociales face aux modes de résolutions pénaux », *In Les Cahiers de Cliniques psychologiques*, n° 11, 1990.

VILLERBU Loïck M., « Le traumatisme sexuel et ses devenirs, traumatisme sexuel et secrets », *Actes du Colloque national de victimologie clinique*, Montpellier, 2000.

VILLERBU LOÏCK M., AMBROSI A., GAILLARD B. LE BAS P., *Dangerosité et vulnérabilité en psychocriminologie*, L'Harmattan, Paris, 2003.

WELZER-LANG D. et Coll., *Prostitution : les uns, les unes, les autres*, Métaillé, Paris, 1994.

Sérialité et analyse sérielle : Clinique et psychopathologie de l'acte

Sonia Harrati

1- La sérialité : un modèle

Si le terme de « sérialité » peut prêter à confusion en référence au terme nord-américain de « *serial killer* » pour désigner les tueurs en série, il apparaît utile pour nommer et proposer une nouvelle conceptualisation de la réitération ou de la mise en série d'actes. La sérialité, c'est tout d'abord un modèle étio-pathogénique de la mise en série d'actes. Ce modèle présente l'intérêt : de ne pas restreindre une polymorphie de mise en acte au champ criminologique traditionnel ; de l'envisager en rapport avec d'autres : psychiatrisation, somatisation, marginalisation ; de l'envisager dans sa dimension psychique au regard de l'histoire singulière ou d'un ensemble historique singulier.

2- La sérialité : une méthode

C'est un modèle qui tente de formaliser une méthode d'analyse : l'analyse sérielle est une analyse psycho-criminologique.

Cette analyse est une : analyse panoramique opérante sur différents champs : criminologie, psychiatrisation, somatisation, marginalisation ; analyse de *(la réitération)* l'acte relié à son auteur dans une perspective diachronique et synchronique ; analyse par rapprochements analogiques : repérer ce qui dans une trajectoire de vie opère par répétition du même.

Deux analyses sérielles sont à distinguer : l'analyse sérielle détective et l'analyse sérielle psychopathologique. L'analyse sérielle détective vise la reconstruction d'un auteur dans la reconstruction événementielle de l'infraction afin de déterminer les modalités comportementales du criminel. L'analyse sérielle psychopathologique opère sur le lieu psychique et vient saisir ce que l'acte vient signer/inscrire du fonctionnement psychique et comment il trouve sa place dans l'histoire du sujet.

Ces deux analyses sont complémentaires mais pour la suite de notre exposé nous nous appuierons essentiellement sur l'analyse sérielle psychopathologique, puisque afin de l'appliquer nous avons tenté de formaliser une démarche méthodologique.

3- L'analyse sérielle clinique et psychopathologique : Proposition d'une démarche méthodologique

Cette démarche méthodologique repose sur notre travail de thèse mené auprès de femmes incarcérées et condamnées à des peines criminelles et plus précisément sur le corpus de nos 40 entretiens (Harrati, 2003). Nous distinguons deux analyses dans cette démarche : l'analyse psycho-criminologique et l'analyse patho-biographique.

L'analyse psycho-criminologique : il s'agit d'une analyse de l'acte en s'intéressant à différents temps de celui-ci. Nous procédons à une évaluation des données psycho-criminologiques concernant l'avant acte, le déroulement de l'acte, les vécus de l'acte et les caractéristiques de l'acte. C'est une analyse basée sur les données de l'entretien semi-structuré et celle du dossier pénal.

L'analyse patho-biographique : Elle s'intéresse à l'histoire de vie du sujet, à l'analyse du mode de fonctionnement psychique et de l'organisation psychopathologique (analyse psychopathologique). C'est une analyse basée sur les données de l'entretien semi-structuré mais également sur la possibilité d'utiliser des tests psychologiques tels que les tests projectifs.

Ces deux analyses sont complémentaires et un troisième temps consiste à les mettre en lien. Ces trois temps d'analyse sont basés sur la combinaison de deux méthodes : la méthode clinique et la méthode analogique. La méthode clinique, centrée sur le cas, consiste à rechercher des significations à l'origine des actes et des conflits et aussi en l'analyse clinique des processus psychiques, des modes de fonctionnement psychique et des organisations de la personnalité. Autrement dit, il s'agit à partir d'entretiens cliniques de construire des ensembles significatifs résultant des mécanismes de construction du récit et de son contenu. La méthode analogique est basée sur l'analyse par rapprochements analogiques. Elle suppose alors de repérer et mettre en évidence des thèmes existentiels, de les mettre en relation et de souligner les traits d'union ou d'association. Elle vise donc la mise en évidence d'un rapport de ressemblance existant entre plusieurs éléments et/ou événements.

La finalité de ce troisième temps d'analyse, autrement dit la mise en lien de ces niveaux d'analyse, consiste en dernier lieu à déterminer le processus-acte. Le processus-acte se définit comme le processus psychique qui régit, donne une unité, la forme au polymorphisme des dysfonctionnements. Cela revient à considérer que tout acte ou toute mise en série d'actes est coordonnée par un même processus psychique, le processus-acte, sous-jacent et opérant dans toute mise en acte, spécifique à la problématique du sujet et auquel est conféré un statut de « chef d'orchestre » au sein du fonctionnement psychique (Harrati & coll., 2005). Quatre processus-acte sont différenciés :

L'acting-out : qui est acte impulsif, démonstratif amoureux, c'est un agir qui est donné à voir, un appel à l'autre, il suppose donc un autrui.

Le passage à l'acte : se définit que comme un acte impulsif, qui survient lorsque le sujet est confronté à ce qu'il est pour l'autre, il est séparation avec l'autre et met au premier plan l'humiliation envahissante et mortifère ressentie par le sujet.

Le retournement actif/passif : se définit comme un acte lié à une angoisse de passivation et d'anéantissement, il vise la transformation de la menace interne en jubilation (Villerbu, 2001).

L'alternance destruction/réparation : se définit comme un terrifiant et imposé à autrui, il renvoie aux figures cannibaliques et vampiriques (Villerbu, 2001).

Pour ces quatre processus-acte, nous avons dégagé des indicateurs théoriques permettant de les repérer suite à l'analyse sérielle. Je présenterais ici simplement les indicateurs relatifs aux processus-acte « **destruction/réparation** » et « **retournement actif/passif** » dans la mesure où nous travaillerons ensuite sur ces derniers.

- L'alternance destruction / réparation

	ALTERNANCE DESTRUCTION / REPARATION
Relation Objectale :	Acte terrifiant et imposé à autrui qui renvoie aux figures cannibaliques et vampiriques. Incorporation, destruction, conservation de l'objet.
Fonction :	Apaisement de l'angoisse de dévoration, de perte d'objet, d'abandon.
Registre :	De l'identification narcissique primaire, indifférenciation Moi / non-Moi.
Sens de l'acte :	Destruction de l'objet externe visant la recherche de réparation de l'objet interne.

Tableau 1 : Indicateurs théoriques du processus acte alternance destruction / réparation (Harrati, 2003)

- Le retournement actif / passif

	RETOURNEMENT DE LA PASSIVITE EN ACTIVITE
Relation Objectale :	Acte qui vise la transformation de la menace interne en jubilation. Maîtrise, contrôle, domination de l'objet.
Fonction :	Apaisement de l'angoisse de la passivation et de l'anéantissement.
Registre :	De la toute puissance narcissique.
Sens de l'acte :	Mise à l'épreuve du narcissisme (Défi).

Tableau 2 : Indicateurs théoriques du processus acte retournement actif / passif (Harrati, 2003).

4- Application : Cas cliniques

Nous allons à présent, à partir de deux vignettes cliniques, tenter d'appliquer l'analyse sérielle selon le versant clinique et psychopathologique : **2 cas de femmes auteurs d'agressions sexuelles : Mme R. et Mme T.**

4-1- Cas n°1 : Mme R.

Présentation : Au moment où nous la rencontrons, Mme R. est âgée de 26 ans, elle est de nationalité française et titulaire d'un BEP sanitaire sociale. Au moment des faits, elle est mère au foyer et au chômage. Aucun antécédent judiciaire n'est relevé, Mme R. est incarcérée pour la première fois. Elle a été condamnée à une peine de 10 années de réclusion criminelle pour viol et complicité de viol commis par plusieurs personnes.

Les faits sont réquisitionnés comme suit : Lors d'une soirée au X, Mme R. accoste la victime qu'elle connaît et lui demande de sortir parce qu'elle souhaite discuter avec elle. A l'extérieur, un groupe d'amis de Mme R. (au nombre de 6) attend et l'un d'entre eux violente la victime et l'oblige à entrer dans la voiture pour l'emmener chez lui. Pendant deux heures et demie, la victime va subir de multiples sévices sexuels et violences physiques de la part du groupe (actes de pénétration, actes de tortures et de barbarie) et précisément de la part et sous l'emprise de Mme R. et de l'un de ses complices.

4-1-1- Premier temps : L'analyse psycho-criminologique

L'avant acte : Nous interrogerons l'impact des circonstances événementielles sur le déclenchement de l'acte mais aussi l'état émotionnel et psychique du sujet dans les moments qui précèdent l'acte.

Même si Mme R. évoque des circonstances événementielles (décès dans la famille), elle ne les présente pas comme ayant eu un impact direct sur le déclenchement de l'acte. C'est l'importance du facteur groupe et de ses influences qui sont mises en avant pour expliquer la prise d'alcool, de drogue (cannabis) ainsi que le déclenchement et la réalisation de l'acte (viol en réunion). *« C'était simplement un règlement de compte et ça a dégénéré et puis voilà (...) C'était un groupe donc y a un moment où je me suis sentie obligée de faire comme eux, une personne m'a réellement incitée ».* Elle exprime alors des phénomènes psychiques tels que de la dépersonnalisation et un sentiment d'étrangeté. *« J'avais une autre personnalité, j'ai dû être une autre personne, c'est clair que c'était pas moi (...) c'était le vide, je savais plus où j'étais », « y a des choses je me retrouverai jamais, je m'y retrouve pas ».* Elle décrit un état émotionnel de malaise où domine la sensation d'une pression groupale. La responsabilité du groupe mise en avant permet de minimiser sa participation et sa responsabilité. *« Tout le monde est coupable, c'est clair, tout le monde a fait des choses, moi je ne veux pas dire que je n'ai rien fait, c'est faux, mais je veux dire qu'on est tous coupables ».*

Le déroulement de l'acte : Cette dimension qui ne peut être connue que dans l'après-coup permet de percevoir pour le sujet les qualités subjectives de l'acte. Elle suppose pour le sujet une « reconstruction » voire une « construction », c'est lui donner la possibilité de se placer en témoin de son acte.

L'évocation des faits entraîne un blocage et une difficulté à élaborer. Il lui est impossible de donner une description de l'acte hormis les éléments déclencheurs tels que *« c'est un règlement de compte qui a dégénéré ».* On note une incapacité de mise à distance de l'acte et d'élaboration psychique. Mme R. se défend d'admettre la possibilité que l'acte lui ait procuré un certain plaisir, plaisir sans limite avec un sentiment de toute-puissance. Le mécanisme défensif de dénégation se repère lorsqu'elle formule des sentiments sources de conflit *« Je peux pas dire qu'on le fait par plaisir mais bon c'est quand même un truc 'fun' (...) et j'ai voulu montrer que moi aussi je pouvais être plus forte que lui (un des complices) ».*

Mme R. ne se perçoit pas comme auteur mais acteur et rationalise les circonstances de l'acte par la forte pression exercée par le groupe: *« Il y a eu un moment où il y a eu un déclic mais y avait la pression, et c'est passé au-dessus (...) je pense qu'on aurait pu empêcher que cela arrive mais bon, on dit ça après les faits quoique oui et non parce que je me souviens avoir appelé et que le coupable s'est approché et a raccroché, autrement la seule issue c'était la porte mais la porte était fermée donc on ne pouvait pas, donc la seule solution c'était de rester ».*

L'acte prend une tournure de machinal, d'irréfléchi, en dehors de tout contrôle où le sujet est dépassé par ce qui se passe et ce qu'il ressent. Nous relevons une incapacité pour Mme R. d'évaluer la réalité de ses éprouvés *« c'est pas des questions que l'on se pose sur le moment c'était le flou ».*

Les vécus après l'acte : Il s'agit de percevoir quelle valeur psychique le sujet accorde à son acte et quel sens il lui donne.

Mme R. exprime des sentiments de honte et culpabilité : la culpabilité semble référencée à une donnée juridique et ne paraît pas représenter une réalité d'un conflit psychique *« oui même si on est puni, on est coupable à vie ».* Le sentiment de honte semble lié à la nature "sexuelle " de l'acte induisant une difficulté à décrire la mise en acte *« je ne peux pas vous dire pourquoi je suis ici (...) ce que je ressens c'est que j'ai honte, (...) dans l'histoire y a eu un acte sexuel* ». Cependant, Mme R. banalise son acte et les conséquences psychologiques pour la victime : *« bon je peux comprendre qu'il y ait eu traumatisme et tout ça (...) faut dire que pour moi le viol c'est vraiment forcer la personne à faire l'acte mais il n'y a pas eu de réaction de sa part, elle ne s'est pas défendue du tout ».* Nous relevons le déni des conséquences dans le domaine de la vie sexuelle: *« 4 mois après les faits, elle est tombée enceinte et elle a eu un petit garçon alors ça c'est un truc qui me choque (...) pouvoir faire un enfant et tout de suite après, arriver au jugement, on dit comme ça qu'elle n'est plus avec le papa parce qu'elle n'arrive pas à avoir de rapports sexuels ».*

Ces éléments indiquent une mauvaise perception de la réalité des faits, des répercussions de l'acte et de l'altération de l'autre qu'il a engendré. Mme R. ne peut se représenter l'acte comme le signe d'un dysfonctionnement lié à des facteurs externes mais aussi internes : *« Personnellement, je ne me sens pas et je ne suis pas criminelle donc je suis normale, tout va bien ».*

Les caractéristiques de l'acte : Il s'agit de percevoir s'il existe des caractéristiques précises recherchées par le sujet lors de la mise en œuvre de l'acte mais aussi les « propriétés » internes de celui-ci.

La dimension violente de l'acte est repérée et reconnue en terme de violence physique *"la violence c'est quoi ? C'est à partir de coups donc oui il y a eu violence "*. L'intensité et le déchaînement de cette violence apparaissent comme crescendo pendant le déroulement de l'acte *« je suis consciente que c'était très dur pour elle, c'était affreux (...) je pense que quand on est engagé, je veux dire quand on suit une autre personne, la violence peut être excitante ».*

L'humiliation de la victime appartient à l'acte lui-même, humiliation recherchée *« y a eu plusieurs humiliations et à plusieurs (...) de toute façon vous avez bien compris... plusieurs ».*

4-1-2- Deuxième temps : L'analyse patho-biographique

L'analyse anamnestique :

L'analyse des données anamnestiques nous permet d'avancer dans notre compréhension. Le thème de la vie sexuelle et affective est abordé avec gêne et pudeur *« C'est pas un sujet que je peux aborder facilement ».* La vie sexuelle avant l'incarcération est marquée par des relations douloureuses avec les partenaires masculins : Mme R. décrit des relations non recherchées et insatisfaisantes. *« Moi c'était le sport alors, c'est pas un truc où je m'acharne dessus (...) avec les mecs mes rapports me faisaient très mal ».*

Avant la naissance de son fils, elle exprime un flou et un rejet de son identité sexuée et sexuelle et décrit des angoisses liées à la sexualité, à son identité sexuée et sexuelle *« Avant d'avoir E. je voulais être un mec, je voulais changer tout, de physique, de sexe et puis une fois que j'ai eu K., ce désir s'est estompé, ça a diminué (...) à des périodes l'amour que ce soit entre femme ou un mec je ne savais plus, j'en avais même le dégoût ».* C'est d'abord une grossesse précoce (17 ans) qui va permettre l'amorce d'un mieux-être, et actuellement l'homosexualité.

Concernant la vie familiale et sociale, nous relevons une difficulté à aborder son histoire de vie avec une incapacité de mise à distance et de critique. *«J'ai été élevée par mes parents d'accueil et c'est tout (...) ma mère biologique voulut me revoir, je l'ai vu une fois et voilà, je peux rien dire de plus ».* La nature des rapports avec les divers membres de la famille ne peut être exprimée. Aucun sentiment, aucun affect n'est décrit. *« Les rapports... je sais pas (...) j'en sais rien (...) je n'ai jamais réfléchi à cela ».* Il est difficile pour Mme R. de s'inscrire et prendre une place dans une histoire familiale. *« Pour ma famille, je me pose pas beaucoup de questions et puis moi je vis au jour le jour et puis je sais pas... j 'en sais rien ».*

L'exploration des vécus d'enfance et d'adolescence ne révèle aucune difficulté. Pourtant deux éléments attirent notre attention : la prise d'alcool régulière dès l'âge de 11 ans et la présence de nombreux, intenses et terrifiants cauchemars dont Mme R. a souffert durant son enfance et ayant nécessité un traitement homéopathique *« J'ai commencé à boire à 11 ans (...) j'avais un comportement je sortais tous les soirs et y avait à chaque fois de l'alcool », « C 'était des cauchemars horribles, à me lever, à m 'enfermer dans les toilettes (...) mais aucun souvenir ».*

Aucun contenu de ces cauchemars n'est rappelé et aucune explication n'est avancée. Les cauchemars sont la trace d'une conflictualité débordante face à laquelle l'appareil psychique se trouve limité et menacé dans son intégrité.

Fonctionnement psychique et organisation psychopathologique :

Au niveau du fonctionnement psychique et de l'organisation psychopathologique (données relatives à l'analyse de l'entretien et de tests projectifs : TAT et TIDC) nous relevons : un fonctionnement psychique défaillant caractérisé par la faiblesse et fragilité du Moi, la rigidité du système défensif (caractérisé par l'évitement et l'inhibition), des angoisses d'abandon intenses induisant des angoisses de destruction, une ambiguïté / instabilité des identifications sexuées, difficulté de différenciation sexuelle, instabilité de la représentation de soi et de l'objet. C'est ce qui peut conduire à un sentiment d'identité diffuse, une difficulté à maintenir une différenciation entre réalité externe et réalité interne (nécessitant un surinvestissement de la réalité externe). La densité et la rigidité des défenses traduisent la lutte permanente et active contre le débordement du Moi, la désorganisation psychique et symptomatologique.

Si Mme R. parvient à maintenir un équilibre psychique, celui-ci semble menacé par l'absence d'objets internes suffisamment stables et solides, l'omniprésence massive de l'angoisse d'abandon, la reconnaissance de l'autre pouvant entraîner des angoisses de destruction, la confrontation « douloureuse » au vécu de l'acte.

4-1-3- Troisième temps : L'interprétation clinique sérielle

Dans le récit de la mise en acte, de son histoire de vie personnelle, affective et familiale, se révèle une difficulté à s'inscrire et prendre place dans son acte, une difficulté à s'inscrire dans une filiation et prendre place dans une histoire familiale, une difficulté à s'inscrire dans le féminin et de prendre place en tant que femme, un refus / rejet de ce qui lui appartient tels que son acte *« c'est un truc j'avoue que je mets de côté, c'est un truc que je ne supporte pas et c'est tout (...) c'est pas moi ça »*, son identité sexuée et sexuelle *« j'étais un garçon manqué (...) j'arrivais pas à m'accepter, je voulais pas être une femme (...) et même ça a été dur d'accepter d'être avec une femme (...) je vais pas dire que j'ai honte à cent pour cent mais maintenant je suis bien »*, son identité familiale *« je sais pas quoi dire de ma famille d'accueil, j'étais chez eux 15 jours après ma naissance (...) ma mère j'en sais rien et je veux pas y penser, ça m'intéresse pas »*. Se révèle également une angoisse d'abandon intense *« j'ai un mot qui est dans ma tête et qui le restera à vie, c'est le mot abandon (...) j'ai jamais vécu avec mes vrais parents »*.

Le sadisme sexuel exercé à l'encontre de la victime femme peut alors s'expliquer par un rejet plus ou moins conscient de son identité, de son corps de femme. Et ce, dans une dimension projective sur la victime d'une sorte de mépris pour le féminin, la féminité et la sexualité qui s'y rapporte *« l'acte n'a pas procuré du plaisir (...) mais de la haine, haine de la situation et de la haine aussi contre la victime (...) pour moi, elle représentait rien »*. L'excitation qui découle de la mise en acte mêle défi, dépassement des limites, domination, sentiment de toute puissance, humiliation, emprise narcissique en vue d'abolir les qualités subjectives de l'objet. La mise en acte vise alors l'incorporation sadique et destructrice de l'objet en tant que représentant du féminin et de la féminité. Ainsi, l'incorporation vécue dans le sens de la destruction vise fantasmatiquement à anéantir l'objet méprisé : celui qui fait défaut, persécuteur et terrifiant, celui qui fait courir le risque interne de la destruction du Moi. Et ce dans le but d'une réparation interne, à savoir assurer au Moi une identification « stable », tout au moins non menacée.

L'investigation de l'acte et de l'histoire de vie de Mme R. font penser que l'acte s'inscrit dans une continuité et relève d'une dynamique psychique sur le mode destruction/réparation. Nous émettons l'hypothèse que **le processus-acte opérant dans la mise en acte est : l'alternance destruction/réparation dont la fonction vise l'emprise, la destruction, la dévoration de l'objet afin de lutter contre les angoisses d'abandon et de destruction.**

4-2- Cas n°2 : Mme T.

Présentation : Nous avons rencontré Mme T. au Centre de Détention pour femmes de Rennes. Âgée de 48 ans, elle est de nationalité française et titulaire d'un certificat d'études. Au moment des faits, elle est mariée, mère de deux enfants et en tant qu'assistante maternelle la garde de deux enfants lui est confiée. Aucun antécédent judiciaire n'est relevé, Mme T. est incarcérée pour la première fois en janvier 1997 et a été condamnée à une peine de 18 ans de réclusion criminelle pour viol accompagné de tortures et d'actes de barbarie sur mineur de moins de 15 ans.

Les faits sont réquisitionnés comme suit : Marianne âgée de 5 ans et demi (la victime) et Sophie âgée de 9 ans étaient placées en famille d'accueil chez Mme T. et son mari (...). Perturbée par les difficultés rencontrées avec Sophie qui refuse d'aller passer les fêtes chez son père en affirmant que ce dernier se livre à des agressions sexuelles, Mme T. se trouve impuissante et mal à l'aise avec cette enfant à laquelle elle ne sait que dire (...). En fin d'après midi, après s'être alcoolisée, Mme T. attrape Marianne et après l'avoir déshabillée la met dans la douche (...). Amenée aux urgences, les médecins constatent plusieurs blessures vaginales, anales nécessitant une colostomie et la dérivation des matières digestives (...). Mme T. déclare bien avoir commis ces faits mais ne peut pas croire que c'est bien elle (...).

4-2- Premier temps : L'analyse psycho-criminologique

L'avant acte : Nous interrogerons l'impact des circonstances événementielles sur le déclenchement de l'acte mais aussi l'état émotionnel et psychique du sujet dans les moments qui précèdent l'acte.

Mme T. souffre d'alcoolisme à cette époque. *« J'en prenais régulièrement, j'avais un mal être ».* Cette période coïncide avec la reviviscence de souvenirs d'événements traumatiques *« ça s'est passé dans des circonstances où j'avais pris de l'alcool et c'est mon passé qui m'a rattrapé ».* L'acte résulte d'un moment de tension anxieuse, d'un état de colère et d'irritabilité, et d'incidences de conditions de vie psycho-familiales traumatiques. La mise en acte apparaît comme impulsive. Mme T. ne peut signifier ce que représentait la victime au moment de l'acte et la décrit comme interchangeable *« ça aurait pu être A. (sa fille) que je lavais ou mon fils D. ».*

Le déroulement de l'acte : Cette dimension qui ne peut être connue que dans l'après-coup permet de percevoir pour le sujet les qualités subjectives de l'acte. Elle suppose pour le sujet une « reconstruction » voir une « construction », c'est lui donner la possibilité de se placer en témoin de son acte.

Mme T. reconnaît son acte mais sans pouvoir se confronter aux représentations de celui-ci. L'évocation de l'amnésie du déroulement de l'acte permet une mise à l'écart et l'évitement d'une prise de conscience pénible et inacceptable pour le sujet : *« ça m'est très difficile à dire, je n'ai moi-même toujours pas compris (...) je ne peux pas croire que c'est moi qui ai fait ça ».* Pour expliquer l'acte, Mme T. centre son discours sur les traumatismes précoces sexuels et de violences, les antécédents de carences affectives et éducatives, vécus passivement et sources de culpabilité : *« mon père est venu en France avec la mentalité de 1952 et il nous a fait subir à nous, non pas la religion mais sa mentalité, sa méchanceté à lui (...) c'était le bon dieu (...) je dis que c'est lui qui a tué ma mère par les mauvais traitements qu'il nous faisait subir (...) et puis de 15 à 18 ans il a abusé de moi (...) il me disait si tu en parles, je t'enferme à la cave (...) j'ai toujours pensé que j'étais coupable de tout cela ».* Le déclenchement de l'acte est lié au retour de ces représentions refoulées et étouffées jusque là par des moyens détournés tels que l'alcoolisation, les tentatives de suicide, la somatisation *« je me suis souvenue de choses très anciennes, la colère de mon père ».*

Une dimension identificatoire à la victime est à l'œuvre dans le discours du sujet : *« je n'aurais jamais dû être assistante maternelle parce que c'était des enfants de la misère comme j'étais (...) on lui fait une dérivation des matières digestives et ce qui est drôle c'est moi aussi j'ai un anus artificiel et je sais exactement ce que c'est »*.

Les vécus après l'acte : Il s'agit de percevoir quelle valeur psychique le sujet accorde à son acte et quel sens il lui donne.

Mme T. ne se perçoit ni coupable ni honteuse en raison de l'absence de souvenirs de l'acte *« ce n'est pas quelque chose dont je me souviens, si je ne l'avais pas lu (...) le policier m'aurait dit que j'avais tué sa femme ce jour-là c'était pareil, je ne me souviens pas »*.

La représentation et la confrontation de l'acte sont sources de perturbation. Le sujet n'accepte pas la nature « sexuelle » de l'acte et tente de rationaliser ce dernier au regard d'autrui : *« j'aurais préféré qu'on dise que je suis un monstre, que j'ai tué dix personnes que ça je n'accepte pas, pour moi ce n'est pas un acte sexuel »* ; *« ma famille considère que ce n'est pas un acte sexuel parce que mon mari me connaît, je ne suis pas une perverse »*.

Les caractéristiques de l'acte : Il s'agit de percevoir s'il existe des caractéristiques précises recherchées par le sujet lors de la mise en œuvre de l'acte mais aussi les « propriétés » internes de celui-ci.

L'absence de souvenirs de l'acte, qui contraste avec les interrogatoires judiciaires apparaît comme un mode défensif compte tenu de la brutalité de l'acte *« je me suis acharnée sur elle, quand j'ai vu ça je n'y croyais pas, quand j'ai vu les expertises, je me disais, ils mentent ce n'est pas possible (...) j'ai peur de me rappeler et que pour moi ça me soit encore plus insupportable »*. La violence évoquée apparaît comme l'apprentissage d'une description judiciaire : *« je vais vous dire ce qui était marqué, (...) mais ce n'est pas quelque chose dont je me souviens »*.

4-2-2- Deuxième temps : L'analyse patho-biographique

L'analyse anamnestique :

L'investigation anamnestique révèle d'autres éléments intéressants pour nos analyses. L'entrée dans la vie sexuelle et affective se fait sur le mode de la contrainte. Mme T. est régulièrement victime d'agressions sexuelles de la part de son père de 15 à 18 ans, âge où elle est mariée. Ce mariage est imposé par le père, non désiré et vécu sur le mode de la passivité, de la soumission *« je subissais, j'étais un objet, pour mon père j'étais sa femme. De mon père à mon mari, c'est d'un pieu à l'autre que je suis passée, plus profond car celui-là avait tous les droits sur moi »*.

Ces événements traumatiques et traumatisants sont vécus comme une atteinte d'intégrité corporelle et psychique avec des sentiments de culpabilité et d'humiliation *« Il me semble que je suis sale, je me lave avec les tampons verts, je me griffe de partout mais depuis tout le temps ça été comme ça »*. Les relations incestueuses et conflictuelles avec son père entraînent une première tentative de suicide de deux coups de fusil dans le ventre suite à laquelle elle se verra placer un anus artificiel. *« Le coup de fusil c'est à cause de mon père, parce que je ne trouvais plus de solution »*. D'autres tentatives de suicide, par ingestion médicamenteuse, noyade, sont liées à son premier mariage qui lui est imposé *« J'étais enterrée vivante, plusieurs fois j'ai pris des cachets, j'ai tenté de me noyer (...). Un jour je l'ai tapé pour qu'il me tue »*.

Sa sexualité apparaît comme conflictuelle et douloureuse (absence de plaisir, absence de désir, devoir conjugal). *« Je n'ai jamais été trop sexuelle moi. Je n'ai pas de sexualité. J'en ai eu avec mon deuxième mari parce qu'il fallait et puis pour avoir des enfants »*. Nous relevons la présence d'un processus d'identification à l'agresseur : Mme T. prétend être atteinte d'une leucémie (comme son père), donnée non indiquée dans son dossier. *« J'ai eu la leucémie en juillet 1997, je pense que c'est le choc qui m'a déclenché ça (...) ce qui me gène le plus c'est que mon père l'a, je me dis que même ça il me l'a donné »*.

Fonctionnement psychique et organisation psychopathologique

Au niveau du fonctionnement psychique et de l'organisation psychopathologique (données relatives à l'analyse de l'entretien et de tests projectifs : TAT et TIDC) nous relevons un fonctionnement psychique défaillant caractérisé par la faiblesse du Moi et la fragilité de ses défenses, le risque d'effondrement narcissique, la lutte contre le risque de passivation et/ou d'anéantissement du Moi, la dépréciation et dévalorisation de soi, les défaillances identificatoires, un fonctionnement masochiste opérant (masochisme moral), une angoisse omniprésente déstructurante liée à un mal-être vécu passivement. Malgré un fonctionnement psychique défaillant, toute entreprise vise à préserver un équilibre fragile et fuir toute mise en danger de l'intégrité psychique. L'équilibre psychique faible est menacé par la réactivation d'événements traumatiques, l'impact des sévères carences éducatives et affectives, l'intense souffrance psychique persistante, la culpabilité intense, omniprésente, repérable à plusieurs niveaux du discours et les comportements auto-agressifs.

4-2-3- Troisième temps : L'interprétation clinique sérielle

Dans le récit de la mise en acte, indissociable de celui d'un passé traumatique, se dévoile :

Un fonctionnement masochiste (masochisme moral) sous-tendu par une culpabilité omniprésente : *« quand je suis arrivée ici, j'ai trouvé que j'étais trop bien, moins punie, j'aurais aimé être punie davantage, je culpabilise encore plus parce que je suis bien, je préférerais qu'ils me fassent la vie dure, très dure, qu'ils me punissent vraiment, que de rester comme ça (...) d'ailleurs des fois je reste des journées entières enfermée dans ma cellule dans le noir, c'est pour me punir »*.

La recherche d'une position de victime : *« Je suis victime de ce passé que je ne voulais plus du tout et plus je le refoulais, et plus tout remontait. Je suis passée en procès, pour moi il manquait quelqu'un, il manquait mon père, j'étais la victime (...) j'ai toujours très mal vécu, que mon père n'ait pas été puni »*.

Une dimension de défi : *« Après le procès, pendant deux mois j'ai fait pipi au lit, mon père était encore gagnant là-dedans (...) je suis restée plus de dix jours sans manger et je suis contente que les autres ne le voient pas, je suis en pleine forme (...), je ne dis pas que j'ai la leucémie, je veux qu'on me voit plus forte que ce que je suis, jamais vous ne m'entendrez me plaindre ou dire quoi que ce soit »*.

Un registre défensif autour des mécanismes d'identification, d'identification à l'agresseur, du retournement sur la personne propre, du renversement en son contraire, du déni : *« Si je n'avais pas été arrêtée, c'est M. (la victime) qui en aurait subi les conséquences, elle aurait été comme moi (...) un acte ne doit pas rester impuni pour moi comme pour mon père, c'est pourquoi je me punis plus encore (...) dans sa tête il faut que ce soit moi la coupable, et c'est elle la victime. Avec mon père c'était moi la coupable »*.

Son père est décédé quelques années avant les faits d'une leucémie: *« Il y a qu'un truc qui me perturbe, je ne veux pas que mon père meure tant que je suis en prison. Je voudrais le revoir et lui dire que je n'ai rien oublié, parce que lui a fait semblant. Je n'ai jamais voulu qu'il vienne me voir en prison ».*

L'identification à l'agresseur, le renversement en son contraire visent à contrôler / inverser un sentiment d'impuissance, à combattre les effets destructeurs de la reviviscence d'événements traumatiques : *« je ne savais pas quoi lui dire à la petite, je n'arrivais même pas à la regarder, j'étais anéantie (...) pour moi c'était une colère, je crois chez mon père (...) mais je ne suis pas mon père ».* Ainsi, l'agressé devient l'agresseur tout puissant par la mise en acte des pulsions sadiques et agressives : *« je suis victime mais j'ai eu une victime (...) et dire que j'ai fait subir ça, comme mon père (...) je me suis acharnée sur elle ».*

Toute mise en acte vise la transgression pour provoquer sa propre culpabilité et se donner la satisfaction masochique de la punition. Il s'agit de rattacher la culpabilité inconsciente à quelque chose de réel et d'actuel : tel que l'acte criminel sexuel, dans lequel la victime « interchangeable » représente un médiateur symbolique. Ce besoin d'autopunition, ces tentatives d'autodestruction tendent à anéantir sa propre existence et fantasmatiquement celle de son agresseur, en ce sens où, le sujet se traite lui-même comme s'il était son agresseur. Ainsi, les sentiments d'hostilité, inexprimables envers le père, mais intériorisés se retournent contre soi-même par le biais de l'acte ou de toute autre mise en acte afin que le Moi éprouve une sensation de victoire dans la défaite.

Les antécédents psychologiques, somatiques et familiaux font alors penser que l'acte s'inscrit dans une continuité et relève d'une dynamique psychique sur le mode actif / passif. Dynamique dans laquelle s'opposent sadisme et masochisme et s'entremêlent domination / soumission / compulsion à l'autopunition. Nous émettons l'hypothèse que **le processus-acte opérant dans la mise en acte est : le retournement actif/passif dont la fonction vise la transformation de la menace interne en jubilation afin de lutter contre les angoisses de passivation et d'anéantissement.**

5- Conclusion

Pour conclure, je dirais que l'analyse sérielle clinique et psychopathologique présente plusieurs intérêts. En effet, elle offre :

La possibilité de comprendre un acte relié à son auteur en interrogeant l'histoire singulière, les événements de vie qui y ont pris sens, l'espace psychique.

Une analyse de la variété des contextes dans lesquels un sujet peut confronter sa problématique dans une perspective diachronique et synchronique.

La possibilité d'entrevoir ce qui est de l'ordre d'une vulnérabilité dans l'histoire de vie du sujet faisant place à des conduites pathogènes susceptibles de figer le sujet dans la réitération, et la répétition pathologique et polymorphique des troubles.

En ce sens, elle peut constituer un outil pour la clinique expertale et la clinique thérapeutique. Cette analyse présente également quelques limites. Opérante sur différents champs, nous n'avons pas toujours accès à tous les éléments cliniques. Cela souligne l'importance d'une investigation clinique exhaustive complétée d'une analyse des renseignements du dossier pénal, ce qui suppose un travail long, important et rigoureux.

Enfin, ne peut pas l'appliquer qui veut. Son utilisation nécessite impérativement une formation théorique, clinique et pratique car à côté du respect des principes d'éthique et de déontologie professionnelle, seule la formation psychocriminologique aux principes et à la méthode de l'analyse sérielle, assure une spécialisation.

Références bibliographiques

HARRATI S. (2003), *La criminalité des femmes : La «sérialité » comme modèle d'étude du «processus acte ».* Thèse de Doctorat, Université de Toulouse le Mirail.

HARRATI S., VAVASSORI D. et VILLERBU L. M (2003), L'analyse criminelle sérielle appliquée aux agressions sexuelles féminines, *In Forensic*, 16, p. 34-39.

HARRATI S., VAVASSORI D. et VILLERBU L. M. (2005), Clinique de l'agir : de la nécessité de distinguer acting out et passage à l'acte, *In Forensic*, (20) p. 19-24.

VILLERBU L. M. (2001), La psychopathie au risque de la clinique, épistémologie et considérations psychopathologiques sur la question des représentations et de l'acte dans la psychopathie dite grave, *In L'évolution psychiatrique*, 66, pp. 678-690.

Modélisation et cliniques de dynamiques psychiques d'auteurs récidivistes adolescents et adultes de violences sexuelles ou criminelles

Bernard Gaillard

Les auteurs récidivistes de violences sexuelles ou de violences sur personnes constituent à la fois une énigme inquiétante et un souci tant pour les cliniciens que pour les dispositifs de sécurisation publique. Ils renvoient à l'endroit même de nos angoisses fondamentales que sont l'angoisse de mort, l'angoisse d'anéantissement et leurs formations réactionnelles ou symptomatologiques avec les somatisations, les inhibitions, le sentiment de culpabilité. Ils nous renvoient également la fragilité de nos savoirs psychopathologiques et psycho-criminologiques. Si les spéculations sont nombreuses à propos du passage à l'acte criminel, le clinicien est également convoqué sur la question de la compréhension de la récidive, de la réitération et de la dangerosité, même si les trois notions ne se recouvrent pas exactement. Appartenant à des champs différents, le judiciaire, le psychologique et le médical psychiatrique, il s'agit d'abord de les séparer pour mettre en perspective ceux-ci. Réapparition d'un trouble et de ses manifestations après une période de guérison apparente ou d'inhibition des éléments manifestes indicateurs de troubles ou d'impasses psychiques, J. C. Archambault et C. Mormont rappellent que « la récidive consommée est un élément à intégrer dans l'analyse de la personnalité » [1]. Au-delà de manifestations phénoménales qui peuvent être trompeuses dans les analogies ou différences qu'elles laissent faire apparaître, l'intérêt clinique et psychopathologique doit pouvoir s'orienter vers les dynamiques psychiques des passages à l'acte criminels, délictueux, sexuels ou non.

1- De la pluralité des approches de la sérialité

De nombreuses études prennent en compte des éléments qui peuvent apparaître plusieurs fois chez un même individu, éléments devenant alors facteurs ou variables concourant à la récidive ou à son risque. Ce sont les caractéristiques de milieu, les modes de vie, les circonstances des passages à l'acte délictuels, les types de délits antérieurs, les structures psychopathologiques... Les formules employées pour nommer le phénomène sont diverses : itinéraire, trajectoire, trajet, parcours, séquence, carrière, réitération, répétition. A. Ciavaldini [2] remarque que la répétition « *n'est pas une simple reproduction d'un modèle appris dans l'enfance, mais une contrainte à la répétition* ». Il poursuit en affirmant que *« nous cherchons des axes organisateurs pour la pensée de ce type de conduites voire des éléments prédicteurs* » [3].

Inscrivant les passages à l'acte délictueux dans une série non aléatoire de la vie d'un individu, la notion de parcours ou de trajectoire déviante apparaît, et ceci dans une certaine lecture du temps subjectif et du temps social. Selon C. Bellot, la trajectoire de vie, dans une approche structurale, permet de lire « *la différence entre le point de départ et celui d'arrivée observée chez l'individu en termes de rôles, de statuts, d'activités. Il s'agit, dans cette optique, de considérer celle-ci plutôt largement encadrée par des structures qui la profilent* » [4]. Différenciant la trajectoire objective et la trajectoire subjective de vie, C. Bellot souligne que « *la lecture du temps se fait*

---

1. J. C. Archambault et C. Mormont (1998), *Déviances, délits et crimes*, Paris, Masson.

2. A. Ciavaldini (1999), Recherche sur les auteurs présumés d'agressions sexuelles, in *Itinéraires des abuseurs sexuels*, Govindama Y. et Coll., Paris, L'Harmattan.

3. A. Ciavaldini (1999) *op. cit.*

4. C. Bellot (2005), La diversité des trajectoires de rue des jeunes à Montréal, *In Trajectoires de déviance juvénile*, Brunelle N. et Cousineau M. M. (Dir.), Ste-Foy, Presses de l'Université du Québec.

autour du cumul et de la répétition des situations, en vue de caractériser les changements et les continuités » [5]. Cette lecture se saisit du matériau clinique que représentent les discours tenus sur le parcours biographique, *« mise en mots qui donne accès à la logique des négociations identitaires de l'individu* » [6]. Dire le temps ou sa construction, c'est se dire pour se soutenir dans ce que la personne est aujourd'hui. Autour de la notion de « *carrière délinquante* ». Dans cette tentative herméneutique et structurale de reconstruire du temps subjectif et social, C. Carra (2005), reprenant Balandier (1983) propose une approche biographique dont l'objectif serait « *d'accéder [par l'intérieur] à une réalité qui dépasse le narrateur et le façonne. Il s'agit de saisir le vécu social, le sujet dans ses pratiques, dans la manière dont il négocie les conditions sociales qui lui sont particulières* » [7]. Cependant, il ne semble pas suffisant de réduire les matériaux cliniques aux seuls discours de l'auteur, mais aussi de prendre en compte ceux des victimes et des personnes appartenant à la scène proximale du fait criminel, discours qui interagissent dans leurs adresses aux autres. L'intérêt d'une approche clinique biographique est relevé par F. Ferrarotti en ceci qu'elle opère « *la médiation de l'acte à la structure, de l'histoire individuelle à l'histoire sociale* » [8].

L'approche biographique porte cependant en elle, le risque de focaliser l'intérêt du clinicien sur les seules modalités de compréhension ou d'explication liées au contexte actuel de la personne, de la victime ou aux enjeux actuels de l'affaire. C'est le risque de lier la compréhension d'éléments de l'histoire à la seule lecture des dynamiques émotionnelles de la relation d'aujourd'hui. L'analyse clinique doit ainsi se permettre d'oser mettre à distance provisoire deux types de visibles : le visible du psychologue et le phénoménal visible de la scène actuelle pour penser l'hétérogénéité des visibles et leur polymorphisme. Cette perspective clinique conduit le sujet à re-traverser les scènes de son histoire, re-prendre les cheminements psychiques de ses aléas de ses relations à ses figures d'attachement et aux figures sociales. L'histoire des élaborations psychiques d'un

---

5. C. BELLOT (2005), *op. cit.*

6. C. BELLOT (2005) *op. cit.*

7. C. CARRA (2005), Le délinquant comme produit de la dialectique identité personnelle / régulations sociales, *In Trajectoires de déviance juvénile*, Brunelle N. et Cousineau M. M. (Dir.), Ste-Foy, Presses de l'Université du Québec.

8. F. FERRAROTTI (1990), *Histoire et histoires de vie, la méthode biographique dans les sciences sociales*, Paris, Méridiens Klincksieck.

délinquant n'est pas uniquement constituée de formes délinquantes, mais nous pouvons envisager des analogies entre les processus engagés dans certaines de ces formes et celles non délinquantes, se fondant alors sur l'idée d'un fonctionnement psychique unitaire, ou pour le moins ayant des constantes. Loïck M. Villerbu définit alors en conséquence l'analyse sérielle. Pour lui, « *l'analyse sérielle construit un trajet empruntant des formes délinquantes et non délinquantes, apparues de façon non aléatoire, apprises et, de ce fait, lieu d'une auto-expérimentation rendant compte autant de la variété des actions criminelles ou déviantes que d'une variation minimale entre des formes privilégiées* » [9].

2- Vers une modélisation des cliniques de la sérialité

L'agression sexuelle et les formes criminelles en général, constructions phénoménales mais aussi spéculatives en dépendance étroite avec le contexte épistémologique et herméneutique comme déterminations institutionnelles et psycho-anthropologiques, peuvent se lire au travers des différentes figures anthropologiques par lesquelles le modèle produit des savoirs agressologiques, victimologiques et sociaux. Saisir l'opportunité de ces figures, c'est se saisir de la trace qu'elles provoquent et qu'elles évoquent autant du côté des auteurs que des autres protagonistes actifs ou passifs de la scène criminelle. C. Mormont et J. C. Archambault (1998) [10] parlent du délit comme « *signe polysémique qui renvoie à celui qui l'a tracé, mais sans que l'on sache dans quelle mesure et en quoi il le révèle* ». La clinique montre la pertinence de mettre en perspective le mode opératoire, le vécu de l'auteur ou de la victime. Le passage à l'acte criminel correspond à un écart entre un état tensionnel du sujet à un moment donné de son parcours de vie, avec ses modes dynamiques habituels de régulation psychique submergés ponctuellement, et les modalités normées de relation à l'autre. Dans cette approche théorique du passage à l'acte, le sujet s'expulse lui-même d'une position qu'il pensait pouvoir tenir mais qui devient intenable pour lui-même. Le sujet est pris dans une urgence existentielle, une peur panique qui le fait se soustraire à ses contraintes régulatrices habituelles compte tenu des impossibilités ou empêchements produits par l'autre dans la relation. J. M. Forget souligne que le passage à l'acte « *marque le désarroi*

9. L. M. Villerbu (2003), Le polymorphisme délinquantiel et l'analyse sérielle, *In Le Journal des Psychologues*, n° 205, mars 2003.

10. J-C. Archambault et C. Mormont (1998), Op. Cit.

extrême du sujet quand l'autre ne lui ménage aucune place ni aucune possibilité d'exister » [11]. Cette auto-expulsion du sujet par lui-même est indicateur de vulnérabilité. C. Mormont et J. C. Archambault (1998) [12] notent que « *tel acte réprouvé en temps ordinaire devient bon et désirable lorsque le système de valeurs est remodelé par le sentiment de nécessité et d'urgence* ». Acceptant l'hypothèse de variabilité potentielle selon une typologie des individus à risque, nous sommes amenés à concevoir la vulnérabilité psychologique comme l'une des dimensions de l'état d'une personne potentiellement confrontable avec l'acte violent. La notion de vulnérabilité d'une personne ne peut se penser sans celle de risque, de fragilité, de culpabilité, d'écho chez le sujet, de dangerosité dans un parcours singulier au cours duquel le sujet a produit une certaine analyse de sa scène de vie relationnelle, a produit des tentatives de sortie d'impasses psychologiques et sociales. La vulnérabilité [13] devient alors tension psychologique d'une probabilité à être atteint d'un dommage, d'une blessure. Elle s'articule avec la dangerosité comme tension dans une capacité à passer à l'acte dangereux, à l'acte violent. La tension opérée par la vulnérabilité porte en elle-même le risque d'une dangerosité. En rapport dialectique avec les capacités d'élaboration psychique et d'investissements positifs, la vulnérabilité est une élaboration psychique dynamique, produit d'un système interactionnel et d'un trauma, d'une histoire, supposant quatre mécanismes : celui correspondant à une anticipation d'un risque, celui du saisissement d'une opportunité de valorisation personnelle, valorisation pouvant être dans le champ de l'infractionnel, ou celui d'une recherche permanente à combler sa faille narcissique par fascination d'un acte criminel, celui de l'aménagement ou contournement des obstacles psychiques. Le passage à l'acte de l'auteur d'agression sexuelle ou criminelle (dont les auteurs incestueux, beaux-pères et violeurs) saisit l'adulte à l'endroit des figures du désir, et aux confins de ses tentatives réitérées d'emprise sur sa descendance, tentatives de maîtrise du parent sur la dynamique filiale.

---

11. J. M. FORGET (2005), *L'adolescent face à ses actes*, Ramonville, Erès.
12. C. MORMONT et J. C. ARCHAMBAULT (1998), op.cit.
13. B. GAILLARD (2005), Cliniques psychologiques : des violences au quotidien aux adolescents agresseurs sexuels, *In Les violences en milieu scolaire et éducatif*, B. Gaillard (Dir.), Rennes, PUR.

Le sujet psychique en cause dans cette affaire va prendre, selon Loïck M. Villerbu « *forme et sens de ses différentes aliénations structurantes* » [14]. Notre principe d'analyse tire sens des démêlés du sujet acculé à des impasses ou tirant profit de ses recours réitérés ou compulsifs posés aux formes du lien social. C'est ce trajet de démêlés spéculatifs du sujet qui est à reconstruire dans l'articulation de chacune des structurations du moment. Cette articulation correspond à la clinique d'une recherche des points de rencontre du sujet avec ses deux axes dynamiques que sont la prise en compte de son rapport à la norme et au droit, et la prise en compte de l'autre ou de soi, de la consistance de l'autre ou de soi, de leur maintien ou de leur altération dans les relations nécessairement d'échange.

3- Une méthodologie clinique créatrice et complexe

Fondée sur l'hypothèse fondamentale des conflits psychiques insistants dans le parcours de vie d'un sujet et créateurs des formations symptomatiques dont les formations criminelles, le clinicien criminologue tente d'inventorier la complexité des écarts à l'œuvre dans cette subjectivité, écarts devenant parfois insupportables pour le sujet. Ces écarts produisent angoisse, terreur, destructivité, sentiment d'humiliation, atteinte narcissique, béance, activisme monomaniaque ou évanescence du sujet. L'étude de ces écarts au travers des traces laissées émergées, se réalise selon quatre points de vue :

Une mise en perspective bioscopographique inventoriant les constructions temporelles marquées par des événements laissant traces, séquences, successions de vécus réélaborés ; le psychologue doit pouvoir se dessaisir d'une unique vision de l'histoire pour faire apparaître les invisibles des événements laissés pour l'égarer en partie ;

Une mise en perspective pathographique faisant se révéler des déficits, carences, altérations de structuration intrapsychique, structuration de l'angoisse ; le psychologue doit pouvoir se déprendre d'une fascination à la pathologie qui lui est présentée ;

Une mise en perspective phénoménographique tentant de faire illustrer l'inscription du sujet dans l'actualité d'une scène toujours possible à subvenir et subvertir ; il s'agit également de prendre en compte les traces ratées du sujet ;

---

14. L. M. Villerbu (2003), Le polymorphisme délinquantiel et l'analyse sérielle, *In Le Journal des Psychologues*, n° 205, mars 2003.

Une perspective anthropo-psychographique déclinant les conflictualités du rapport à la norme, du rapport de la responsabilité face aux règles entre autres dénégatives du social, du rapport du sujet aux fondations institutionnelles.

Ces perspectives provoquent de nouvelles exigences pour le clinicien dans son œuvre de rencontre avec l'auteur ou la victime, tant dans la trame des entretiens que dans l'utilisation des épreuves projectives. Le psychologue va alors prendre en compte les variations criminologiques réalisées par le sujet ; revisiter le sens, les émotions d'événements de vie, le sens que la personne accorde aux événements de vie et à leurs conséquences en rapport avec les contextes ; hypostasier les mécanismes de défense qui permettent au sujet actif de dépasser, contourner, éviter les obstacles et conflits psychiques ; repérer les successions des thématiques de conflictualisations intrapsychiques majeures avec les phénomènes de reprise, d'exploitation d'issues trouvées, les fixations ; repérer les phénomènes de désubjectivation, de mise à l'écart de l'affectivité, de clivage, de psychotisation ; mettre en perspective les effets et retombées des passages à l'acte ; révéler les évolutions du sujet dans ses rapports à la norme ; évaluer la prise en compte des positionnements de l'environnement et des dispositifs institutionnels confrontés à ces passages à l'acte délictuels ou non. Nous atteignons ici la complexité du passage à l'acte délinquantiel comme expulsion provisoire d'une place impossible du sujet invité à rendre compte de l'intrication d'histoires et d'actualités d'une scène. Cette perspective produit nécessairement de nouveaux matériaux en psychologie projective tant dans les trames des passations que dans les expressions des sujets.

4- Clinique sérielle de l'auteur d'agression sexuelle sur mineur

En abordant les rapports du sujet à son environnement, à son histoire, les élaborations et les vécus exprimés à son encontre, quatre types d'impasses ont pu être repérés dans notre recherche auprès d'agresseurs sexuels incarcérés, criminels sexuels sur mineurs. La question existentielle de l'auteur d'agression consiste à se poser la question du maintien ou non des figures de l'altérité. Cette mise en sens, en après-coup, entre dans la procédure expertale du psychologue et nous conduit alors, d'une manière renouvelée, à concevoir un modèle spécifique de passation et d'analyse des outils projectifs, notamment du Rorschach se fondant sur une poly-axialité des logiques processuelles. Cette modélisation doit permettre un déplacement de deux problèmes : celui du risque de récidive en lien avec la co-construction d'une vulnérabilité sociétale, celui du traumatisme en contre-dépendance d'une dangerosité de l'autre, de la relation. Les dimensions intra-psychiques et les effets désorganisateurs sont désignés dans une clinique praxéologique qui cherche à se valider. L'angoisse se dit destructrice ou castratrice. Les mécanismes de défense aident au maintien ou à la survie du moi. Faisant allusion aux travaux de Berkowitz [15], Archambault et Mormont rappellent que les données aux épreuves projectives reflètent l'action de certains facteurs susceptibles d'influencer l'expression de l'agressivité. Archambault et Mormont [16] ajoutent qu'il *« devient très difficile de faire état du contenu du matériel projectif pour étayer une analyse qui voudrait rendre compte tant du fonctionnement mental que des risques comportementaux »*. L'analyse clinique [17] que nous proposons porte sur les rapports de destruction - mutilation du sujet, et les rapports sur la gestion psychique d'un abus ou d'une carence de la relation à l'autre. Nous avons repéré deux types de processus criminels sexuels :

L'un qui correspond à l'attaque réitérée du lien à l'autre ; ici le sujet cherche à maintenir ce lien pour maintenir cette activité d'attaque et la jouissance qu'il en retire ; c'est la question angoissante de l'énigme du désir de l'Autre. Ce travail du lien à l'autre peut se dire sous la forme d'insatisfaction, d'impossible, d'aménagement de l'objet du désir.

L'autre qui focalise toute la vigilance sur la survie de l'un des deux pôles de la relation, de soi ou de l'autre, autant le criminel que le suicidant. C'est ici la question du corps, de ses transformations angoissantes, au risque de devenir aberrantes et déstructurantes, corps qui est aussi sexualisé et désirant mais dont on ne saurait que faire.

Nous avons réalisé 24 entretiens cliniques de recherche auprès d'agresseurs sexuels ayant 48 ans d'âge moyen, incarcérés criminels sexuels sur mineurs. Ces entretiens sont structurés à l'identique et comportent une même trame constituée de 91 items concernant le vécu de sa vie enfantine, des relations avec ses parents, sa fratrie, l'école, ses amis, la maladie, les événements de vie comme le décès, la

---

15. BERKOWITZ (1962), *Aggression.* A social psychological analysis.

16. ARCHAMBAULT et MORMONT (1998), *op. cit.*

17. B. GAILLARD (2004), Rorschach et psychocriminologie, *In Revue Cliniques et Créativité*, n° 1, novembre 2004, Rennes.

séparation parentale, les groupes de pairs, les comportements de consommation, le rapport à la sanction y compris carcérale, le sentiment de justice, la position victimaire éventuelle, les stratégies de recherche d'aide, de soutien. La durée d'incarcération déjà effectuée est supérieure à cinq ans pour 58% d'entre eux. 17% ont eu d'autres condamnations, le plus souvent condamnations pour vols. 71% ont des enfants, le plus souvent deux ou plus. 29% ont un niveau scolaire faible ou au maximum de fin d'études primaires.

Les résultats globaux montrent la complexité récurrente de quatre types de rapports.

5- Le rapport au lien familial

Les entretiens permettent de faire exprimer le sujet autour de son rapport aux deux figures parentales, de ses investissements - désinvestissements affectifs, de ses difficultés d'identification, du sentiment éventuel d'abandon, de rejet, de mépris, de déchet, avec le placement éventuel en famille d'accueil. Ce rapport au lien familial est parcouru par un sentiment sur l'ambiance familiale, le contexte éventuellement violent. De l'évocation de ce contexte, qu'en est-il du traitement parental des difficultés de l'enfant au travers de prises en charges éventuelles psychologiques ou socio-éducatives ? La majorité des détenus de l'échantillon ont connu une vie familiale spécifique pendant leur enfance, souvent élevés par leurs propres parents, mais pour 40% par un seul parent, et expriment un sentiment positif de cette vie d'enfant en famille : 82% déclarent avoir un bon ou un très bon souvenir de leurs parents, ne souhaitant pas pour 60% en avoir eu de plus sévères. Seuls 4% ont bénéficié d'un suivi psychologique pendant leur enfance. Quand cette prise en charge psychologique a lieu, elle n'apparaît pas comme ayant pris sens dans son parcours. Le détenu ayant bénéficié d'un suivi psychologique, associé à une prise en charge socio-éducative des parents déclare : *« je ne comprenais pas ce que je faisais là mais j'étais content : moi, j'avais une sucette et mes parents étaient contents car ils faisaient leur devoir ».* Le vécu de leurs relations avec les parents peut apparaître paradoxale. Bien qu'ayant globalement un bon souvenir de leurs parents, 50% estiment avoir été humiliés souvent ou parfois par l'un d'eux. Certains évoquent des abus sexuels subis : *« j'ai dormi avec mon père jusqu'à 15-16 ans alors qu'il y avait une chambre libre à côté... »*, d'autres parlent de violences physiques: *« mon père me prenait à partie, il me donnait des coups, c'était les coups d'abord ».* Seuls 4% sont passés à l'acte de fugue du lieu familial. Le lien familial qu'ils ont pu construire au travers d'une conjugalité ou d'une parentalité apparaît très distendu, ne pouvant contractualiser ni assurer une responsabilité parentale sur du long terme. Le lien familial leur apparaît cependant rassurant. Élaborant une idéalité de celui-ci, ils revendiquent cette appartenance familiale. Les deux tiers expriment une peur d'être rejetés de leur famille. 42% conservent des relations fréquentes avec leur famille, et 12% avec des amis.

6- Le rapport au lien institutionnel

Nous avons exploré essentiellement les liens institutionnels au travers de l'école et la prison. Leur vécu d'école n'est globalement pas positif. Si 36% disent avoir beaucoup aimé l'école primaire, ils ne sont plus que 6% pour le collège. La trace que leur vie laisse au collège est banalisée. Ils disent avoir un souvenir « moyen » du collège. Ces criminels se présentent avec de bonnes capacités relationnelles. Ils ne se présentent pas comme ayant été des élèves très violents au collège ou à l'école primaire. Aucun d'eux n'a détérioré du matériel à l'école primaire et seulement un détenu dit y avoir frappé d'autres enfants mais précise que *« c'était des bagarres gentilles »*. 77% avancent qu'ils n'ont pas été violents avec d'autres élèves au collège. Le racket n'apparaît pas comme une de leur pratique adolescente. Aucun détenu n'a participé à des bagarres entre bandes, ni vendu de la drogue, eut peur d'aller au collège ou a eu un frère ou une sœur exclu. Un seul a été exclu du collège : *« j'ai été renvoyé car j'étais un élément perturbateur et je ne faisais rien en classe »* et 30% ont eu des amis exclus du collège. 21% des détenus reconnaissent avoir été « un peu » violents ou insolents envers les enseignants. Leur relation à l'objet scolarisation est problématique, montrant un investissement difficile dans les apprentissages et le lien de formation. Au collège, 47% des détenus estiment avoir été souvent absents du secondaire, la majorité évoque « l'école buissonnière ». Presque 71% ont été « quelquefois » ou « souvent » punis et la quasi-totalité des sujets a trouvé ces punitions justes. 50% ont redoublé le collège. Seuls 23% des détenus interrogés ont reconnu avoir été déçus de ne pas avoir pu suivre une certaine formation.

Concernant la prison, ils ont tous déclaré ne jamais avoir été violents envers d'autres prisonniers mais un quart d'entre eux estime avoir été victime d'autrui en général. Ces sujets se décrivent comme étant assez calmes, relativement intégrés socialement. Ils se posent plus comme victimes des autres que comme agresseurs. De nombreux détenus suivent ou ont suivi une formation ou des cours à la prison. Ils participent presque tous à diverses activités (atelier vidéo, maquettes, sport divers...). Certains peuvent avoir des positions professionnelles particulières les mettant potentiellement en relation avec l'ensemble des détenus comme tenir la bibliothèque, assurer la gestion des approvisionnements individuels (la cantine). Ces prisonniers ont tendance à s'investir dans la vie de cette micro-société que peut représenter la prison. Aucun détenu n'indique qu'il ait été violent envers d'autres détenus. En revanche, 33% se disent être victimes d'autres détenus.

7- Rapport à la séparation, à la maladie ou à la mort

Ces criminels sexuels ont été confrontés, plus fréquemment que l'individu tout-venant, à la maladie et à la souffrance. Ainsi, ils sont 63% à avoir été hospitalisés pendant leur enfance et à en garder un mauvais souvenir. Divers motifs sont évoqués : la coqueluche, l'appendicite, scoliose, opération du talon, etc. 42% d'entre eux en gardent un mauvais souvenir. Ces sujets évoquent la séparation d'avec la famille, la peur de ne pas se réveiller, la peur des « blouses blanches », les séquelles postopératoires, la peur de ne pas se réveiller après l'anesthésie, la peur de la mort, les souffrances physiques, psychologiques et postopératoires, l'angoisse de mort et l'éloignement des êtres chers. La majorité de ces criminels a vu, dans son jeune âge, l'un de ses parents hospitalisé ou gravement malade. De même que dans les cas de décès, nous abordons la dimension de la perte à travers la maladie et le fait de prendre conscience que l'autre peut disparaître, qu'il n'est pas invulnérable et ne vivra pas éternellement. Dans 82% des cas, l'un des parents des sujets a été hospitalisé ou gravement malade lorsque le détenu était encore enfant. De nombreuses maladies sont citées : crises d'épilepsie, opération de la vésicule biliaire, problèmes cardiaques, appendicite. La dimension de la perte est très présente lors du parcours de vie de ces deux types de criminels sexuels. Pour 56% de ces détenus, ils ont connu l'existence d'un décès d'enfant dans la famille ou dans l'environnement proche quand ce dernier était lui-même enfant. Pour la moitié d'entre eux, il s'agit d'un enfant que les parents ont eu et qui est décédé avant leur naissance. Il semble important de s'interroger ici sur la place et le rôle que les parents peuvent attribuer à cet enfant né après « l'échec » lié à la perte du précédent. Si peu de parents (10%) de ces sujets ont été incarcérés, ces criminels sexuels ont, pour la plupart, eu à connaître le décès de l'un au moins de leur parent, et la majorité des parents de ces détenus est décédée relativement jeune. 74% des sujets ont leur père décédé et

33% d'entre eux avaient moins de 23 ans au moment du décès. De même, 59% des détenus ont leur mère décédée dont 10% quand ils avaient moins de 21 ans au moment du décès. Cela explique que peu de détenus ont vécu la séparation de leurs parents durant leur enfance mais que 31% ont été élevés par un seul parent. De nombreux détenus ont connu le décès de leurs parents lorsque ces derniers étaient relativement jeunes. A l'évocation de l'existence ou de la perte de leur père ou leur mère ils semblent très touchés. Lorsqu'il y a eu disparition, le processus de deuil ne semble pas avoir été achevé, le décès a été mal vécu et un sentiment de perte semble perdurer. Lorsque les parents du détenu sont toujours en vie, celui-ci ne peut concevoir l'éventualité de la mort d'un de ses parents : *« [Votre mère est-elle décédée ?] Surtout pas ! Je veux la garder éternellement ma mère ».* En outre, pour la majorité des détenus, l'événement qu'ils estiment avoir été le plus difficile à vivre avant la prison est un deuil ou une séparation. Les affects liés classiquement aux séparations ou aux deuils (tristesse, dépression) semblent s'exprimer de manière exacerbée, comme quelque chose qui serait insurmontable ou inconcevable. Ainsi, c'est la dimension de la perte qui est douloureusement interrogée.

8- Rapport à l'acte, à la sanction, à la critique

Ils ont un fort sentiment de honte et de culpabilité : 71% des sujets affirment avoir honte d'être en prison, et 82% se disent coupables. La peine et l'incarcération les conduisent à modifier leurs rapports à l'autre, et à envisager leurs critiques : si 67% des détenus n'acceptaient pas d'être critiqués avant la prison, plus de 90% disent accepter maintenant la critique. Ces personnes étaient et restent très sensibles au regard et à l'appréciation de l'autre, recherchant la reconnaissance positive : 65% de ces détenus se sont déjà sentis méprisés avant la prison pour diverses raisons : le mépris ressenti par rapport à un métier, un statut social, le mépris des autres, de la justice. En cas de difficultés, ils n'avaient pas tendance à solliciter l'autre : avant la prison, seuls 37% avaient pensé à demander ou chercher de l'aide ; actuellement en détention ils sont 87%. Demander de l'aide c'est accepter de ne pas être tout puissant et de s'adresser à l'autre. Avant l'incarcération, presque 60% des sujets pensent avoir eu l'impression d'être dépassés par les évènements et de ne pas pouvoir les contrôler. C'est en partie ce qui expliquerait leur passage à l'acte, argumentant pour 43% agir de façon impulsive avant la détention. Cette impulsivité aurait nettement diminué, n'étant plus que 15% à estimer ce caractère leur appartenir. Ainsi, l'incarcération leur aurait permis de prendre du recul par rapport à leurs actes et les aurait amenés à faire une réflexion sur eux-mêmes, à accepter de se mettre en critique et autocritique. Poursuivant notre analyse, et se fondant sur l'hypothèse d'une hétérogénéité des positions existentielles possibles des auteurs d'agression sexuelle, nous avons poursuivi l'analyse sta-tistique au travers d'analyses de correspondance. L'analyse nous amène à concevoir que, dans tous ses espaces de vie, l'auteur d'agression sexuelle d'enfants ou d'adolescents est amené à se positionner selon ces deux axes de conflictualisation :

un axe qui pose la question : comment atteindre l'autre pour mieux exister ? Avec deux réponses, soit sa destruction comme le meurtre, soit son altération par exemple au travers de l'humiliation ;

un axe posant la question : comment je peux modifier les règles de l'échange social pour obtenir une meilleure position ? Avec deux réponses en faisant parler de soi : soit une hystérisation de la position à prendre et jouir de celle-ci, soit une insistance à se montrer gênant pour profiter de l'autre.

Nous obtenons ainsi quatre figures non équivalentes du point de vue de leur occurrence : la figure du mort, la figure du puni, la figure du perturbateur et la figure de l'humilié. Les différentes analyses conduites sur notre échantillon nous permettent de préciser les caractéristiques de chacune de ces figures. La figure du mort se dédouble en deux sous-types :

la figure du violent, de l'acteur de violence en famille ou à l'école, est très peu occupée dans notre échantillon. Elle correspond également à des individus qui ont peur d'être rejetés de leur famille.

la figure du mort : c'est un décès qui a été le plus difficile dans sa vie. Il se pense avoir parfois été humilié, a un bon souvenir de ses parents. A l'école, il n'a jamais été puni, reconnaît qu'il a eu des difficultés à apprendre. Il aimait le secondaire, et n'y a pas redoublé. Il se pense victime des autres détenus. Il ne se pense pas coupable. Il a l'habitude de solliciter de l'aide en situation difficile.

La figure du puni comporte deux niveaux :

celui qui a été souvent puni dans les lieux institutionnels qui se caractérise par les éléments suivants : ennui moyen à l'école, mais déteste le secondaire ; un peu violent envers les enseignants. Il n'a jamais accepté la critique des autres, et n'a pas peur d'être rejeté de sa famille. Il ne se pense pas victime en prison des autres détenus. Il n'a pas été humilié par ses parents ;

celui qui a été parfois puni dans les lieux institutionnels : c'est celui qui s'est beaucoup ennuyé à l'école. Il a honte d'être en prison, et se dit coupable de ce pourquoi il est incarcéré. Il n'a jamais eu l'habitude de demander de l'aide quand il était en difficulté. Un élément qui l'a beaucoup marqué pendant son enfance : un accident.

La figure du perturbateur a comme caractéristiques de ne pas avoir aimé ni l'école primaire, ni l'école secondaire, de ne pas avoir sollicité l'aide des enseignants quand il était en difficulté. Il s'est un peu ennuyé à l'école, n'a pas eu à connaître de décès d'enfant proche pendant son enfance, mais a connu une certaine violence entre ses parents, et leur séparation. Il a cependant de très bons souvenirs de ses parents. Il n'a pas été placé en famille d'accueil. Il estime les punitions justes.

La figure de l'humilié correspond à celui qui évoque un certain nombre d'abus subis : des abus sexuels subis, de la violence subie, entre autres parentales. Il dit avoir été victime d'autres élèves pendant sa scolarité. Il a un mauvais souvenir de ses parents. Enfant, il a fugué plusieurs fois. Il a été placé en famille d'accueil, et n'a pas été élevé par un seul parent. Il n'a pas eu d'encouragement de la part de ses parents. Il a eu à connaître des décès d'enfants proches pendant son enfance. Il n'a pas bénéficié de l'encouragement de ses parents. Il n'est pas un décrocheur scolaire, n'a pas eu d'absence non motivée de l'école. Tout en ayant beaucoup aimé l'école primaire, il a parfois été puni à l'école, il dit avoir toujours rejeté fortement le secondaire, et s'y être beaucoup ennuyé. Il n'a pas honte d'être en prison. Il n'est pas perturbateur à l'école, ni au secondaire.

En conclusion, au-delà d'une typologie, nous avons repéré une diversité de positions des auteurs d'agression sexuelle d'enfants ou d'adolescents. L'intérêt est dans la compréhension des logiques intra-psychiques permettant de faire des hypothèses cliniques sur l'éventualité de nouveaux passages à l'acte, éventualité de récidive alors compris comme opportunité dans la structuration des processus dynamiques habituellement mis en œuvre. Certains auteurs d'agression sexuelle d'enfants ou d'adolescents ne sont que dans une réitération d'une manipulation des règles de la relation à l'autre, avec deux issues qui alimentent celle-ci : la jouissance de l'acte ou le ratage de celui-ci. Une perspective d'évaluation sur cet axe peut s'orienter sur les ouvertures du sujet en direction de la responsabilité : jusqu'où peut-il accepter de rendre compte des perturbations qu'il provoque dans l'organisation du social. Comment peut-il interroger sa position dans le dérèglement familial ou institutionnel ? D'autres auteurs d'agression sexuelle d'enfants ou d'adolescents sont dans une permanence d'une visée destructrice ou autodestructrice. L'évaluation pourrait alors porter sur l'élaboration d'un sentiment de culpabilité. Comment atteindre l'autre amène-t-il l'auteur à se sentir atteint, et à en souffrir ?

9- Clinique de la sérialité : un cas de pédophile

Le cas présenté ci-après utilise l'analyse des matériaux cliniques d'entretien et d'un Rorschach utilisé selon notre modèle [18]. Ce pédophile a été condamné sept fois pour agression sexuelle sur mineur, et pour corruption de mineur. Examinons d'abord les dimensions bioscopigraphiques, et psychoanthropologiques.

9-1 Son rapport à sa famille

Célibataire, sans enfant, il dit n'avoir jamais vu l'amour entre ses parents, ni connu l'amour parental envers lui. Il a eu l'impression d'avoir été abandonné par ses parents alcooliques et violents, pouvant se comprendre comme un déchet, comme celui qui gêne. Il se souvient des propos fréquents de sa mère à son encontre : *« si tu étais sous terre, ce serait bien »*. Il est marqué par la forte violence verbale entre ses parents, avec un père trop strict pour qu'il puisse s'y identifier. Il a eu l'impression d'être souvent humilié par ses parents. Il a fugué deux fois de sa famille. Il dit souffrir de ne pas partager d'affectivité. En prison, il n'entretient plus de relations avec sa famille, ni avec ses amis.

9-2 Son rapport à sa scolarité et aux institutions

Il n'a pas eu de difficulté d'apprentissage scolaire, même s'il n'était pas très travailleur. Dans l'espace professionnel, il a connu plus d'une dizaine d'employeurs, souvent à cause de mésentente avec l'employeur ; il se décrit comme instable au travail car recherche des garçons. Souvent victime de racket, il se dit victime d'abus sexuels pendant sa cure, victime d'attouchements sexuels de garçons pendant son enfance et victime d'abus sexuels d'un adulte voisin. Il se dit plutôt soumis.

---

18. B. GAILLARD, A. LEFEBVRE, D. DUSAUCY (2005), *Les modalités relationnelles dans les protocoles d'auteurs d'agressions sexuelles*, Barcelone, Congrès international du Rorschach, juillet 2005.

9-3 Son rapport à la maladie, à la séparation, à la perte

Énurétique jusqu'à l'âge de 13 ans, il a fait une cure qu'il a très mal vécue. Cette cure s'est passée pendant la période de Noël, et il a eu l'impression d'être abandonné. Plusieurs déménagements ont été mal vécus pendant son enfance. Il a connu le décès de son frère étouffé dans son lit. Il a été frappé également par un accident de voie publique d'un frère. Ses deux parents sont décédés de maladie. Le décès du père lui a fait « beaucoup de bien ».

9-4 Son rapport à l'acte, à la sanction

Il a été souvent puni au collège. Il se dit régulièrement victime des autres détenus, a honte d'être incarcéré et se dit coupable. Auparavant, il pensait les sanctions injustes.

De ce parcours psychique et psychocriminologique de vie, nous pouvons repérer les caractéristiques suivantes :

1. Par rapport à son existence, sa naissance : le lien d'amour qui aurait pu le faire naître est nié ou absent. Il est né d'une destruction du lien, ou d'une non perduration de celui-ci. Sa propre existence est dite comme de trop, superflue, dérangeante, et devrait être effacée, annulée. Il devrait disparaître. Cette disparition a été tentée plusieurs fois au travers de l'abandon, de la fugue.

2. Par rapport aux liens au sein d'un univers familial :

entre ses parents : le lien parental est porté par la violence. Cette violence est permanente et conduit à la fois à la destruction de ce lien et à la destruction des personnes au travers d'une addiction alcoolique et de la mort ;

le lien dans l'univers familial est porté par la souffrance : nous avons l'évocation du mépris, de l'humiliation ressentie. Renforcement intra-psychique du symptôme : l'angoisse d'abandon et de rejet produit de l'énurésie qui, au travers son traitement au quotidien, se renforce.

3. Par rapport aux liens constitués institutionnellement ou socialement :

le lien scolaire est mis en difficulté très tôt ; nous pouvons parler de décrochage précoce

il prend souvent une position victimaire dans le lien : est suiveur, est rackett

il y a un non-investissement dans l'objet même du lien à l'école ou dans le monde du travail ; son intérêt se porte ailleurs que sur l'objet du lien. Il y a détournement de l'objet du lien.

la contrainte du lien est destructrice : elle permet le viol sans pouvoir évoquer cette atteinte destructrice.

Il y a fragilité permanente du lien, et incertitude quant à sa perduration : nombreux déménagements mal vécus, mésentente familiale, fuite, rupture ;

La contrainte du lien produit de la sanction injuste :

le lien produit du traumatisme : les abus subis, les injonctions subies laissent une trace qui peut conduire à des recherches impulsives d'évitement de reproduction de ce type d'événements, à une annulation des conflits, à la recherche compulsive d'une relation protégée, chaleureuse, aménagée.

L'analyse du Rorschach focalise sur les mises en lien, ses risques et opportunités, et la conflictualisation de ce lien.

1. Pl.1 ... rires au départ, un papillon maintenant, un groupe de personnes qui dansent ... folklorique des acrobates, des équilibristes un (au milieu) qui tient les deux autres	J'essaierai de soutenir les deux autres Cela fait apparaître des souvenirs (Il y a danger ?) il suffit que cette personne © trébuche, les autres peuvent avoir fait un faux mouvement et provoquer un déséquilibre.	- Après l'évocation d'un lien festif et mis en spectacle, il indique la fragilité, l'éphémère et le risque - Sa position est ambivalente : est celui qui soutient et jouit de l'autre, mais aussi celui qui provoque la déstabilisation de l'autre, la rupture de la relation -annulation de la violence - invoque la nécessité de l'harmonie de la relation face au risque d'empêchement, de mise en péril de cette relation par un élément extérieur et différencié
2. des clichés deux personnes qui se tapent dans les mains je vois un avion au milieu (montre le blanc) genre Concorde (qui va vite ?) voilà	(C'est violent ?) c'est plus un jeu. Y a pas de violence. Il faut être en harmonie entre les deux enfants.	
3. rit. Aie ! bien ça va être classique. Deux bonnes femmes, non deux femmes africaines en train de préparer une popotte. Les taches rouges : un singe accroché par la queue, peut-être à une branche ; accroché à l'envers.	On voit souvent des femmes ensembles. On voit la poitrine. (Un singe accroché, cela fait mal ?) non ce n'est pas la couleur, mais la forme. Le rouge, c'est le sang ; je suis pas attiré par le sang. Je voudrais surtout pas qu'il y ait de sang.	-banalisation de la mise en lien -dévalorisation des pôles du lien avec banalisation de l'objet du lien -rejet de traces de violence

4. C'est le méchant Celui qui me poursuivait dans mes rêves L'ogre qui me poursuivait quand je courrais, que je rétrécissais, qu'il grandissait. Perspective de l'agrandissement. C'est comme ça que je le voyais. La tête loin, loin.	C'est mon démon, c'est violent. Ça évoque mes cauchemars ; voir ce géant. (vous petit, minable ?) oui oui, minable (la tête est petite) le corps est plus dangereux, la tête est plus petite.	-l'autre pôle du lien est compris comme potentiellement agresseur, destructeur, démoniaque ; -valorisation du pulsionnel (le corps) au détriment de l'intellect
5. bon ; c'est bête ; une chauve-souris	J'aime bien ; elles ont leur utilité ; le fait d'attraper des insectes. Elles ne seraient pas là si elles n'avaient pas leur utilité C'est pas méchant sauf pour les cheveux des femmes, les cheveux longs.	-insistance sur le rôle de chacun dans le lien social -évoque les prédateurs, ceux qui annihilent l'existence de l'autre, ou les intimidateurs, altérateurs

6. La peau d'un chat ou d'un tigre qui a été écrasé. On voit les moustaches Un félin Une peau de bête qu'on a mis à la maison	Un félin Des animaux qui sont doux Un chat a besoin de tendresse Un chat aime bien qu'on le caresse Un tigre peut être dangereux, mais aime bien prendre des caresses. (une peau) malheureusement (vous êtes triste ?)c'est beau comme décoration, mais si le chat est écrasé sur la route ; on a envie de les protéger.	-atténuation de la violence de l'autre -recherche compulsionnelle de la proximité chaleureuse dans la relation -tentative de protection de l'autre vulnérable -alternative sur la reconnaissance identitaire -importance du regard dans la relation -annulation des différences entre les pôles de la relation -insistance de l'affectivité dans le lien, comme aménagement d'une séparation
7. rit l'idée, c'est deux indiens, deux boy-scouts qui jouent aux indiens, en train de danser deux jumeaux, deux femmes jumeaux qui se disent au revoir. Elles partent et se retournent l'une vers l'autre pour se saluer. Je les vois bouger pour se donner un dernier regard.	Le corps qui penche, c'est le mouvement (c'est une histoire d'amoureux ?) oui, beaucoup de tendresse l'une pour l'autre c'est joli l'histoire	

8. comment dire la tache rose : un buffle ou un taureau le bas, ça pourrait être des rochers en haut , un loup ou un renard que le buffle a attrapé	C'est une histoire de survie Le buffle se défend Le loup peut être le prédateur Le buffle, c'est la mère qui protège son enfant.	-relation dangereuse pour l'un des pôles : question de survie -le petit détruit le gros -le petit détruit celui qui protège le faible, l'enfant
9. rit ... bien un cerf en train de faire le brame dans une forêt, une clairière .../... < V toujours des animaux .../ j'aime bien les animaux	Le cerf avec les bois Il monte la tête (pour se montrer fort ?) pour attirer ; un chant de séduction ; il appelle Il peut appeler au secours ; admettons qu'il a les pattes prises dans la verdure. La tache rouge (B) serait du sang qu'il perdrait. Il serait blessé	-appel à la relation sous deux forme : la séduction, l'appel à l'aide -le fort, le mâle est vulnérable : il peut être blessé, ou rôle de l'environnement
10. Y en a encore plus. Oh là ! Y a de tout, des crabes (bleu) du homard (HC) en bas, un paon à cause des grandes plumes (jaune) des oies ou canards (montre jaune B) une sorte d'hippocampe Y a que les taches rouges : un continent, quelque chose comme ça.	Ils sont rassemblés, une communauté paisible	-la diversité des éléments du milieu l'amène à évoquer l'élaboration d'un lien communautaire, gommant les différences -annulation de la conflictualité

Dans ce matériau Rorschach, nous avons une évocation régulière de la mise en lien dans les planches, avec :

le risque pour l'un des pôles avec deux possibilités : altération souffrante ou destruction ;

la position dominante et protectrice de l'un ;

l'annulation systématique des effets du conflit, et la recherche d'une convivialité réparatrice ;

l'annulation des différences à l'autre pour produire un groupe indifférencié.

En conclusion, le psychologue criminologue, par l'originalité de son mode d'analyse psychodynamique focalisée sur la conflictualisation psychique et les modalités de fonctionnement de l'Inconscient, resitue tous les acteurs comme sujets dans la scène criminelle.

10- Marcel, cas d'un adolescent violent

Une recherche actuelle portant sur 29 adolescents violents récidivistes de Centre Éducatif Renforcé [19], dans une approche clinique de la sérialité, et de 18 auteurs mineurs d'agression sexuelle, fait émerger au travers des traces et du vécu de ces traces, quatre types de fonctionnement psychique particuliers chacun correspondant à une problématique particulière : celle de la violence de l'Éros avec les adolescents impliqués dans une affaire de viol ; celle de la violence du Logos avec les adolescents impliqués dans des affaires de vols ou de stupéfiants ; celle de la violence de l'identité ou violence de l'identité désespérante avec les adolescents impliqués dans des agressions physiques ; celle de la violence de Thanatos correspondant à autre type d'adolescent caractérisé par l'idée d'avoir été empêché de suivre un type de scolarité.

Âgé de seize ans, Marcel est auteur de vols avec violence et d'actes de barbarie sur adulte. Il a commis de nombreux vols, plus d'une quinzaine depuis l'âge de dix ans au moins, âge de sa première rencontre avec le juge des enfants. A douze ans, il est convoqué pour coups et blessures. A 14 ans, il est poursuivi pour trafic de stupéfiants.

---

19. B. Gaillard (2005), Adolescents violents ou délinquants, une clinique de l'histoire et de l'actualité d'un rapport au contexte, *In Spirale*, n° 37.

Au Centre Éducatif Renforcé, il est placé pour vol avec violence, coups et blessures volontaires, actes de barbarie sur un adulte. Ce que Marcel reprend de son existence dans sa vie familiale correspond à une forte identification au père absent de plusieurs points de vue : ses parents se sont séparés alors que Marcel avait sept ans ; il est resté vivre avec la mère avec une fratrie de cinq ; son père a été incarcéré pour violences. La reconnaissance des actes de son père l'inscrit aujourd'hui dans une certaine filiation, celle de la violence à l'encontre des personnes. Son frère aîné est inscrit dans cette même filiation puisqu'il a tué involontairement un homme pendant une altercation de celui-ci avec son père. Il produit une forte idéalisation de ses parents et ne peut en donner aucun élément négatif. Il n'exprime pas de point de vue sur de mauvais souvenirs d'événements familiaux qu'il a connus tels que son hospitalisation, de très fréquents déménagements. Il y a comme une a-conflictualisation des événements. Cette idéalisation de sa famille est aussi argumentée par l'absence de placement en famille d'accueil ou en institution. Il ne peut évoquer aucun événement difficile de son enfance en famille, comme si sa vie de famille avait été simple et sans problème. Il ne parle pas d'un mauvais vécu de la séparation parentale. Celle-ci a cependant provoqué une réaction particulière, parlant de réactions d'énervement, pointant ici les risques d'émergences de processus psychiques primaires et incontrôlés. Grâce à une annulation quasi-totale de la conflictualité de son parcours de vie en famille, il élabore aujourd'hui de très bons souvenirs de ses parents. Sur cette opposition entre la violence de l'Éros et la violence de Thanatos, Marcel se décrit comme non impulsif, avec ses capacités de contrôle et d'apaisement de ses pulsions. Il n'a pas été humilié par ses parents, ni nié dans son désir. Les atteintes castratrices qu'il a pu ressentir, sont, par un mécanisme de projection, portées par des groupes extérieurs au cadre familial. Il projette son désir de mort sur les personnes extérieures à sa famille. Marcel a bénéficié d'un suivi psychologique au cours de son enfance. Pour lui, cette inscription dans des espaces et des discours professionnels ne lui sert à rien. Là où, pour lui, le problème est personnel et familial, le discours professionnel et les stratégies de mise en œuvre d'une écoute ne peuvent pas œuvrer. Ils ne le peuvent pas compte tenu de sa capacité supposée d'autocontrôle, et parce qu'il attribue une forte importance au groupe familial qui contient, entoure, accompagne.

Sa scolarisation est problématique. Ayant quitté l'école à 14 ans, il n'a aucun diplôme. Il n'a pourtant jamais redoublé de classe. La question de son identité est une question très forte et très violente. Il a une auto-estimation très élevée de lui-même, estimant qu'il a un quotient intellectuel très élevé. Il va constamment tenter de maintenir cette haute estime de lui-même, et va vivre très difficilement tout ce qui peut altérer celle-ci. C'est ainsi qu'il a un très mauvais vécu des évaluations qu'ont pu réaliser les enseignants, le plus difficile pour lui étant de recevoir de mauvaises notes. Il s'oppose violemment à ce qui peut représenter l'évaluation, aux acteurs de l'évaluation, à savoir les enseignants assimilés aux résultats mêmes de l'évaluation. Personne n'aurait pu l'aider au collège même s'il reconnaît l'aide de certains enseignants qui le valorisaient. Il a agi avec beaucoup de violence et d'insolence envers les enseignants parce que, selon lui, ceux-ci le provoquent : c'est ainsi qu'il a frappé, menacé les enseignants. Il méprise les professeurs. Recherchant toujours à s'appuyer sur sa famille, il s'oppose violemment à tout ce qui peut lui paraître son opposé. Il a eu de nombreuses participations à des bagarres organisées entre bandes de quartiers, bagarres entre territoires occupés par des jeunes qui se caractérisent de manière opposée. C'est ainsi qu'il avance, qu'il se bat contre les racistes, ces derniers étant la caractéristique de telle autre bande. Il a eu une sœur et tous ses amis exclus du collège. Dans son rapport à la vie du collège et à la matière scolaire, il pense que ses parents et surtout le père, l'ont aidé et encouragé. Il ne regrette pas son comportement. Il est assuré de la justesse de son combat contre ceux qui se risquent à dévaloriser son identité, combat servant à sa propre reconnaissance. Marcel n'aime ni l'école primaire, ni le collège. Il en fait un lieu mort car il ne peut y développer son identité. Il y ressent beaucoup d'ennui. Il se met à être absent très souvent du collège pour y exercer une pleine activité illégale, la vente de drogue. Pris dans les contraintes institutionnelles, Marcel a arrêté plusieurs fois les activités auxquelles il était ordinairement contraint : ce sont les activités scolaires au collège, une activité de travail au Centre Éducatif Renforcé estimant qu'elle n'était pas suffisamment valorisante. Par ses compétences intellectuelles et langagières, il n'est pas en difficulté dans les apprentissages. Il se situe beaucoup plus dans une opposition systématique au discours de l'institution, à sa bonne morale et son bon fonctionnement. S'il n'a pas de difficulté à apprendre, il est très perturbateur en classe dès le primaire, opère de la détérioration de matériel. Il a un comportement violent avec des coups envers les autres enfants dès l'école primaire. S'il est souvent puni au primaire, il l'est peu au collège. Les punitions sont estimées injustes. Il est exclu plusieurs fois d'établissements pour l'être définitivement selon lui. Il estime que cette exclusion l'a gêné, sans doute parce qu'elle l'a privé d'un tissu de relations qu'il s'était construit pour exercer un trafic, et avoir un revenu. Il a également fait régulièrement du racket (shit, portable, argent).

Dans la violence du Logos, Marcel opère une attaque permanente de l'ordre scolaire et des représentants de cet ordre, représentants déliés de leur humanité. Il opère également une attaque critique du fonctionnement institutionnel car ce fonctionnement est considéré comme pouvant entraver son propre développement. Il est devenu hostile à l'école et ses agents parce qu'ils ne favorisent pas le développement de sa propre identité. Il pense que celle-ci est mise à mal par le texte même de l'organisation scolaire. Du premier rapport qu'il a eu avec la police, Marcel ne parle pas de peur ni d'affrontement mais d'embêtement. La police a fonctionné comme une gêne pour lui ; elle l'a dérangé dans son organisation, dans la planification de son développement, à la manière de la gêne opérée par l'école. De son premier contact avec le juge, il en garde un étonnement et évoque une erreur de positionnement de la part de ce juge. Il lui reproche de s'être placé comme un travailleur social, d'avoir tenté de mettre du lien entre les responsables autour de Marcel, d'avoir tenté de moraliser. Ce ne sont pas ses parents qui auraient dû être plus sévères, mais le juge qui aurait dû dire la justice, la sanction, c'est-à-dire celle qui est en lien avec le délit sans faire de menaces sur l'avenir d'un parcours délinquantiel. En plus de se reconnaître coupable de ce qu'il a commis, Marcel se dit, se revendique coupable. Il revendique par là même la juste sanction et non un discours moral. Il a honte de ce qu'il a commis, celle-ci est à la hauteur de l'attaque que ses délits viennent faire à sa propre identité. La honte correspond à l'altération et la fragilisation de son identité par la judiciarisation. Cette honte s'adresse essentiellement à l'extérieur de la famille. Il n'a pas peur d'être rejeté de la famille compte tenu de la judiciarisation. Le fait d'être au Centre Éducatif Renforcé amène à penser que la famille pense à lui. Le manque à être, renforce le lien familial. Il est assuré du soutien familial, et avance l'importance de la famille : ses parents, sa fratrie.

Le matériau clinique du Rorschach de Marcel est composé de réponses humaines ou animales effectuant souvent une action, voire une action de violence (Pl.2. Deux sumokis qui se battent), ou des actions sexualisées (Pl.7. Deux indiens qui dansent et qui se touchent le cul). La réponse contient toujours un élément bien reconnu, bien identifié. Le doute ou le flou n'existe pas dans ses réponses. Ses productions psychiques au Rorschach témoignent d'une insistance anxieuse autour de la reconnaissance identitaire dans un contexte conflictuel.

En conclusion, Marcel est poursuivi par cette violence de l'identité toujours à élaborer, construire, fragile, sensible à la honte et la culpabilité. Si cette dernière devient marque de reconnaissance, étayage d'un développement, la première fait obstacle et souffrance dans sa confrontation avec des groupes sociaux et les institutions. Il y a un jeu d'aller-retour entre les espaces institutionnels fragilisant son narcissisme, et l'espace familial contenant et rassurant. Il se place comme être à désirer et non comme être désirant. L'agression de l'autre est devenue signe d'impasse du processus identitaire.

Violence de l'identité
Identification au père absent
Annulation des conflits
Idéalisation des parents
Forte auto-estimation de soi
S'oppose aux représentants de l'évaluation

Violence de Thanatos
Projection de son désir de mort
Mortifie l'école

Violence de l'Eros
Capacité de contrôle pulsionnel

Violence du Logos
L'institution comme obstacle à son développement
Opposition aux discours institutionnels et professionnels
Reconnaît sa culpabilité
Mauvaise effectuation de l'ordre et de la justice

Psychographe de Marcel

L'approche psycho-historico-sociale de cet adolescent permet de rendre compte des positions spécifiques de celui-ci, et de faire émerger les ressources et les impasses psychiques qui le caractérisent subjectivement. Face à une exacerbation du vécu des relations intrafamiliales et de leurs aléas avec événements de ruptures ou séparations réitérées, la mère apparaît comme seul recours, ressource idéalisée et défensive. Ces adolescents élaborent fantasmatiquement des analogies entre les différents espaces institutionnels de vie, la famille, l'école. Ils en construisent un vécu d'exclusion et de mauvais objet avec sentiment d'humiliation, de mépris. Ce vécu apparaissant très tôt dès l'école primaire, le parcours de conflictualité violente que ces adolescents reconnaissent trouve un espace propice à l'escalade dans l'enceinte scolaire, s'alimentant, de manière dynamique, des résistances et contournements aux exigences de la loi institutionnelle, des aménagements aux sanctions, de l'étayage des groupes de pairs à la recherche de complices.

Bibliographie

GAILLARD B. (2001), *Suivi et accompagnement psychologique en milieu scolaire*, Bruxelles, De Boeck.

GAILLARD B. (2003), Questions de vulnérabilité ; vulnérabilité et jeunes en institution, in *Dangerosité et vulnérabilité en psychocriminologie*, Paris, L'Harmattan.

GAILLARD B. (2003), Approche critique de la notion d'Etat-limite, *In RISS Zeitschrift für psychoanalyse*, 56/2003-1, pp. 29-38.

GAILLARD B. (2005), Clinique psychologique de la sérialité dans un parcours de vie d'adolescent, *In Violences en milieu scolaire et éducatif*, Gaillard B. (Dir.), Rennes, PUR.

GAILLARD B. (2005), Adolescents violents ou délinquants, une clinique de l'histoire et de l'actualité d'un rapport au contexte, *In Spirale*, n° 37.

Pédophilie, séduction impossible et sérialité (Typologie des victimes, psychopathologie de l'agresseur)

Christian Besnard

A travers la clinique expertale, rencontre avec un pédophile dans la répétition, dont l'approche clinique ne peut se réduire à un discours explicatif, et à l'étude de ses actes. Il convient alors de porter un regard sur l'histoire du sujet, que l'on découvre à son insu, car il ne peut l'intégrer dans son parcours criminel ; approche aussi de la place des 60 victimes dont 25 vues en expertise, dans leurs histoires respectives et dans leurs espaces de vie, pour tenter une expertise globale du sujet et des victimes de la sérialité.

Cette clinique expertale donne ainsi un éclairage et du sens qui se trouvent à l'articulation de la victimologie et de l'agressologie, qui ne peuvent s'opposer et encore moins se rencontrer ; mais c'est de cette articulation en mouvement qu'il faut parler pour tenter de saisir l'acte criminel dans sa projection ; et l'histoire des victimes sur le temps des agressions.

Intéressons-nous à cette histoire insolite d'un jeune pédophile de 26 ans condamné aux assises à 19 ans de réclusion, après des faits de viols et d'agressions sexuelles sur de jeunes enfants avec un mode opératoire bien précis vers des victimes choisies ; jetons un regard sur les modes de séduction, sur l'incapacité de produire des émotions, sur la reconnaissance, sans honte et sans culpabilité, des actes de violences ; et à tout ce qui le protège, de l'encore impossible sur son histoire et sur ses accidents de vie, et sans doute aussi d'une décompensation psychique.

Introduction

L'approche clinique du pédophile ne peut se réduire à son discours explicatif et à l'étude de ses actes et l'expertise se doit d'examiner les traces psychiques, comme son fonctionnement psychologique.

Elle ne prend un sens que si on examine la place des victimes dans leurs histoires et dans leurs espaces, c'est ce que tente de montrer une expertise globale du sujet et des victimes de la sérialité. On ne peut réduire l'approche à un seul champ au risque de mettre en opposition la victimologie et l'agressologie sans faire en sorte qu'elles se rencontrent.

C'est de cette articulation en mouvement qu'il faut parler pour saisir l'acte criminel dans sa projection à travers l'expertise d'un pédophile de 26 ans jugé aux assises pour des faits de viols et d'agressions sexuelles sur 60 mineurs sur une courte période, mais qui jalonne son histoire d'accidents de vie qui expliquent la structure actuelle de sa personnalité ; et découvrir comment il prépare les espaces des victimes par des modes de séduction – non-séduction et d'approche vers les parents, et les institutions.

Ce parcours entraîne une incapacité d'expression des émotions, une légitimation sans honte et sans culpabilité de ses actes de violences qui le protège alors du regard encore impossible sur son histoire.

1- L'affaire

Elle devient publique lors d'une conférence de presse. Un pédophile est arrêté, il est soupçonné de plusieurs viols et agressions sexuelles, l'enquête et l'instruction arriveront au nombre de 60, sur une période assez courte, dans des institutions ou des activités de bénévolat où il rencontre des enfants qui lui sont confiés. Les faits ont lieu sur un même secteur géographique, la révélation de l'affaire provoque un état de choc et la mise en place d'une cellule médico-psychologique d'urgence par les autorités.

Après la révélation d'un enfant quelques mois plus tôt, il est entendu et reconnaît les faits comme un accident, au cours de sa garde à vue, il dit aussi que ce ne peut être lui « car il n'est pas fou », et s'engage à se rendre à l'expertise psychiatrique prévue dans la semaine qui suit.

Il se confie aussi sur son histoire personnelle au cours de son interrogatoire, il dit que sa mère a essayé de le tuer quand il était enfant, qu'elle a agressé son père qui le sauvait, et qu'elle est morte de suicide en prison. Il parle de ses fugues afin que son père le prenne au sérieux. Quand il était adolescent, il voulait attirer l'attention sur lui.

Voilà le début de la procédure concernant M. A.

De fait il ne se rendra pas à l'expertise et les enquêteurs reçoivent un courrier bizarre de l'étranger, il a décidé d'avouer après sa fuite et « donne une liste noire », il donne le nom de 15 enfants qu'il faut faire suivre de toute urgence, il demande à être pris au sérieux « il ne fait pas cela par méchanceté ou provocation, ou pour rendre les choses macabres, mais il ne maîtrise pas les maladies mentales et psychologiques. ».

Il porte aussi des accusations sur des adultes avec des menaces, il ne décrit rien, parle de réseau et de rumeur, il dénonce et se dénonce et met en garde, il souhaite de la chance aux enquêteurs pour les recherches, il évoque son souhait de mettre fin à ses jours et passe le bonjour à sa famille.

Il sera arrêté plus tard en France après un incendie et le médecin psychiatre qui le voit parle d'un sujet bizarre qui a perdu une partie du contact avec la réalité, avec un épisode hallucinatoire et des troubles de dissociation d'origine schizophrénique, cet expert ignore tout du sujet et de sa cavale et des faits reprochés, de nature sexuelle, il les découvrira le jour de son audition en Cour d'Assises.

2- Les victimes

Sur les 60 victimes retrouvées, l'expert commis en verra 25 sur les semaines suivantes, ce sont les enfants victimes d'agression et de viol en fait désignés par l'auteur lui-même au cours de ses auditions, la particularité de ce dossier c'est la démarche des enquêteurs qui iront à la rencontre des familles qui ignoraient tout avant les révélations de l'auteur, les expertises auront lieu en réquisition dès le début de la procédure judiciaire, toutes les familles seront bien sur reçues.

Nous retrouverons des particularités : 14 enfants vivent avec une mère séparée ou divorcée après des violences conjugales physiques ou psychiques, 4 enfants de ce même groupe sont placés en institution, un enfant a été victime d'agression sexuelle dans son environnement et sans procédure à son égard, un parent révélera une agression dans son enfance, il en parlera à son fils pour la première fois.

Tous les enfants victimes qui présentent un état post-traumatique avec un sentiment de culpabilité et de honte sont sans défense, et déclarent faire confiance aux adultes qui leur montrent de l'intérêt, c'est le cas du groupe des enfants de la séparation, et des autres (22 sujets).

Nous retrouverons 3 enfants qui ne révèlent rien malgré leur présence sur la liste noire, ils ne montrent pas de perturbation, vivent en famille, et 2 enfants victimes sans état traumatique repérable, qui montrent des troubles du comportement et qui se sont défendus devant les premières approches.

Enfin, certains enfants étaient pris en charge sur le plan psychologique depuis plusieurs années, en raison de troubles du caractère, d'agressivité ou de perturbations scolaires, mais aucun n'avait révélé des faits de violence.

Parmi les enfants vus en expertise 3 sujets, non-victimes montreront qu'ils avaient connaissance des risques et des pratiques, qu'ils se méfiaient, ne restaient jamais seuls avec lui, un des enfants sera fortement culpabilisé car son jeune frère figure parmi les victimes. Ils diront tous qu'ils ne savaient pas qu'il fallait aussi révéler des faits qui ne s'étaient pas produit en raison de leur mode de défense. C'est là un élément important pour la prévention qui est totalement négligé et qu'il faudrait prendre en compte. Ils nous montrent là l'existence d'un système de défense qui échappe aux adultes, qui n'est pas repéré mais qui a bien fonctionné dans un groupe d'enfant.

Enfin un des enfants nous expliquera que pendant les matchs de football il donnait à l'entraîneur des coups de pieds volontaires (il s'agit du pédophile) pour le punir de s'intéresser aux jeunes enfants.

Les rencontres avec les familles feront découvrir le mode de séduction, il approchait les enfants par les mères qui pour certaines en situation difficile avec les hommes, voyaient en lui un père idéal pour leur enfant, elles étaient séduites par son respect et sa bonne tenue et par l'absence de démarche de séduction à leur égard, elles voyaient en lui une absence de sexualité, et une maman nous dira avoir compris après le procès ce qui faisait danger dans son comportement, elle ajoutera que si cet homme avait eu des démarches vers son image de femme, son enfant n'aurait sans doute jamais été agressé.

Dans les institutions il était souvent bénévole au départ et ensuite se faisait intégrer dans les équipes, dans les associations il était à la disposition des familles pour un mode de garde supplémentaire et gratuit, pour beaucoup d'enfant fragile il fallait être choisi par lui, et certains pleureront en apprenant son incarcération, d'autres expliqueront qu'ils avaient essayé de dire mais que personne ne les croyait, un enfant par exemple en difficulté scolaire qui voulait refuser les aides du soir, pour se protéger, se voyait contraint par ses parents qui faisait alliance au nom de la réussite scolaire, certains enfants étaient menacés de renvoi ou de punition en raison de leur comportement de révolte.

Nous ne retrouvons pas de profils de famille, le pédophile occupe en fait l'espace disponible près de l'enfant, la mère, le groupe familial, ou les institutions, mais il s'intéresse aux enfants disponibles sur le plan affectif, sans défense, en état de carence il est dans la substitution, il crée un lien d'emprise qui produit de la honte et de la culpabilité, nous avons là une illustration clinique du mécanisme « d'identification projective à l'agresseur » cher à Ferenczi, le pédophile donne du temps et son approche n'est jamais sexuelle sur le premier abord avec les enfants, il répond à des attentes.

3- L'auteur

L'auteur celui de l'acte, de la création, de sa vie, de 60 victimes... il a l'intention depuis son incarcération d'écrire son histoire.

Il sera rencontré longuement en expertise, très volubile sur les circonstances, les détails, il reconnaît les faits, parle de son influence, de sa contrainte, de ses pulsions incontrôlables quand il est devant un enfant, de ses recherches de situations propices, de sa satisfaction d'être enfin arrêté car il sait qu'il prenait des risques, il se mettait en danger volontairement avec l'espoir de voir un enfant parler pour que tout s'arrête.

Dans ses accidents de vie nous retrouvons vers l'âge de 14 ans, un épisode de rupture, il est retrouvé hagard à demi nu dans un champ, loin de son domicile et déclare avoir été victime d'une agression ; il sera hospitalisé, les examens et bilans biologiques et neurologiques ne révèlent rien de particulier, il était dans un état de sidération, présentant une grande fatigue et des céphalées, une consultation psychiatrique ne révélera rien de particulier : sa situation sera signalée à l'autorité judiciaire.

Puis on retrouve un autre accident de vie deux ans plus tard, il a pris un vélo pour rejoindre l'île de Jersey, il est retrouvé dans un état d'épuisement, il parle alors de la mort de sa mère, du projet de mariage de son père avec une femme qu'il n'aime pas, il évoque des idées suicidaires, il restera hospitalisé dans un service spécialisé avant une sortie et une prise en charge psychologique. Il révèle d'ailleurs que l'agression de ses 12 ans était simulée, on parle alors de trouble de l'humeur, de recherche de la perfection, sans trouble psychiatrique de type schizophrénique. Il dit se sentir abandonné par son père.

L'autre rupture est celle de la fuite après son audition et la demande d'expertise, il explique alors qu'il avait peur, il n'aurait pas supporté le regard de son père, et il part sur Paris où il aura son premier épisode homosexuel, et pour l'oublier il tente de mettre le feu à l'appartement, où il était accueilli.

Puis il part à l'étranger, écrit sa lettre, revient sur Paris et prend une voiture à laquelle il mettra le feu, il envisage de se suicider mais ne se sent pas assez courageux, il est arrêté pour l'incendie, et le lien est alors fait avec son histoire car il y a un avis de recherche sur le plan international, notons qu'il y a une amnésie sur les détails de son arrestation, sur son audition sur place, sur l'examen psychiatrique, il se souvient de son arrivée en Bretagne et de son refus d'un examen mental.

De manière décousue, il explique aussi avoir eu une humiliation quand il a été refusé pour une formation d'éducateur, il a ressenti le même genre de sentiment quand il a été humilié enfant sur le plan sexuel, avec des attouchements, des exhibitions et des simulacres d'agression.

Puis il nous donne de nouvelles traces, il parle de sa mère, il vient d'apprendre les circonstances de sa mort, après une tentative d'évasion, c'était un sujet tabou avec son père, il ignorait tout et n'a connu une partie de l'histoire que vers l'époque de sa première fugue – rupture ; il ne connaît rien de la famille maternelle, et se souvient qu'il tapait sur sa future belle-mère, il sait donc enfin qu'elle a voulu le jeter par la fenêtre, son père est intervenu et elle a été blessée par arme blanche.

Puis il parlera de la sexualité, il n'a sans doute eu qu'une tentative de relation avec une personne prostituée, il s'est senti menacé, à l'adolescence il avait peur des filles et se posait des questions sur son orientation, mais il avait peur de son attirance pour les enfants.

Pendant les rencontres, il n'a aucune pensée pour les victimes, il n'exprime pas de culpabilité, pas de honte, il reconnaît tous les faits, il n'a pas le temps de penser aux enfants, il est trop occupé à penser à l'enfant qu'il a été et qui le perturbe encore, de manière contemplative, il commence pendant le temps de l'expertise à se centrer enfin sur son histoire. Il évoque par contre sa peur de ne plus compter pour personne, il a besoin que l'on croit en lui, il a peur d'un abandon et d'une absence de soutien.

Enfin, il montrera une inquiétude particulière devant l'attachement de son jeune frère qui va mal mais qui le prend comme modèle depuis toujours, il se demande si cette identification pourrait le faire commettre les mêmes actes.

4- Analyse psychologique

Quand on examine cette histoire on découvre qu'avant de devenir auteur d'agression, il a été dans les situations de rupture et dès son enfance avec sa mère, dans une position de vulnérabilité, puis on vérifie l'absence de trouble intellectuel, un niveau d'analyse très correct, avec un parcours scolaire sans problème, mais une incapacité à s'investir dans la réalité sociale et professionnelle.

Il était dans le rôle d'un adulte aimant l'enfant, dans des conduites de séduction sans violence, provoquant et donnant du plaisir, avec manifestement un caractère pervers, comme dans une histoire lui évitant de décompenser sur un mode dépressif qui a été révélé au moment des ruptures.

On peut penser que ce mode de défense a permis un équilibre certes pathologique et de transgression, pendant plusieurs années, et le nombre des victimes est en lien avec une compulsion de répétition qui ne pouvait que s'arrêter par la révélation, et en même temps provoquer un état de panique qui pour lui s'exprime dans des répétitions de destruction par des actes visibles : des traces de vie spectaculaires et de dimension paranoïde.

Les perturbations de l'identité sexuelle trouvent sans doute une origine dans les séductions précoces, dans l'érotisation massive, dans la honte et entraînent une sorte de perversion de la sexualité avec un intérêt pour les enfants, et dans ce qui se met en scène il regarde sa propre enfance qui le fait fonctionner sur le mode de la pédophilie.

Par contre, il y a bien une deuxième dimension qui apparaît dans les accidents de vie dont le premier est la tentative de filicide ; c'est celle de la rupture avec la réalité, avec des passages à l'acte non sexualisé, qu'il est encore incapable de se représenter.

Ce sont ces accidents de l'enfance qui donnent un éclairage sur sa personnalité, il y aura un barrage dans l'accès au père qui se manifeste encore au moment du jugement quand il dira que l'avenir de son fils ne le concerne pas, les pertes de contact avec la réalité font penser à une structure de la personnalité de type schizophrénique, qui ne peut décompenser en raison de la présence de défenses de type pervers, ce ne serait donc pas la caractéristique principale de son fonctionnement psychique.

5- Sérialité

La personnalité du sujet est mobile, en mouvement, elle ne se fixe jamais dans un regard psychologique, si on porte un diagnostic on tombe dans la perversion ou dans la schizophrénie, les deux seraient impossible alors que le parcours criminel s'éclaire dans la diversité pathologique.

Ce qui fait sérialité sont les analyses multiples, l'analyse des contextes situationnistes de l'épisode de la tentative d'homicide sur lui, en passant par les violences, le refus d'une autre mère et l'incapacité de s'identifier aux fonctionnements psychiques du père qui le jour du procès dira de son fils que son avenir ne l'intéresse pas, comme d'ailleurs ce qu'il a fait.

Dans le choix des victimes le pédophile en action montre une identification précise par la sélection des mères et des enfants et de leur environnement : les pères sont absents, inexistants, ou ne sont l'objet d'aucun intérêt.

Avant d'arriver à cette chaîne de violence il existe un passage par d'autres formes qui sont comme des prémisses ou des pré-constructions de la sérialité ; comme un essai psychique qui deviendra opérant dans la répétition.

On voit bien que ce qui se répète dans les passages à l'acte ne sont pas des comportements, mais une situation traumatique de rupture avec des idées délirantes insensées.

Il s'agit de la répétition de situation traumatique de l'enfance (des simulations d'agression comme des appels à l'aide qui pré-augurent les passages à l'acte répétitifs) de la répétition d'agression et de séduction qui font de lui un enfant vide qui ne peut exister que dans les autres ; arrêté il dit revivre.

Enfin, il se réalise dans un acte homosexuel une perversion de sa pédophilie : une délinquance intérieure ; il montre aussi sa dissociation schizophrénique dans un flash de panique qui se referme très vite et qui n'est plus repérable : il reste les traces des ruptures de l'enfance.

La sérialité est ici un rempart contre la désorganisation psychique de type schizophrénique pour l'agresseur. Dans ses fuites, il décompense sur un mode sexuel en passant à l'acte sur un mode homosexuel ce qui est une tentative de construction pour donner du sens aux défenses perverses insupportables, qui le maintient en équilibre. Il a décompensé aussi sur un mode délirant, il détruit et brûle la chambre et la voiture, il est alors sur un autre versant mais dans un état de panique et d'angoisse comme au cours des expertises, quand il déclare ne pas vouloir se souvenir de lui par peur de devenir une victime alors que la place est prise par les enfants.

Le 7 décembre 2004, une proposition de loi « 1840 » déposée à l'Assemblée pour prévenir la récidive en empêchant la libération des condamnés pour viols, tortures ou actes de barbarie sur mineurs de 15 ans commence ainsi :

L'actualité nous donne une nouvelle fois la preuve de toute l'ignominie que la nature humaine peut manifester ; M.A âgé de 26 ans a été condamné il y a quelques jours à 19 ans de réclusion criminelle assortis d'une peine de sûreté aux deux tiers.... Il aura tout au plus 45 ans le jour de sa sortie, un âge où les hommes de notre époque sont en pleine possession de leurs moyens tant physiques que psychiques : Comment être alors assuré que demain ou après demain il ne recommencera pas ?...violeur récidiviste, M.A aura de longues années devant lui pour recommencer ses méfaits...

Sans commentaire.

Homicides à Newark, NJ. Caractéristiques criminologiques et dynamique policière

Mélanie-Angela Neuilly

Introduction

L'accès au terrain est souvent la quête du Graal du chercheur en sciences humaines. Étudiants de la nature humaine, il n'est pas rare que le sociologue ou le psychologue se trouvent confinés à leurs bureaux, le nez dans les livres. En tant qu'étudiant, le problème est d'autant plus aigu. Comment se former à la pratique de la recherche en sciences sociales quand aucune porte ne s'ouvre ?

Lorsque l'auteur débuta son doctorat aux États-Unis, elle avait déjà un certain nombre d'expériences de terrain de diverses natures sous la ceinture. Découvrir le *Police Institute* [1] et sa mission furent néanmoins de l'ordre non pas du choc culturel, mais du choc méthodologique. En effet, il s'agissait là d'une structure à laquelle, en tant qu'étudiante, elle avait seulement rêvé de participer. Dans le cadre de l'université, un institut de recherche employait des étudiants de tous niveau afin de collecter des données, de les traiter, les analyser, et en

---

1. The Police Institute, http://www.policeinstitute.org/, consulté le 10 Juin 2005.

tirer les conclusions pratiques nécessaires à l'application de politiques criminelles locales réfléchies. Cet article s'applique donc à présenter le cadre d'une recherche appliquée dans le champ criminologique, du point du vue politique, méthodologique, descriptif, et praxéologique.

Dans une première partie, le projet de recherche sera replacé dans son contexte politique et institutionnel ainsi que dans son développement historique. Ensuite, les données obtenues seront présentées selon deux principaux axes, les tendances sur cinq ans, et les caractéristiques des victimes et suspects. Finalement, des questions d'analyse de la pratique de chercheur ainsi que certains problèmes liés à la nature même des données collectées seront discutés en guise de conclusion.

1- Le Greater Newark Safer Cities Initiative et le Police Institute

Créé en 2001, le *Police Institute* a pour mission d'intégrer recherche, enseignement et pratique criminologique au sein de l'université, tout en améliorant la situation des résidents du New Jersey. Attaché à l'école de « Criminal Justice » à Rutgers-Newark, le *Police Institute* se présente comme un centre de recherche, formation et consultance sponsorisées par des financements publics et privés. L'institut emploie six salariés, ainsi qu'une dizaine d'assistants de recherche, tous étudiants à l'Université, et de tous niveaux. Les assistants de recherche se forment à la pratique de la recherche appliquée et procurent la main-d'œuvre nécessaire pour mener à bien les nombreux projets entrepris par le *Police Institute*.

Ces projets sont tels que les initiatives chapeautées par le *Greater Newark Safer Cities Iniatives* développées ci-dessous, ou encore la *Juvenile Justice Reentry Initiative* (Initiative de Réinsertion des Délinquants Juvéniles), ou la *I-95 Initiative* (initiative visant à lutter contre la menace du terrorisme sur le corridor de la voie express nord-sud Interstate 95). Toutes ces initiatives font partie de la mission du *Police Institute* intitulée *Problem Solving* (Résolution de Problème, voir problem - oriented policing [2]). La résolution de problème est une approche méthodologique et praxéologique en criminologie qui vise à identifier, définir, isoler, et résoudre des questions criminologiques pratiques très spécifiques. La résolution de problème s'appuie de façon extensive sur la recherche appliquée. Des exemples sont discu-

---

2. Center for Problem-Oriented Policing, http://www.popcenter.org/default.htm, consulté le 10 Juin 2005.

tés plus bas, lors de la présentation du *Greater Newark Safer Cities Initiative.* L'une des autres missions du *Police Institute* concerne l'analyse de politiques criminelles, la recherche appliquée, l'évaluation et l'assistance technique. Sous cet intitulé, des sujets tels que les gangs du Nord Jersey, la réinsertion des condamnés violents, la propension au racisme des brigades autoroutières dans le New Jersey, pour n'en nommer que quelques-uns, sont étudiés afin d'aboutir à une meilleure information des politiciens et praticiens de la région. Finalement, le *Police Institute* organise des sessions de formations pour les praticiens et responsables du système crimino-judiciaire dans le New Jersey, ainsi que des séries de conférences avec des intervenants de réputation nationale et internationale. Étant donné le succès des différents projets entrepris par l'institut sur Newark, des opérations similaires ont été démarrées sur Camden et Trenton, toujours dans le New Jersey, et des coopérations ponctuelles avec la police de New York ou encore de Los Angeles permettent une encore plus grande dissémination des savoir-faire.

Le *Greater Newark Safer Cities Initiative* (Initiative pour une Métropole Newarkaise plus Sure ou GNSCI), bien que précédent le *Police Institute* (créé en 1999), s'inscrit dans l'ordre de mission du *Police Institute.* Il s'agit d'un partenariat entre les différents acteurs locaux dans le but de réduire et prévenir la violence à Newark et dans les communes environnantes. Le GNSCI fonctionne principalement par le biais d'une réunion bi-mensuelle, regroupant des acteurs tels que le service de probation, de mise en liberté conditionnelle, les services sociaux et le clergé. Les cas à risque y sont discutés. La stratégie implique un renforcement des liens sociaux au sein de la communauté. Les différents projets chapeautés par le GNSCI sont : les *Working Groups* (réunions de travail), *Case Conferences* (présentation des cas), le *At-Risk Caseload* ou suivi des cas à risque, la *Gun Strategy* (stratégie anti-armes à feu), les projets *Shootings* (incidents impliquant des balles tirées) et *Homicides*, et le petit dernier, projet *Ceasefire* (opération cessez-le-feu).

Les réunions de travail permettent de faire le point sur la situation du crime à Newark et dans les communes environnantes du comté d'Essex, ainsi que d'asseoir à une même table l'ensemble des partenaires. Les présentations de cas permettent aux praticiens d'attirer l'attention sur certains de leurs clients, ainsi que de travailler ensemble afin de trouver des solutions aux problèmes individuels. Le suivi des cas à risque s'effectue au travers des réunions de travail, des présentations de cas, mais aussi des sessions de notifications, et autres étapes tout au long du parcours que constituent la liberté conditionnelle ou la probation. Les cas à risque sont en effet le souci principal du GNSCI, dont le but premier est d'éviter que ces individus à risque ne tuent ou ne se fassent tuer. Ce but émerge de la constatation criminologique qu'environ 5% des criminels commettent environ 50% des crimes, et que cette équation est d'autant plus vraie qu'il s'agit de crimes violents. Selon cette logique, les individus à la charge des services de mise en liberté conditionnelle ou de probation sont évalués selon un certain nombre de critères afin d'établir s'ils sont ou non à particulièrement haut risque de tuer ou d'être tués. Une fois placés sur la liste des individus à risque, ils font l'objet d'un suivi judiciaire, social et psychologique tout particulier, afin de faciliter leur réintégration fructueuse dans la société. La *Gun Strategy* vise à réduire le nombre d'armes circulant illégalement dans les rues de Newark, et le projet *Shootings* suit de près tous les tirs d'arme à feu sur Newark, qu'ils aient ou non fait des victimes. L'opération *Ceasefire* est une opération coup de poing, de mobilisation générale, s'inspirant de l'opération du même nom instaurée à Chicago sur des principes épidémiologiques et de santé publique utilisés pour combattre la violence urbaine.

2- Le projet *Homicides*

Le projet *Homicides* est l'un des tous premiers projets démarrés au travers du GNSCI, dans une perspective de résolution de problème. Vers la fin des années 1990, le chef de la police de Newark se trouvait face à une situation problématique. Alors que dans les statistiques le crime était en baisse d'une façon générale, les crimes violents, eux, étaient en voie d'augmentation. Afin de trouver une solution à ce paradoxe, Chief Santiago s'adressa au Professeur George Kelling, un chercheur à l'école de Criminal Justice à Rutgers-Newark. Kelling, auteur de la « Théorie de la Vitre Cassée [3] », est un supporter de l'approche « Résolution de Problème, » selon laquelle afin de résoudre un problème, notamment criminologique, l'on se doit d'abord de se faire une idée exacte du problème. C'est dans cet esprit que fut initié le projet *Homicides*. Le Professeur Kelling est maintenant le référent académique du *Police Institute*.

Le projet Homicides vise donc à énumérer, documenter et analyser tous les homicides commis non seulement dans la ville de Newark,

---

3. Q. Wilson, James, Kelling, L. George (1982), Broken Windows, *In The Atlantic Monthly*, 249 (3), pp. 29-38.

mais aussi dans le comté d'Essex. Cet article se limitera à présenter la portion de la recherche portant sur Newark.

Au niveau pratique, cette recherche opère grâce à des visites hebdomadaires des assistants de recherches assignés à ce projet à la brigade criminelle du *Newark Police Department* (Police Municipale de Newark ou Newark PD). Lors de ces visites, les chercheurs étudient les dossiers d'homicides volontaires courants et mettent à jour les affaires anciennes ayant évoluées. Tout ceci ne serait bien sûr pas possible sans un protocole d'accord entre le *Police Institute* et les nombreuses institutions crimino-judiciaires, dont le *Newark PD.*

La consultation des dossiers aboutit à une collecte de données sous deux formats, un récit ou narratif qualitatif, et une entrée dans une base de données quantitative.

Les récits d'homicides : chaque homicide est résumé dans un court narratif reconstitué à partir des nombreux procès verbaux présents dans chaque dossier. Les éléments du narratif présentent la situation telle que trouvée par la police, puis, au fur et à mesure de l'enquête, les détails des circonstances amenant l'incident, ainsi que l'aboutissement de l'enquête. Chaque narratif est entré dans AskSam, base de données d'analyse de contenu. Afin de permettre de croiser les références, les éléments-clés du narratif se retrouvent également dans la base numérisée.

Les données numérisées sont obtenues à partir des procès verbaux d'enquête, mais aussi des différents formulaires renseignant les caractéristiques des différents acteurs, ainsi que des informations obtenues grâce aux collaborations inter agences, à la suite d'entretiens informels avec les détectives, ou encore compilées par les chercheurs. Ces données sont entrées dans une banque de format SPSS qui permet des analyses statistiques, principalement des analyses descriptives et des Chi2, étant donné que la majorité des variables est d'ordre nominal.

Les données numérisées regroupent 147 variables, dont 52 variables décrivant les caractéristiques de l'incident, 46 variables décrivant les caractéristiques de la (ou des) victime(s) et 47 variables décrivant les caractéristiques du (ou des) suspect(s).

2-1- Variables descriptives de l'incident

Variables identificatoires : numéros de dossiers variés et caractéristiques procédurales,

Description temporelle et spatiale : date, heure lieu, district policier, etc.,

Caractéristiques de mise en scène : décors, mode d'action, arme, etc. ,

Motifs et circonstances induits : dispute, drogues, violence domestique, gang, etc.,

Variables socio-économiques du quartier : seuil de pauvreté, nombre de résidents âgés de moins de 16 ans, etc.,

2-2- Variables descriptives de la victime/du suspect

Variables identificatoires : état civil,

Histoire criminelle informelle : membre d'un gang, dealer de drogue, etc.,

Histoire criminelle formelle : nombre d'arrestations, accusations, inculpations, supervisions, etc..

3- Tendances 1999-2004

Le principal but du projet *Homicides* au sein du *GNSCI* étant de connaître la nature du problème des homicides à Newark, la majeure partie des analyses présentées dans le cadre des *Working Groups*, la véritable plateforme du *GNSCI*, est de nature descriptive. Les résultats ainsi présentés ci-dessous reflètent le type de données dont les acteurs au sein du projet disposent. Ces résultats émergent en partie du rapport d'activité des cinq premières années du *GNSCI*. Étant donné la longévité du projet et la régularité de ses activités, les chercheurs doivent être vus comme des experts, disponibles à tout moment afin d'éclairer tel ou tel problème particulier. Les analyses effectuées dans des cas particuliers peuvent donc être de nature différente que ce qui suit, néanmoins, dans l'objectif de présenter ce que l'on pourrait appeler un échantillon représentatif de l'approche de recherche suivie dans le cadre du *GNSCI*, seuls les résultats émanant du rapport d'activité sont reproduits dans les pages suivantes.

Résolution des Affaires de 1999 à 2004

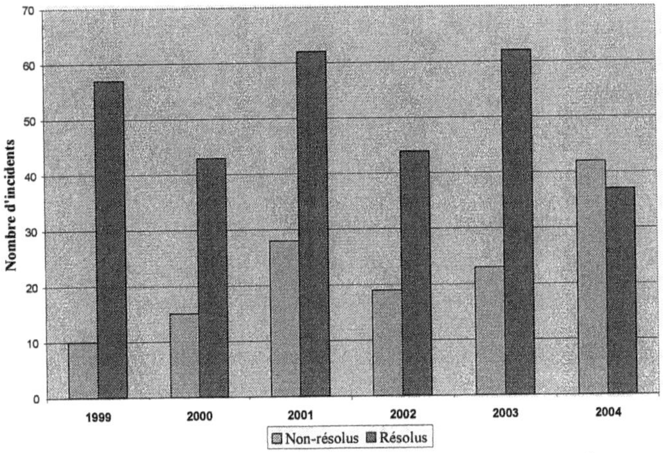

Nombre d'Homicides par an de 1999 à 2004

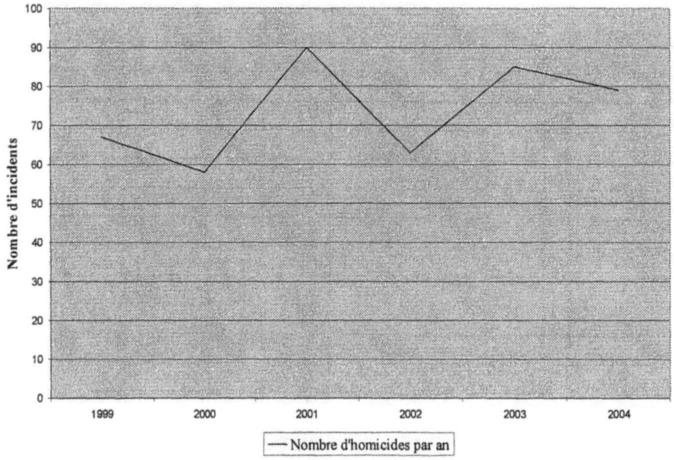

Nombre d'Homicides par Mois de 1999 à 2004

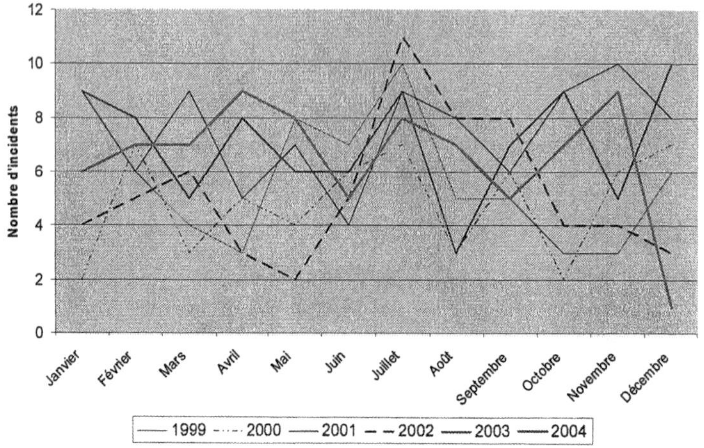

Nombre Moyen d'Homicides par Mois entre 1999 et 2004

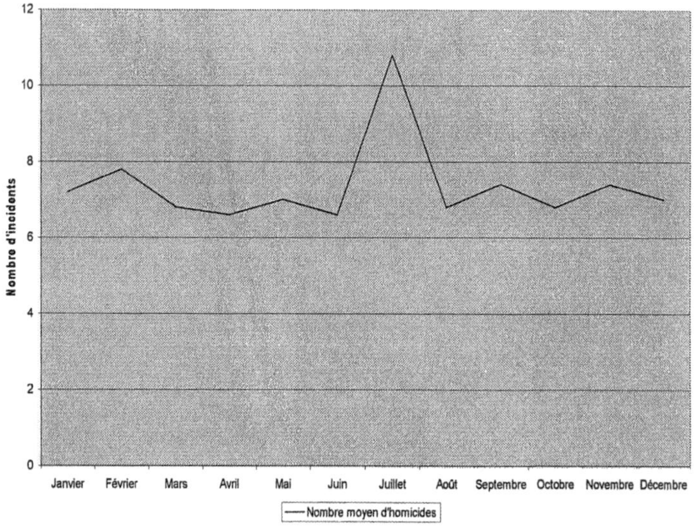

Nombre d'Homicides par Jour de la Semaine de 1999 à 2004

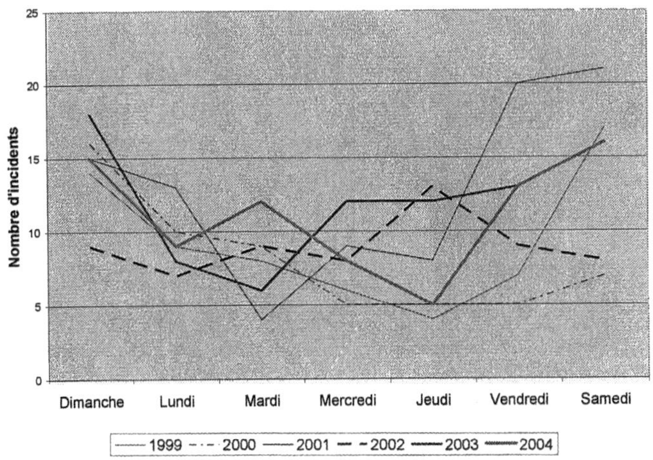

Nombre Moyen d'Homicides par Jour de la Semaine entre 1999 et 2004

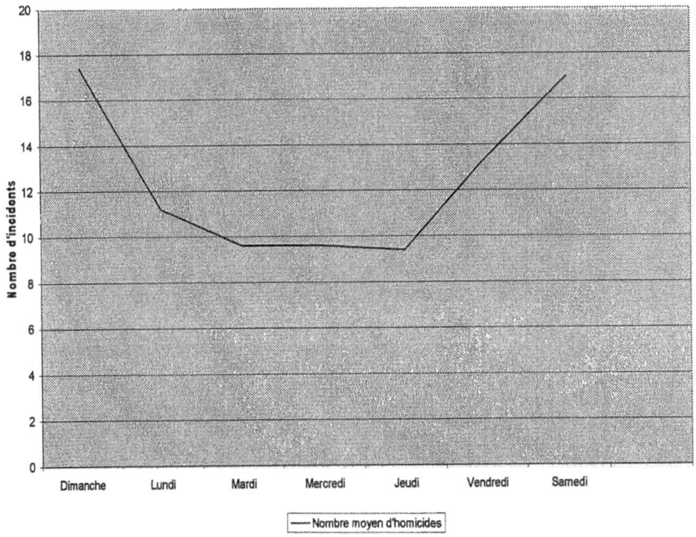

Nombre d'Homicides par Heure de la Journée entre 1999-2004

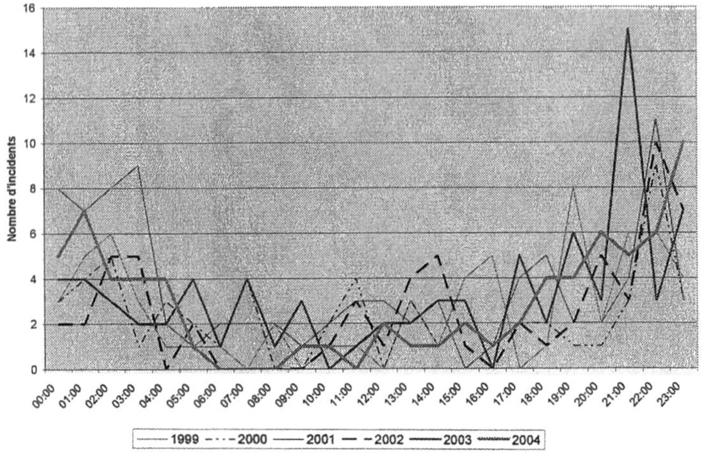

Nombre Moyen d'Homicides par Heure de la Journee entre 1999 et 2004

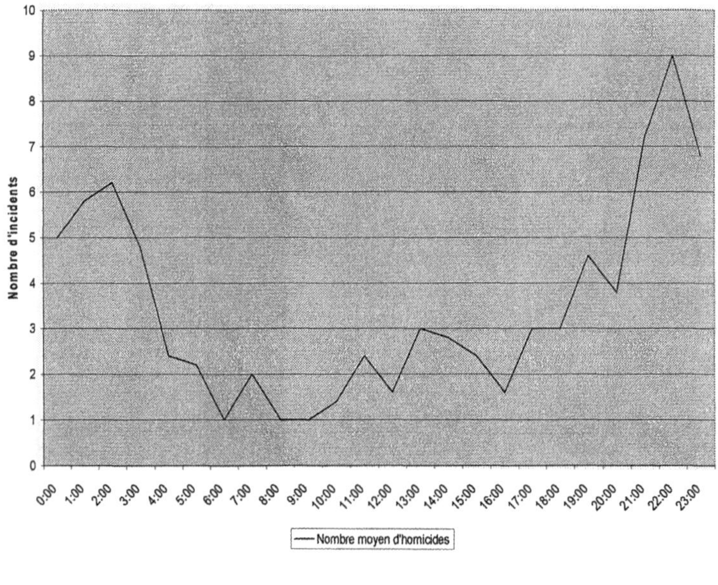

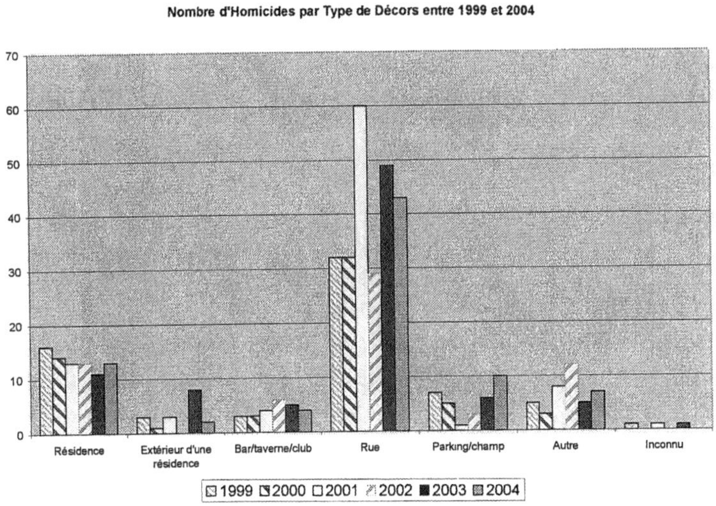
Nombre d'Homicides par Type de Décors entre 1999 et 2004
70
60
50
40
30
20
10
0
Résidence
Extérieur d'une résidence
Bar/taverne/club
Rue
Parking/champ
Autre
Inconnu
1999 2000 2001 2002 2003 2004

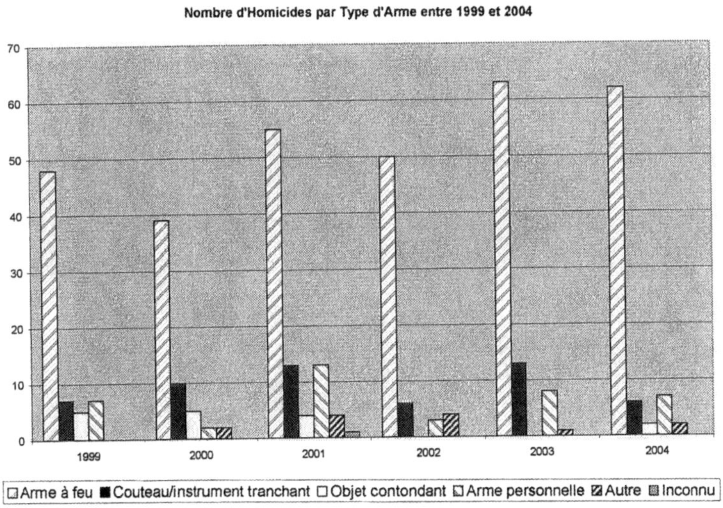
Nombre d'Homicides par Type d'Arme entre 1999 et 2004
70
60
50
40
30
20
10
0
1999
2000
2001
2002
2003
2004
Arme à feu
Couteau/instrument tranchant
Objet contondant
Arme personnelle
Autre
Inconnu

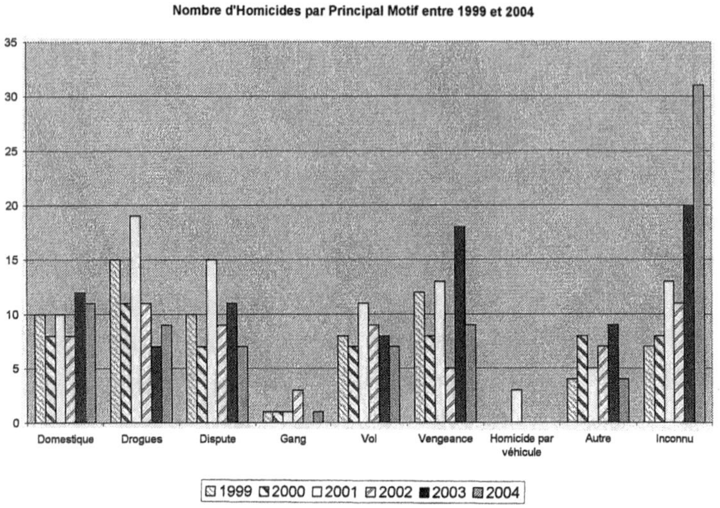
Nombre d'Homicides par Principal Motif entre 1999 et 2004
35
30
25
20
15
10
5
0
Domestique
Drogues
Dispute
Gang
Vol
Vengeance
Homicide par véhicule
Autre
Inconnu
1999 2000 2001 2002 2003 2004

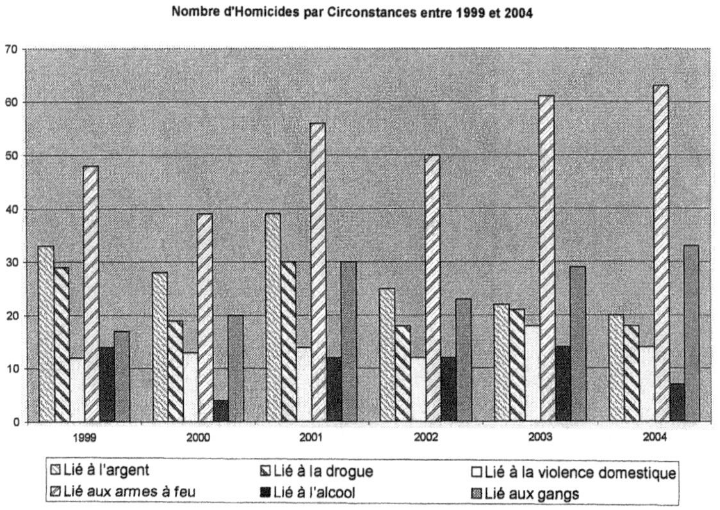
Nombre d'Homicides par Circonstances entre 1999 et 2004
70
60
50
40
30
20
10
0
1999
2000
2001
2002
2003
2004
Lié à l'argent
Lié à la drogue
Lié à la violence domestique
Lié aux armes à feu
Lié à l'alcool
Lié aux gangs

Nombre d'Homicides Liés à des Gangs, par Nom de Gang de 1999 à 2004

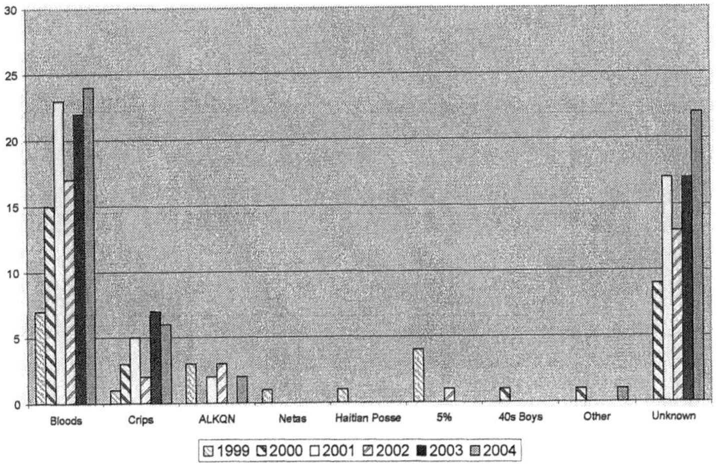

4- Victimes et suspects, 1999-2004

Les victimes d'homicide à Newark ont en moyenne 30 ans, sont typiquement Africain - américains, de sexe masculin. Une large proportion d'entre elles était au chômage (43.2%) avant leur mort. Au niveau de leur passé criminel, 72.5% des victimes avaient un casier judiciaire, alors que 83.5% ne faisaient partie d'aucun gang.

Les suspects d'homicides volontaires à Newark sont légèrement plus jeunes que leurs victimes, ils ont 27 ans en moyenne. Ils sont aussi majoritairement Africain - américains, de sexe masculin. La proportion de suspects sans emploi à la date de l'incident est un peu plus élevée (47.1%) que celle des victimes sans emploi. Ils ont par contre une moins grande propension à avoir un fichier criminel au moment de l'homicide (64.2%), alors que le nombre d'entre eux ne faisant partie d'aucun gang diminue drastiquement par rapport aux victimes, plafonnant à 52.5%.

Il apparaît donc que la logique selon laquelle les individus à risque doivent être suivis de près car ce sont les mêmes qui ont un risque de tuer ou de se faire tuer est consistante avec la population de victimes et de suspects dans les cas d'homicides volontaires commis dans la ville de Newark. Les caractéristiques des deux populations sont très similaires et contredisent quelque peu l'image stéréotypée de la victime d'homicide innocente, incarnation pure de la victime. Les résultats de cette recherche amènent à conclure que ce sont ceux qui commettent des crimes qui se mettent le plus en risque d'être victimisés.

5- En guise de conclusion : réflexions

5-1- Une chercheuse dans la jungle urbaine

Parce que la recherche appliquée sur le terrain reste dans bien des cas un rêve lointain en sciences humaines, il semble nécessaire de conclure sur quelques mots d'analyse de la pratique. Le rôle du chercheur sur le terrain est complexe et savoir négocier un angle d'approche est le point clé pour mener à bien la recherche. La collaboration avec les détectives de la brigade criminelle du Newark PD s'est avérée, de ce point de vue, une véritable entreprise anthropologique.

La culture policière aux États-Unis, notamment dans la métropole New Yorkaise, est véritablement une identité sociale à part entière. Que les esprits sceptiques se le disent, les séries télévisées telles que *NYPD Blues* ou *Law and Order* reflètent effectivement la réalité des commissariats de zones urbaines dans la région, tout au moins en ce qui concerne les attitudes parfois un peu dures et machistes des détectives chargés des homicides. La brigade des homicides à Newark est composée de 6 à 10 détectives, que des hommes, qui travaillent ensemble, pour la plupart, depuis des années. La culture policière aux États-Unis est connue pour être comparable à un rideau bleu, couleur des uniformes de police. Il est toujours difficile de savoir ce qu'il se passe derrière ce rideau, et encore plus d'y être accepté(e).

Il est néanmoins intéressant de constater que dans le cadre du partenariat entre le *Police Institute* et la brigade criminelle du *Newark PD*, une totale collaboration a été instaurée entre les détectives et les chercheurs, permettant d'obtenir des résultats d'une richesse incomparable. Depuis le début de l'opération de collecte de données en 1999, environ cinq chercheurs ont collaboré au projet, certains simultanément, d'autres les uns remplaçant les autres. Quels qu'ils soient (et à vrai dire, en majorité, quelles qu'elles soient), les chercheurs ont dû apprendre à se faire accepter au sein de la brigade, et le fait que la majorité d'entre eux ait été des femmes a sans doute grandement participé au processus d'assimilation. L'assimilation de certaines a été plus difficile que d'autres, l'une des chercheuses par exemple s'étant faite enfermer dans une salle d'archive, deux autres s'étant vu confisquer leurs chaises et tables, mais il faut préciser que les différences de traitement ne peuvent pas uniquement être corrélées à des traits de personnalité des chercheurs, mais aussi à la présence de certains policiers ouvertement opposés à la collaboration. Quoi qu'il en soit, l'assimilation au sein de la brigade apparaît très similaire à un rite d'initiation : il s'agit d'être à même de répondre du tac au tac aux taquineries, de montrer un certain esprit de groupe, de camaraderie virile, et bien sûr, de faire totalement sien le surnom qui est attribué tel un nom de guerre.

En ce qui me concerne, après un an de visites hebdomadaires, je réponds toujours, sans vraiment de surprise, au petit nom de « Frenchie » et je sais quand ne pas hésiter à poser les questions, et quand rester silencieuse. Je sais aussi que si jamais un détective d'une autre brigade venait à poser des embûches pour ma recherche, « mes » détectives se chargeraient de régler le problème. Et une chose est certaine, si jamais il m'arrivait quoi que ce soit dans leur juridiction, je peux être assurée que le suspect tomberait bizarrement dans les escaliers du commissariat. Une fois sur le terrain, le chercheur se rend vite compte de la difficulté de séparer de façon claire et nette observation et participation.

5-2- Richesse et anarchie des données

Les dossiers d'enquête de la brigade criminelle de Newark sont sans doute l'une des premières étapes du rite d'initiation des chercheurs une fois sur le terrain. Bien que supposés avoir une structure bien particulière, ces dossiers sont un défi, que cela soit par rapport à leur organisation, ou encore en ce qui concerne leur contenu. En effet, d'une part, les données traduisent les symptômes morbides de l'institution policière, mais elles font également trace des caractéristiques d'une sous-culture bien particulière, celle de la population des victimes et suspects d'homicides dans une zone urbaine largement défavorisée.

Les dossiers sont désordonnés car une enquête policière est désordonnée. Au contraire des séries télévisées citées plus haut, les détectives traitent toujours de plus d'une affaire à la fois. Un simple coup d'œil aux chiffres permet de voir qu'à raison de 88 homicides en moyenne par an, dont 31% restent non résolus, pour un maximum d'une dizaine de détectives, il est impossible que chaque détective se concentre sur une affaire, une seule, jusqu'à ce qu'elle soit close. De plus, les indices ne se déroulent pas de façon systématique, sous les yeux ébahis des spectateurs. Souvent, de multiples pistes doivent être suivies et documentées, créant ainsi des kilomètres de paperasserie que le chercheur doit parcourir, pour se rendre compte après des heures de lecture, que ces pistes ne mènent à rien, sinon à rendre l'affaire encore plus confuse.

Ceci amène à la deuxième source de confusion, l'énorme fossé culturel séparant le monde des livres du monde de la rue. Dans ces dossiers, les témoins ou suspects racontent leurs histoires, et, suivant leur logique, justifient leurs actions. Dans la jungle urbaine qu'est Newark, le code de la rue règne, remplaçant la loi. Le respect est vital et le ridicule tue. Par ailleurs, les réseaux sont complexes, les liens de parenté s'éloignent de la norme. Les petites amies sont souvent qualifiées de *baby mammas*, terme d'argot signifiant « la mère de mon enfant. ». Les noms de rue remplacent les noms d'état-civil, et bien des fois, des amis de longue date ignorent leurs patronymes officiels respectifs. Et la vendetta est facilement adoptée entre gangs rivaux (les détectives se souviennent encore de deux bandes de quartier s'entretuant pendant des années parce qu'un membre de l'une des bandes avait volé le vélo d'un des membres de l'autre bande, alors que bien sûr, au fil du temps, ils avaient oublié tout de la querelle initiale).

Alors le chercheur doit faire face à une source de frustration permanente. Il est loin le fantasme fait de bases de données désinfectées, claires et précises.

Néanmoins, les données sont riches, non seulement parce que justement pleines de cette vie institutionnelle et humaine (les morts participant pour leur part au désordre), mais aussi parce que nous devons toujours, en tant que chercheurs en sciences humaines, nous estimer chanceux lorsque nous nous trouvons à même de collecter nous-même nos données.

5-3 Simplicité et opérationnalisation de la recherche appliquée

Finalement, avec de telles données, le chercheur est vite tenté de sur-analyser, de pousser ces données au-delà de leurs possibilités, d'imaginer qu'il conduit une Porsche, alors qu'il n'a qu'une modeste mais solide Volkswagen. Il est alors salutaire de se trouver dans le cadre d'un institut de recherche appliquée, qui guide les étapes des différents projets. Il est en effet nécessaire, dans le cadre du GNSCI, de produire des résultats faciles d'accès, simples, et non simplistes, ainsi qu'opératoires. En effet, il n'est pas question ici de s'engager dans des spéculations hasardeuses, il est question de tenter de régler un problème bien réel, et ce, à travers des stratégies policières et politiques fondées sur des résultats scientifiques.

De l'analyse sérielle comme levier thérapeutique

Nathalie Lescure

Introduction

Depuis la loi du 17 juin 1998 et le renforcement de la répression des infractions à caractère sexuel, une peine de suivi socio-judiciaire a été instaurée. Elle peut être assortie ou non d'une injonction de soins, cette peine fait partie des soins pénalement obligés et entre ainsi dans le cadre des soins sous contraintes. Mais ne pouvant contraindre aux soins le détenu qui purge une peine privative de liberté, le législateur a voulu néanmoins que le temps de la peine devienne également un temps pendant lequel les soins doivent débuter. L'incitation judiciaire aux soins doit être comprise comme adressée à un individu, sujet de la loi, à qui l'on propose une attitude citoyenne. Il est tenu compte de l'acceptation des soins comme un moyen de signifier l'intérêt de la démarche à l'individu : cette acceptation sera prise en compte pour l'octroi d'une libération conditionnelle ou d'une réduction de peine.

Voilà donc un champ au sein duquel il faut pouvoir penser conjointement la sanction et le soin. Si les acteurs n'en sont pas les mêmes, c'est la délimitation des places et des rôles qui permet, dans la meilleure hypothèse, l'émergence d'un processus élaboratif. C'est l'expert qui indique la nécessité du soin. C'est le juge qui l'énonce. C'est le thérapeute qui offre sa disponibilité. C'est le délinquant qui s'y engage, et c'est dans ce cadre d'incitation judiciaire qu'il faut élaborer un contrat thérapeutique et un espace de soins. Pour donner sens à ce qui semble être une contradiction, punir en obligeant à se soigner, il faut engager une relation thérapeutique avec ces sujets qui, pour la plupart, ne demanderaient rien au cours de leur peine.

Loin de l'orthodoxie, cette pratique oblige donc à élaborer des adaptations organisationnelles et cliniques en fonction de l'environnement carcéral et du mode de fonctionnement particulier de ces sujets (solliciter directement ce qui est recouvert par les aménagements défensifs, contraint à une démarche active).

Engagés dans cette réflexion clinique et praxéologique, nous avons eu l'heur de nous confronter dans notre pratique de psychologue en milieu carcéral à toute la difficulté qui réside dans cet apparent paradoxe ; les travaux présentés sont le résultat d'une recherche menée dans le cadre du S.M.P.R. de Rennes. En nous interrogeant sur les difficultés que rencontrent les professionnels dans la pratique thérapeutique avec les auteurs d'agressions sexuelles, nous avons tenté de comprendre certains phénomènes défensifs en les observant, en proposant une modélisation de ces derniers qui devait permettre ensuite de formuler des propositions visant à améliorer les conditions de cette pratique.

L'analyse sérielle a été choisie comme méthode de recueil des données et c'est au décours de ce protocole qu'elle s'est révélée avoir un effet de levier thérapeutique dans la rencontre. En allant plus avant, nous examinerons quelques préconisations qui contribueraient à faire de cette méthode autant un outil d'évaluation dans le cadre de l'élaboration d'un projet de soins, qu'un moyen d'engager une relation thérapeutique.

1- Le premier constat empirique

Dans notre exercice professionnel au sein du SMPR, nous avons été confronté à des difficultés dans la pratique de soins avec certains sujets, auteurs d'infractions à caractère sexuel. Ces difficultés se sont avérées plus importantes avec trois de nos patients. Ce qui nous a frappé au départ, lors de la prise en charge thérapeutique de ces trois détenus, c'est la teneur de leur discours et les réactions que ce discours suscitait en nous. Ces sujets, tous trois présumés ou condamnés pour des faits de nature sexuelle, ne se différenciaient des autres détenus, en dehors de la singularité de chaque personne, que par le contre-transfert occasionné par leurs discours et leurs attitudes. Un contre-transfert caractérisé par des sentiments d'agacement et « d'impuissance » [1], de défaillance, voire même de désarroi. Ce discours ou ces discours, puisqu'ils présentent des différences, pourraient être qualifiés, après-coup, de « hors sujet », de « hors-je ». Des discours, toujours tenus avec conviction, dans lesquels les sujets semblent éluder toutes nos questions, refuser le dialogue pour mieux poursuivre dans leurs justifications et tentatives de convaincre et de défendre un discours qui sonne pourtant faux. Les sujets apparaissaient lisses, fuyants, évitant soigneusement nos interventions et réagissant parfois vivement à l'évocation de certains thèmes. Nous avions donc l'impression d'un raté, d'un dysfonctionnement relationnel, voire d'une incongruité, dans le sens d'un écart entre la présence, la « demande » du sujet et son implication dans la relation thérapeutique, mais aussi par rapport à ce que l'on attendait, ou pouvait attendre de cette relation. C'était faire l'expérience clinique de l'hypocrisie, le sujet se tenant bien soigneusement en *deçà de la crise*. Mais pouvait-il s'agir d'un écart, entre le psy et le sujet, de langage, de discours, entre la disposition à dire et celle à entendre ? Nous avons donc tenté de comprendre en quoi ces sujets présentaient-ils un écart, et par rapport à quoi pouvait-il y avoir un tel décalage. En partant de l'idée que ces phénomènes provenaient de la relation thérapeutique, du transfert, nous avons pensé qu'il s'agissait de résistances et notamment de résistances à dire. Des résistances dans la rencontre thérapeutique qui vont parfois jusqu'à susciter un contre-transfert négatif, un « désarroi » thérapeutique dans l'équipe soignante et une remise en question de la pratique du professionnel. Cette situation nous a ainsi encouragé à nous interroger sur les deux protagonistes de cette relation, sur les mécanismes ou les éléments ici présents et sur la manière d'aborder ces sujets qui se montraient « rigides » et résistants à la dynamique transférentielle.

2- La recherche

L'objet d'étude a été d'avancer dans la compréhension des stratégies défensives utilisées par 3 sujets dans la rencontre thérapeutique et plus généralement dans la compréhension de leur mode de fonctionnement économique et leur dynamique global. Dans une perspective

1. J'entends « impuissance » au sens de pouvoir parfois difficilement intervenir dans cette situation.

psychopathologique et psychocriminologique, il s'agissait d'observer empiriquement et dans un cadre donné, les manifestations défensives de certains sujets. Nous avons donc repéré les signes et analysé la dynamique des processus de défense et de résistance au traitement dans la rencontre thérapeutique mais aussi au regard du protocole de recherche et de la trajectoire existentielle.

Dans un second temps, il s'agissait de déterminer quelles pouvaient être les implications du cadre juridico-pénitentiaire, autrement dit des enjeux contextuels dans la mise en œuvre des défenses. Pour ce faire, nous avons tenté d'interroger les différentes sources possibles et les modalités de ces stratégies défensives : quelle place et quel rôle joue le contexte, le cadre et le thérapeute dans les réactions défensives de certains sujets ? Est-ce le contexte juridico-pénitentiaire qui origine la défense ou qui l'accentue ? Quelle est l'implication du protocole dans la mise en œuvre de ces défenses ? Chez les autres sujets, ces réactions défensives ont-elles lieu ? Pourraient-elles prendre une autre forme et laquelle ? S'agit-il d'effets de structure, d'effets de cadre ou d'une potentialisation de l'un sur l'autre ? Quels sont les processus à l'œuvre dans la rencontre ; peut-on parler d'échec du relationnel qui se rapporte à la clinique des manifestations ou d'échec dans le relationnel qui se rapporte lui, à la clinique transférentielle ?

Ces analyses processuelles et contextuelles devaient permettre, au vue des résultats, de déboucher sur une analyse de pratique et la formulation de préconisations quant à l'évolution de cette dernière.

L'hypothèse de cette recherche était donc la suivante

En défendant l'hypothèse que les modalités défensives d'évitement et de compensation, sont les manifestations observables de mécanisme de défense de base tels que le clivage ou le déni, nous tenterons au travers du repérage et de l'analyse de ces manifestations, de déterminer quelles sont les voies de recours dont disposent les sujets face à leurs impasses, celles-là même que nous tenterons (par conséquent) de déduire. Afin de voir si le contexte joue un rôle dans la mise en œuvre et/ou dans le style de stratégies défensives, cette analyse prendra également en considération les éléments et les enjeux contextuels afin de déterminer s'ils ont une implication dans ces stratégies.

Du choix des sujets

Après une série d'entretiens, nous avons proposé aux différents sujets qui montraient des résistances (ceux qui avaient provoqués nos interrogations quant à ce contre-transfert) de participer à une série d'entretiens de recherche en prenant soin de bien distinguer le cadre thérapeutique du cadre de recherche, l'un ne venant pas se substituer à l'autre.

Un effet inattendu...

Aux termes de la recherche, nous sommes parvenus aux objectifs que nous nous étions fixés, mais nous avons constaté en parallèle et après-coup que le protocole de recherche avait suscité un engagement des sujets dans un travail thérapeutique. Les résistances ne s'exprimaient plus. Les sujets investissaient l'espace de parole devenant ainsi « acteur du soin ». On est ainsi passé d'une demande plus ou moins contrainte à un véritable investissement dans la prise en charge qui leur était proposée, un investissement qui s'est accompagné d'une mise en marche de l'ouverture vers une réflexion sur soi.

En nous interrogeant, bien après-coup, sur les premiers temps des entretiens, nous constatons que l'échange ou plutôt le « pseudo-échange » s'était instauré de part et d'autre sur un mode particulier. Nous avions des attentes concernant ces sujets, l'attente d'un « aveu » ; un aveu sur leur actualité, pas si bonne qu'ils le prétendaient, un aveu sur les faits, même si ce n'est pas là notre question de clinicien nous l'attendions devant tant d'incohérence et l'aveu de leur responsabilité dans ce qui se jouait. Ces attentes ont trouvé un écho positif chez nos sujets ; nous leurs avons permis de ne jamais parler d'eux, l'échange se faisant bel et bien sur l'objet mais jamais à propos d'eux, en tant que sujet. C'est pourquoi on peut penser que le protocole de recherche a permis de déplacer le regard de part et d'autre, il a modifié les conditions de la rencontre en faisant tiers. Il a permis qu'en aménageant la rencontre, on puisse passer de l'objet au sujet. Pour résumer, on peut dire que ce processus d'exploration et de mise en mots a permis de créer les conditions pour que l'aventure d'une rencontre (thérapeutique) soit désormais possible. C'est pourquoi il n'est pas inutile de revenir sur la nature même de la rencontre thérapeutique avant d'aller plus avant dans notre propos où nous tenterons d'analyser plus en détails en quoi cette méthodologie permet d'aménager la rencontre.

La rencontre thérapeutique

Définie, entre autre, comme le fait de se trouver en présence d'une personne avec une autre par le dictionnaire de langue française, le terme de « rencontre » désigne pour les courants d'inspiration phénoménologique, l'acte d'entrée en contact intentionnelle d'un sujet avec un environnement significatif de son milieu : il y est utilisé pour signifier que les comportements, qu'ils soient de niveau physiologique, psychologique ou social, constituent toujours une activité intentionnelle de sollicitation du milieu. On distingue ainsi différents types de rencontre définis par les modalités d'attraction réciproque. Chez l'homme, on distingue la rencontre anonyme de la rencontre authentique. Cette dernière, qui se définit comme la saisie d'autrui en tant qu'historicité individuelle, serait la condition même de l'instauration de l'intersubjectivité véritable.

L'intersubjectivité, désignant une communication entre des consciences individuelles, est une notion qui a progressé dans les divers champs de la psychologie. La psychopathologie considère que l'échange de pensée ne peut être considéré que comme un simple échange de signe. L'expression, qui implique la pensée et la langue, est un fait primitif, son point de départ reste l'intersubjectivité, prélude nécessaire à la différenciation des sujets comme tels. Dans une perspective développementale, Wallon a montré que la période initiale du psychisme est un état d'indivision du sujet et de l'ambiance ; cette symbiose affective marque très précocement la participation d'autrui à la formation de la conscience.

En psychologie clinique, les recherches de Winnicott qui concernent les phénomènes transitionnels, le jeu et la psychothérapie, nous découvrent de nouvelles formes de l'intersubjectivité ; l'expérience culturelle se situant dans l'espace potentiel entre l'individu et son environnement.

C'est de cet espace potentiel qu'il est question dans la rencontre thérapeutique. « L'être - avec - autrui », la coexistence, la réciprocité, le dialogue, la communication sont les corrélats de l'intersubjectivité qui crée cette expérience culturelle. Une expérience qui dépend dans la pratique clinique, d'une alliance relationnelle dans le partage de vécus et d'éprouvés (qui se préservera de l'emprise).

Une alliance qui n'est pas sans faire intervenir la notion de conjugalité, qui elle-même appelle celle de parentalité. Les individualités se rencontrent ainsi dans un cadre spécifique pour recréer tout un jeu de relations avec des configurations multiples et complexes.

Cet espace de rencontre physique et psychique peut se représenter dans un espace qui engloberait le thérapeute et le sujet, et qui serait constitué de ce que chacun apporte avec lui, de lui. Au-delà de cette alliance, d'autres éléments font également partie de cet espace, des éléments contextuels qui participent de cette situation. C'est de ce « tout » qu'émerge, l'expérience culturelle entre le sujet et le thérapeute, une expérience qui se veut thérapeutique, grâce au(x) lien(s) relationnel(s) qui s'instaure(nt) et qui permet(tent) ce que Wallon a appelé la formation de la conscience, que je traduirais ici par la formation et l'élaboration de processus psychiques et d'une mentalisation.

Cet échange, c'est-à-dire, cette circulation d'idées, de comportements et d'affects, qui prend place au sein de cet espace a été formalisé par la psychanalyse à travers la notion de transfert et de contre-transfert.

C'est à l'occasion de l'échec du traitement cathartique d'Anna O. avec Breuer que Freud a été amené à découvrir et à prendre en compte le phénomène de transfert et c'est ce qui l'a amené à renoncer à l'hypnose. La notion de transfert désigne le lien affectif intense qui s'instaure de façon automatique, incontournable et indépendante de tout contexte de réalité, entre le patient et l'analyste.

Sur la nature même des phénomènes de transfert, Freud dit, dans l'analyse du cas Dora [2] : *« ce sont de nouvelles éditions, des copies des tendances et des fantasmes qui doivent être éveillés et rendus conscients par les progrès de l'analyse et dont le trait caractéristique est de remplacer une personne antérieurement connue par la personne de l'analyste ».*

Ces copies sont en fait une réactualisation des désirs oedipiens inconscients et de la relation du sujet aux figures parentales avec l'ambivalence pulsionnelle qui la caractérise. Pour le patient, la reviviscence de tel ou tel affect, répétition de prototypes infantiles, est vécue avec un sentiment d'actualité très marqué et s'accompagne d'un total aveuglement. Le patient oublie complètement que la réalité du cadre analytique n'a rien à voir avec la situation vécue autrefois, qui avait suscité alors cet affect. L'analyste, mis dans une position de savoir et d'interprète, repère les diverses figures qu'il vient incarner pour son patient afin de pouvoir interpréter ce qu'il met là, en acte. Il

2. S. FREUD (1905/1979), « Fragments d'une analyse d'hystérie », *In Cinq psychanalyses.*

se prête donc à ce rôle tout en maintenant un certain écart quant à celui-ci qui permet au patient, dans l'après-coup, d'analyser ce transfert et du même coup de progresser.

Par ailleurs, Freud, parlant du transfert, distingue le transfert positif et le transfert négatif. Il a été amené à faire cette distinction lorsqu'il a constaté que le transfert pouvait devenir la plus forte résistance opposée au traitement. Selon lui, cette distinction répond à la nécessité de traiter différemment ces deux sortes de transfert. Le transfert positif se compose de sentiments amicaux tendres et conscients, et d'autres dont les prolongements se trouvent dans l'inconscient et qui s'avèrent avoir constamment un fondement érotique (investissement libidinal). Le transfert positif, par la mise en confiance du patient, lui permet de parler plus facilement de choses difficilement abordables dans un autre contexte. A l'opposé, le transfert négatif concerne l'agressivité, la méfiance, etc. à l'endroit de l'analyste.

Toujours selon le même auteur, *« le transfert sur la personne de l'analyste ne joue un rôle de résistance que dans la mesure où il s'agit d'un transfert négatif, ou bien d'un transfert positif composé d'éléments érotiques refoulés. Il est bien sûr évident que tout transfert est constitué simultanément d'éléments positifs et négatifs »* [3].

Le transfert se présente donc comme une arme à double tranchant. D'une part, il est ce qui permet au patient de se sentir en confiance et d'avoir envie de parler et de comprendre ce qui se passe en lui. D'autre part, il peut être le lieu des résistances les plus obstinées au progrès de l'analyse. Il est en effet difficile de vaincre ces résistances, mais ce sont parallèlement ces phénomènes là, qui nous permettent de mettre en lumière, grâce à la répétition, les affects oubliés et secrets des patients. Le transfert étant le lieu et l'occasion de reproduire les tendances et fantasmes, on peut dire que plus la résistance à se souvenir est grande, plus la mise en acte, c'est-à-dire la compulsion de répétition, va s'imposer. C'est donc par le maniement du transfert que peu à peu cette compulsion de répétition va se transformer et permettre ainsi progressivement au patient de se réapproprier son histoire.

L'accompagnement obligé du transfert est le contre-transfert de l'analyste, entendu comme la somme d'affects suscités en lui par son analysant. Phénomène apparemment symétrique au transfert, il constituerait ce qui, du côté de l'analyste, pourrait venir perturber la cure, ses propres réactions et résistances venant interférer avec ce qu'il en

---

3. S. FREUD (1953/1977), *op. cit.*

est du côté de l'analysant. C'est pourquoi il convient que l'analyste soit à même de reconnaître ses complexes et résistances à priori inconscients.

Un aménageur de la rencontre

Les outils méthodologiques que je vais vous présenter ont été utilisés au cours de la recherche comme méthode de recueil des données, une méthode qui a donné semble-t-il cet effet de levier thérapeutique. C'est pourquoi ils seront présentés ici en tant qu'aménageurs de la rencontre pouvant susciter cet effet de levier thérapeutique.

Questionnaire des évènements de vie

Ce questionnaire a été élaboré en 1985 par les Prs. Alby et Ferreri, Hôpital St Antoine – Paris. Il permet de recueillir des informations sur la situation du sujet (âge, état-civil, activité et catégorie professionnelle, niveau d'étude), sur son état affectif et psychologique (dépression, traitement pharmacologique, hospitalisation, tentative de suicide) et sur celui de son environnement familial (mêmes questions). La suite du questionnaire consiste à cocher dans la liste d'évènements proposés ceux que le sujet a vécus, en précisant l'âge auxquels ils ont été vécu, et s'ils ont eu un impact traumatisant ou marquant pour le sujet. Cette liste d'évènements heureux et malheureux parcourt toutes les sphères de la vie : familiale, professionnelle, sociale, affective, santé.

Les évènements indiqués comme ayant été vécus de façon marquante ou traumatisante sont ensuite repris et détaillés dans la dernière partie du questionnaire afin d'évaluer plus précisément l'impact de chaque évènement au niveau du retentissement psychologique et somatique, ses circonstances, sa gestion et les conséquences qu'il a entraîné dans les différentes sphères de la vie.

Le choix de cet outil méthodologique comporte plusieurs raisons, la première étant d'obtenir une trame de la trajectoire existentielle du sujet avec des points de repères chronologiques et des évènements précis auxquels le sujet attribue une importance, une valeur et une charge affective. Par la suite, il nous a été possible de constater que certains évènements cités comme traumatiques ou marquants dans le questionnaire n'avaient pas été mentionnés spontanément lors du récit de vie. Ces « vides » laissés dans l'histoire du sujet sont tout aussi importants pour l'analyse dynamique puisqu'ils sont les indicateurs de périodes d'impasse du sujet (la question du marquant/manquant, trop/vide) ou d'une tentative d'éviter ce qui fait problème.

Ce questionnaire, grâce à sa première trame existentielle, apporte une ligne directive et des pistes de réflexion. Il peut s'avérer également intéressant de constater comment les sujets se soumettaient à la consigne, représentant par là une forme de contrainte. On remarque enfin que les sujets se dévoilent facilement dans le questionnaire, un dévoilement certes sommaire mais dont ils ne supposent pas la portée pour la suite des entretiens.

Les entretiens exploratoires selon la méthode d'analyse sérielle

La méthodologie des entretiens de recherche et la grille de lecture des résultats s'appuie sur les principes de la théorie de la médiation et sur le modèle d'analyse sérielle élaborés par Loïck Villerbu et le C.E.R.E.C.C. [4] : analyse historique, criminologique et psychopathologique d'un sujet envisagée sous l'angle de l'enchaînement dynamique des évènements.

Ce modèle envisage la clinique de l'agir sous l'angle de la sérialité et du polymorphisme délinquantiel. En procédant à une mise en série de tous les évènements de vie, il s'agit de reconstituer ainsi la trajectoire existentielle d'un sujet dans laquelle tous les actes, qu'ils soient intra ou extra-délinquantiels, prennent sens et participent d'une même dynamique psychique. Autrement dit, chaque acte dans la variété qu'un sujet est capable de produire est considéré comme non aléatoire et correspond à l'expression de son économie psychique. Tout acte est donc le fruit d'un choix existentiel du sujet qui ne pouvait agir autrement, il s'inscrit dans une série qui se construit, de manière non aléatoire, en fonction des contextes successifs dans lesquels le sujet est amené à interpeller l'autre. Les espaces et les contextes se succèdent et c'est le mode d'expression qui change et non le processus basal qu'est le mode de fonctionnement. Ces modes d'interpellation sont repérés et analysés dans le traitement et la géographie des pouvoirs sociétaux que sont le pédagogique, le juridique et le thérapeutique dans lesquels nous repérons les impasses du sujet qui en « somatisant, en psychiatrisant ou en délinquant » trouve une voie de recours face au problème qui est le sien.

Ces actes et leurs formes sont étroitement liés au contexte. C'est pourquoi l'analyse contextuelle permet de pouvoir nous saisir de ce sujet dans la variété de ses espaces psychiques hétérogènes ; à la fois

---

4. Centre d'Étude et de Recherche En Cliniques Criminologiques, Université Rennes 2.

sujet psychique dans son rapport au désir, et sujet psychologique dans la composition originale de ses déterminations institutionnelles, sociales et biologiques qui le rendent appréhendable sur la scène du social.

La clinique contextuelle, c'est-à-dire l'analyse systématique des contextes situationnels et relationnels, permet de mettre à jour le polymorphisme, autrement dit, cette variété d'actes que le sujet est capable de produire. C'est au décours de cette clinique contextuelle qu'apparaîtra le sujet dans ses dimensions sociales, psychologiques et psychiques.

Cette clinique contextuelle se double d'une clinique processuelle dont l'objectif est de mettre à jour la dynamique et l'économie psychique du sujet. Cette dernière s'organise autour d'une résistance face à ce qu'induit le principe de répétition. Il s'agit donc de repérer dans la trajectoire existentielle et à travers tous les évènements, les impasses et les formes de recours que le sujet met en place pour résister face à ce qui se répète et pour maintenir son équilibre psychique ; équilibre qui doit être considéré, au point de vue structural, comme un déséquilibre momentanément suspendu, l'instabilité du psychisme étant une donnée fondamentale et un postulat de base.

Les impasses du sujet constituent des zones de vulnérabilité potentiellement sources de dangerosité, c'est pourquoi elles sont structurellement identifiées et mises en lien avec des situations de risque privilégiées. Cette dangerosité potentielle provient des formes de recours dont dispose le sujet, elles représentent des sources d'étayage et sont choisies en fonction des possibilités du contexte et des dimensions sécuritaires calculées dans la prise de risque du sujet qui permet d'entretenir une forme de mise en tension psychique. C'est cette mise en tension qui le conduit à régulièrement poser des actes.

Grâce à l'analyse sérielle, c'est-à-dire la mise en série de tous les actes, dans les différents contextes, ordonnés selon un processus économique et dynamique, il s'agit d'appréhender le fonctionnement psychique d'un sujet, un fonctionnement qui s'organise autour de principes axiomatiques. Ces axiomes sont « *des impératifs d'existence qui en traçant des figures d'idéalités négatives et positives rendent compte des impasses et des sorties possibles* » et organisent ainsi tous les actes de la vie selon leurs coûts, leurs bénéfices, et selon les pôles d'attraction et de répulsion.

L'analyse psychocriminologique se construit donc sur deux pôles : L'analyse détective et attributive permet de passer de l'auteur de l'infraction à l'acteur de cette infraction qui devra en rendre compte. L'analyse psychopathologique traite des questions relevant du projet et du trajet ; « *Le projet désigne les valeurs et les normes de vie d'une personne désignée, valeurs et normes qui attribuent au monde, créent et constituent des valences, contribuent aux choix, privilégient les démarches et se centralisent sous la forme d'un ou de plusieurs axiomes de vie qui imposent leur évidence. La recherche du thème central de vie vient ordonner, à la fois de l'auteur, de l'acteur, du projet et du trajet. L'analyse pathobiographique implique une théorie de la crise, de la rupture, [de la cyclicité] et de la fondation de l'humain».*

« Ce qui se donne comme trajet a une toute autre dimension puisqu'il vient dire la position fantasmatique et traiter de la question de l'inconscient comme structure à partir de ses avatars anthropologiques » [5], c'est-à-dire de ses formes culturelles dans les différents contextes.

D'un point de vue méthodologique, cela consiste donc à procéder en une *« série d'opérations exploratrices fondées sur les principes de l'analyse psychodynamique et des méthodes analogiques ».* Le principe de base est de *« ne pas considérer le premier acte judiciarisé comme le premier acte d'une déviance ».* Ce premier acte judiciarisé est à considérer au sein d'un ensemble de conduites similaires ou identiques, appareillées ou substitutives, dans de la rupture et/ou de la cyclicité que l'on organise selon un principe d'analyse, celui de la répétition et de son actualisation, autrement dit dans ses différentes manifestations (compulsion, déplacement, retournement en son contraire...). Il s'agit donc de mettre bout à bout, de ne pas considérer isolement, de construire dans la multitude des évènements de vie socialement repérables, de l'identique et de la symétrie. Cette étude ne se restreint donc pas à l'activité criminelle ou au champ criminologique mais prend en considération tous les modes de déviance, toutes les transgressions, qu'elles soient infractionnelles ou non infractionnelles, à travers toutes les sphères existentielles du sujet ; c'est le polymorphisme intra ou extra-délinquantiel. Le principe de construction de cette logique sérielle est de *« ne pas adhérer à ce qui est immédiatement visible mais de penser qu'il existe des réalités multiples liées aux contextes ».* Il s'agit de faire du lien là où il ne

5. L. M. VILLERBU. *In* L. M. VILLERBU, A. AMBROSI, B. GAILLARD, P. LE BAS (sous la dir.) (2003), *Dangerosité et vulnérabilité en psychocriminologie*, coll. Sciences criminelles, l'Harmattan, Paris.

semble pas y en avoir, de déceler « du même » dans des manifestations différentes.

La méthodologie de cette démarche sérielle est définie par le cadre même des conditions d'observation, c'est-à-dire le récit de vie fait par le sujet. Ce récit de vie est recueilli selon une technique de questionnement par analogie. Il vise une certaine exhaustivité dans les faits et surtout dans ce qui lie les faits entre eux, dans leurs enchaînements et dans les motivations du sujet : motifs de légitimation, décisions subjectives et impératifs.

Les évènements sont donc recueillis selon une perspective temporelle et processuelle, c'est le « juste avant » et le « juste après ». Enfin, la construction sérielle est toujours précédée de la formulation d'une hypothèse de travail économique.

Pour résumer, l'analyse sérielle est une analyse historique, criminologique et psychopathologique d'un sujet, envisagée sous l'angle de l'enchaînement dynamique des évènements et de la sérialité.

Elle s'organise sur deux axes :

Une clinique processuelle : dont l'objectif est de mettre à jour la dynamique et l'économie psychique du sujet. Cette dynamique s'organise autour d'une résistance face à ce qu'induit le principe de répétition et autour de principes axiomatiques. Il s'agit donc de repérer dans la trajectoire existentielle et à travers tous les évènements, les actes, les impasses (vulnérabilité/dangerosité = situations de risque), les formes de recours, les axiomes de vie en tant qu'impératifs de vie, autrement dit tous les éléments qui dessinent les contours du sujet.

Une clinique contextuelle : c'est-à-dire l'analyse systématique des contextes situationnels et relationnels. Cette analyse permet de mettre à jour le polymorphisme, autrement dit cette variété d'actes que le sujet est capable de produire à travers ses différents modes d'interpellation dans la géographie des pouvoirs sociétaux que sont le pédagogique, le juridique et le thérapeutique.

Dans le protocole élaboré, l'utilisation de cette démarche nécessite plusieurs rencontres. Dès le premier entretien exploratoire, nous invitons le sujet à parler de sa vie, de ce qu'il a vécu, en commençant par le début et en suivant approximativement un ordre chronologique. Le sujet est entièrement libre dans la construction de son récit de vie. Nos interventions ont pour objectifs de faire préciser la dynamique des évènements, l'avant et l'après, questionner la charge ou le vécu affectif, guider l'exploration en faisant le lien entre les entretiens pour que l'on puisse reprendre là où l'on s'est arrêtés. Arrivés aux termes de son récit, nous demandons à ce qu'il évoque les évènements qui ont été mentionnés dans le questionnaire des évènements de vie mais qui sont absents du récit de vie, autrement dit les passés sous silence. Avant de terminer sur les aversions et enfin sur les passions.

Fiche bioscopique

La fiche bioscopique représente schématiquement et chronologiquement son histoire. Elle contient en effet tous les évènements clés de la trajectoire existentielle du sujet. Ces évènements y sont retranscrits en fonction du domaine, de la sphère à laquelle ils appartiennent ; famille, scolaire/professionnel, sexualité, conjugal, parental, santé, social... Présentée horizontalement ou verticalement, elle permet de repérer les mouvements du sujet entre les différentes sphères, des mouvements qui peuvent indiquer les impasses et les voies de recours du sujet, ainsi que les modes privilégiés d'interpellation de ce dernier.

Dans la dernière partie du protocole de recherche, il est possible d'utiliser le MAPS pour une mise en vérification des hypothèses formulées tant sur le plan du mode de fonctionnement économique et dynamique du sujet, que sur ses impasses, ses voies de recours et les stratégies défensives privilégiées.

Le Make A Picture Story, M.A.P.S.

Le M.A.P.S. est une technique projective à production dramatique, réalisée en 1947 par E. Shneidman aux Etats-Unis. Elle s'apparente à des techniques telles que le T.A.T. ou les épreuves de construction type Scénotest et Village. Sa caractéristique principale est de présenter une dissociation des décors et des personnages offrant la possibilité d'un ensemble de variations autant dans les productions du sujet que dans les consignes. La consigne générale est que le sujet doit construire une scène en choisissant un décor et des personnages, et raconter une histoire sur cette scène, enfin il doit lui donner un titre.

Le matériel se compose d'une mallette, sorte de petit théâtre, qui sert de support aux décors installés verticalement. Ils sont au nombre de 22, tous du même format et dessinés en noir et blanc, décomposés par Shneidman en trois catégories :

15 décors dits « structurés », représentations figuratives d'espaces de vie quotidienne aussi bien intérieurs qu'extérieurs : salon, salle de bain, chambre, chambre d'enfant, penderie, cave, grenier, cabinet médical, rue, pont, cabane, camp, cimetière, radeau, salle de classe (on été rajoutés la chambre d'un bébé, le jardin d'enfant) ;

4 décors dit « semi-structurés » : scène de théâtre, caverne, forêt, paysage ;

3 décors « non structurés » : planche blanche, passage, rêve.

Parallèlement aux décors, le matériel est composé d'un jeu de 67 figurines découpées qui reproduisent deux animaux et des personnes humaines de sexes et d'âges différents dans des postures, mimiques et vêtures variées (qui va de la nudité à l'uniforme), certaines portant des objets (cadeau, revolver, couteau...). Le sujet a ainsi à sa disposition 19 figurines représentant des hommes, 11 femmes, 12 enfants des deux sexes, 10 personnages représentant des « minorités raciales » (noirs, sud-américains, indiens, chinois, juifs), deux animaux (un chien et un serpent), 2 personnages dits de sexe indéterminé, 6 personnages fictifs ou légendaires (Père Noël, Superman, corsaire, sorcière, fantôme, roi) et 5 silhouettes, personnages dont le visage n'a pas été dessiné. Shneidman a conçu également « une carte d'identification des figurines » où sont dessinées en réduction toutes les figurines avec un code propre à chacune. Un jeu de plots en bois, fendus en leur milieu, permet de disposer debout les figurines sur la scène devant le décor.

Après deux ou trois séances M.A.P.S. avec la consigne standard, il est possible d'élaborer aux vues des hypothèses, une procédure dite « de forçage des limites ». C'est-à-dire que nous construisons et nous proposons une situation - stimulus pour confronter le sujet à des situations ou à des contenus qu'il aurait soigneusement écarté sur le mode symptomatique d'un évitement défensif.

L'effet de levier thérapeutique

Un des premiers effets, est tout d'abord de permettre de contourner, de désamorcer les défenses du sujet. Les réticences à dire proviennent bien souvent de nos interventions et de nos injonctions qui confrontent le sujet à quelque chose d'inacceptable pour eux, d'inenvisageable autant dans leurs actes que dans leurs dires. En laissant la possibilité, et même en invitant fortement le sujet à construire son récit de vie de manière entièrement libre, nous permettons au sujet d'être à l'aise dans notre rencontre. L'échange se fait sur le mode de l'exploration naïve, autrement dit nous découvrons le sujet au fur et à mesure qu'il avance dans son histoire. Les modes d'interpellation sont moins persécuteurs, ils ne viennent pas mobiliser les défenses de surcroît, nous nous en tenons à cerner la dynamique des situations, l'enchaînement des évènements.

Le second effet est que cette exploration permet de faire du lien. En sollicitant de l'histoire, cette démarche offre la possibilité au sujet de retraverser son histoire, voire de réaménager certains pans de sa vie. L'écoute attentive et l'effort de compréhension de son parcours traduisent pour le sujet la marque d'un intérêt qu'on lui porte, non pas en tant que détenu, mais en tant que personne qui a derrière elle un passé. C'est ce qui permet de passer de la question de la véracité des faits, qui n'est pas notre question de clinicien certes mais qui est néanmoins présente, question qui convoque du justiciable, à la question de la vérité du sujet qui elle convoque une personne. Ce déplacement du regard et de l'approche offre ainsi un moyen de dégager la rencontre des enjeux juridico-pénitentiaires du dire au profit d'une rencontre plus authentique sur le mode de la découverte, l'échange et le partage du vécu et de l'éprouvé. Car cette histoire, ce récit de vie que l'on sollicite, ne se fait pas sans questionner et donc rattacher les affects liés à ces évènements. Chacun est en effet interrogé dans ce qu'il a suscité comme émotions, comme réactions. Ce sont bien souvent des sentiments qu'il faut retrouver dans une mémoire affective bien souvent tenue à l'écart du reste, c'est pourquoi cette démarche permet de faire du lien entre des évènements souvent difficiles et les affects, entre le vécu et l'éprouvé.

Ces deux effets sont liés et se déroulent pendant le temps même de l'exploration. Les deux effets suivants ouvrent eux sur un autre temps de la rencontre, un temps qui vient concrétiser le chemin parcouru pendant l'exploration et sur du thérapeutique.

Le premier de ces effets est lié à la présentation au patient de la fiche bioscopique et à la participation de ce dernier pour corriger et valider les informations qu'elle contient. Cette représentation schématique permet non seulement de visualiser son parcours comme peut-être jamais il ne se l'était figuré, mais également de repérer les mouvements que le sujet a pu opérer entre les différentes sphères en fonction des évènements vécus (ou évités). Cette fiche a donc pour intérêt de susciter un engagement de la part du sujet dans ce travail tout en lui offrant une première visibilité de son histoire. Cette première visibilité schématique est ensuite complétée par une seconde dans laquelle nous restituons au patient, ce qui constitue la spécificité de notre approche, autrement dit ce que nous avons élaboré de l'hypothèse de sa dynamique, de ses contours, du fil d'Ariane rouge qui guide son histoire. Cette restitution vise en effet à proposer du sens à propos de ce autour de quoi s'organise la répétition. Elle offre une visibilité sur les situations de vulnérabilité, les schémas de fonctionnement et « les systèmes de situation opportune », ainsi que plus généralement sur les axiomes de vie. Cette restitution et les hypothèses qu'elle propose au sujet vont permettre à ce dernier soit de se les approprier, soit de les refuser, mais elles vont, quoi qu'il en soit, le confronter à l'énigme de son parcours.

C'est à partir de ce moment que peut débuter un temps thérapeutique grâce à l'ouverture vers un travail d'élaboration, à la fois psychique pour le sujet qui entame une réflexion sur soi et son histoire, mais également pratique à travers l'élaboration de modes de compensation moins invalidants, moins coûteux ou non criminologiques. Ce travail d'élaboration avec le clinicien respecte et s'appuie sur la dynamique du sujet, tant dans son fonctionnement global que par rapport aux stratégies défensives généralement privilégiées par le sujet. Ces modes de compensation sont élaborés en fonction du sens qui a été mis à jour dans les différents recours à l'acte du sujet.

Enfin, à un autre niveau et dans un autre champ, c'est pour le clinicien la possibilité de mener également un travail d'élaboration et de réflexion quant aux stratégies d'interventions thérapeutiques à mettre en place en individuel ou praxéologique.

La méthode d'analyse sérielle est une méthode qui se veut exhaustive dans l'exploration et que l'on pourrait qualifier d'accélérée. Elle offre une précipitation de la variété des contextes d'observation et permet un travail sur le négatif, autrement dit sur ce qui n'apparaît pas d'emblée. Mais elle offre surtout, par le biais de l'exploration, une écoute subjectivante. Car une fois pris en compte le motif de consultation, autrement dit, cette demande qui est parfois la conséquence d'un acte délictueux, et la reconnaissance des conditions particulières de cette rencontre par l'énonciation d'une règle du jeu dans laquelle cet acte ne sera pas tenu à l'écart. Il s'agit d'offrir une écoute qui sorte le sujet de cet acte, que ce dernier ne soit pas l'unique objet du discours ou des rencontres. En considérant le sujet dans son ensemble, il est possible de faire surgir une subjectivité. C'est cette dimension qui va constituer la véritable surprise pour le sujet, parfois habitué à n'être que l'auteur d'un acte délictueux.

L'exploration ouvre en effet l'espace d'une vie intime, d'une histoire singulière et d'une détresse avec laquelle il sera possible d'amorcer un travail. C'est un espace à construire et qui devra faire pour le sujet, l'objet d'une appropriation. Et quoi de plus facile à s'approprier que sa propre histoire ? En élaborant librement le récit de son histoire, il se réapproprie non seulement son histoire dans la mesure où il fait surgir des affects et des reconnexions mais aussi l'espace de parole dans lequel il aura déroulé cette histoire. Cette dernière peut être alors vue comme un « prétexte » permettant surtout l'appropriation du cadre. L'écoute, le questionnement et le travail de lien vont l'amener largement au-delà d'un simple récit. Là est peut-être le point d'impact le plus important de ces entretiens. Le tournant qui consisterait à passer d'une demande contrainte à une demande individuelle s'opère peut-être autour de cet effet de surprise.

Cette ouverture inattendue dans laquelle la rencontre thérapeutique trouve un sens, provient de cette sorte de saisissement devant le fait pour le sujet de rencontrer une écoute propice à l'instauration d'un climat de confidences ; le sujet se sent autorisé et même incité à évoquer des propos qu'il n'avait même pas eu l'idée de se formuler. Et, la mobilisation des affects réprimés rendra à ces derniers leur capacité générative de liens et permettra au sujet de s'ancrer de nouveau dans une histoire subjective. L'affect est une dimension clé de ce travail, afin de réinscrire ces sujets dans une humanité qui se révèle pour eux trop inquiétante. Au thérapeute alors d'amener celui qui devient un patient à un effort de réflexion sur sa manière de fonctionner. Un effort qui passe par la reconnaissance, par le thérapeute de ce qu'a pu vivre le sujet dans les différents évènements de sa vie et de son acte, c'est le partage de vécus et d'éprouvés. A travers ce partage, par des approches successives et nuancées, les émotions vont pouvoir peu à peu être reconnues, non sans difficultés. Ainsi une obligation de soins, une demande contrainte peut se transformer pour le sujet en une confrontation à lui-même, douloureuse mais allant dans un sens d'une reconstruction grâce à un bénéfice à travailler sur soi-même.

En conclusion…

La méthode d'analyse sérielle et ses différents outils permet en tant qu'aménageur de la rencontre de travailler la question de la demande en offrant cette écoute qui permet au sujet de s'inscrire dans une démarche de réflexion sur soi. A l'instar du Q.I.C.P.A.A.S (Questionnaire d'Investigation Clinique Pour les Auteurs d'Agressions Sexuelles) destiné lui, à une population spécifique, cette méthode pourrait être utilisée sans qu'il ait eu nécessairement recours à l'acte délinquantiel ou criminologique. A la fois méthode d'évaluation et stratégie d'intervention thérapeutique, elle répond également aux contraintes de temps de certains cadres de soins. En tant qu'évaluation elle est différente et complémentaire de l'évaluation symptomatique, psychologique ou autre. Elle permet une évaluation des ressources et des vulnérabilités, des voies de recours disponibles chez le sujet et offre ainsi la possibilité d'aménager un cadre thérapeutique et un projet de soins adéquat en fonction des ressources du sujet.

Mais cette méthode étant issue du champ expertal, il apparaît nécessaire de la formaliser davantage pour l'utiliser dans le champ thérapeutique. Beaucoup de points restent à approfondir notamment autour de ce qui fait basculer cette démarche expertale vers du thérapeutique. De nombreuses questions sont encore à poser et la première serait peut-être : l'expertise est-elle un acte thérapeutique ? Ou préthérapeutique ? Peut-être dans la mesure où l'expérience, la relation est vécue de manière suffisamment positive ou si elle suscite un questionnement une interrogation sur soi. Elle permet en tout cas d'être ensuite utilisée comme stratagème thérapeutique.

En vue de l'utilisation de cette méthode dans les stratégies de prise en charge, certaines modalités seront également à imaginer, c'est-à-dire entre autres, dans quel cadre, face à quel patient ? Peut-elle être utilisée simultanément pour l'évaluation et le soin ? Doit-on la réserver à un de ces deux actes ou moments de la prise en charge ? A la prise en charge psychologique ? Ou en tant que méthode d'évaluation qui permet en même temps de susciter un engagement relationnel ?

Doit-on déterminer des situations spécifiques ? Lorsque l'on est confronté, comme c'était le cas dans cette recherche, à des résistances importantes, d'un cadre de soins sous contraintes par exemple, ou à l'absence de demande de soins ?

Pour son utilisation, doit-on déterminer des critères psychopathologiques, peut-on l'envisager en cas de troubles de la personnalité ou de pathologie de la personnalité, de troubles du comportement, ou de défauts de mentalisation (en référence au travail de lien et de mise en représentation des affects) ?

Enfin, est-ce bien un modèle que l'on peut s'approprier ? Peut-être est-il déjà utilisé ? Et la dernière question que je poserai ici qui jusqu'à présent n'a pas été évoquée, concernerait le vécu des sujets face à cette méthode : comment est vécue cette exploration par les sujets eux-mêmes ?

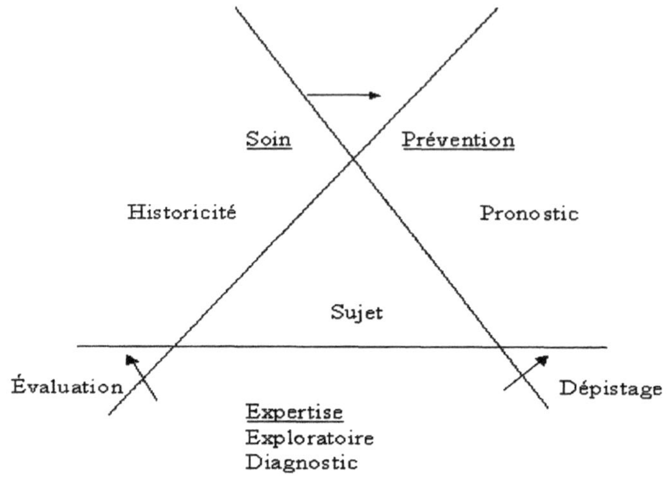

Bibliographie

BESSING M. « Le Make A Picture Story ou MAPS », *In Bulletin de Psychologie,* n° 225, novembre 1963.

BLEANDONU G. (sous la dir.) (1992), *Cadres thérapeutiques et enveloppes psychiques*, coll. L'autre et la différence, Presses universitaires de Lyon.

CIAVALDINI A. (sous la dir.) (2003), *Violences sexuelles, le soin sous contrôle judiciaire*, Press éditions, Paris.

Dossier « La prison : un cadre paradoxal », *In Le journal des psychologues*, n° 151, octobre 1997.

Dossier « Désir sous surveillance ; le psychologue en milieu carcéral », *In Le journal des psychologues*, n° 210, septembre 2003.

GENUIT P. « La reprise d'expertise, stratagème thérapeutique », *In Le journal des psychologues,* n° 181, octobre 2000.

GREEN A. (2002), *La pensée clinique*, Odile Jacob, Paris.

PARAT C. (1995), *L'affect partagé*, PUF, Paris.

PIGNOL P. (1986), « Le MAPS d'E. Shneidman : du test à la méthode », *In Espace libre,* vol. II, n° 2.

PIGNOL P. (1987), « Le MAPS d'E. Shneidman : vers une formalisation du cadre de l'épreuve », *In Espace libre,* vol. III, n° 1.

PIGNOL P. (1987), « Le MAPS d'E. Shneidman : pour une étude des contraintes spécifiques du matériel », Communication au Symposium de la Société du Rorschach et des Méthodes Projectives de langue française, Strasbourg.

PIGNOL P., VILLERBU L.M. (1990), « Forçage des limites et test des limites : deux perspectives cliniques autonomisables », Communication au XIIIè Congrès International du Rorschach et des Méthodes Projectives, Paris.

PIGNOL P. (1990), « Etude psychopathologique du Make A Picture Story (MAPS) d'E. SHNEIDMAN », Communication au XIIIè Congrès International du Rorschach et des Méthodes Projectives, Paris.

PIGNOL P., VILLERBU L.M., Bouchard C. (1992), « A propos du M.A.P.S. d'Edwin S. SHNEIDMAN, Deux perspectives de recherche autonomes : clinique thérapeutique et clinique psychopathologique », *In Bulletin de psychologie*, tome XLV, n° 406, 1992.

THEBAUT S. « La relation thérapeutique : psychologue/auteurs d'agressions sexuelles en milieu carcéral », rapport de fin d'études, D.E.S.S. de Cliniques Criminologiques, 2001/2002, Université de Haute - Bretagne, Rennes 2.

VILLERBU L. M., AMBROSI A., GAILLARD B., LE BAS P. (sous la dir.) (2003), *Dangerosité et vulnérabilité en psychocriminologie*, coll. Sciences criminelles, l'Harmattan, Paris.

VILLERBU L. M., PIGNOL P., GENUIT P. (1998), « Le MAPS (Make A Picture Story) : une méthode thérapeutique médiatisée », journées de réflexions organisées par l'A.R.T.A.A.S.

Table des matières

L'HARMATTAN, ITALIA
Via Degli Artisti 15 ; 10124 Torino

L'HARMATTAN HONGRIE
Könyvesbolt ; Kossuth L. u. 14-16
1053 Budapest

L'HARMATTAN BURKINA FASO
Rue 15.167 Route du Pô Patte d'oie
12 BP 226
Ouagadougou 12
(00226) 50 37 54 36

ESPACE L'HARMATTAN KINSHASA
Faculté des Sciences Sociales,
Politiques et Administratives
BP243, KIN XI ; Université de Kinshasa

L'HARMATTAN GUINEE
Almamya Rue KA 028
En face du restaurant le cèdre
OKB agency BP 3470 Conakry
(00224) 60 20 85 08
harmattanguinee@yahoo.fr

L'HARMATTAN COTE D'IVOIRE
M. Etien N'dah Ahmon
Résidence Karl / cité des arts
Abidjan-Cocody 03 BP 1588 Abidjan 03
(00225) 05 77 87 31

L'HARMATTAN MAURITANIE
Espace El Kettab du livre francophone
N° 472 avenue Palais des Congrès
BP 316 Nouakchott
(00222) 63 25 980

L'HARMATTAN CAMEROUN
BP 11486
(00237) 458 67 00
(00237) 976 61 66
harmattancam@yahoo.fr

654715 - Mai 2016
Achevé d'imprimer par

1livre.com
du rêve à la réalité !

www.ingramcontent.com/pod-product-compliance
Lightning Source LLC
LaVergne TN
LVHW021744071126
851857LV00039B/701
* 9 7 8 2 2 9 6 0 4 8 7 1 3 *